頭のなかをのぞく

神経解剖学入門

萬年 甫 著
岩田 誠 編

中山書店

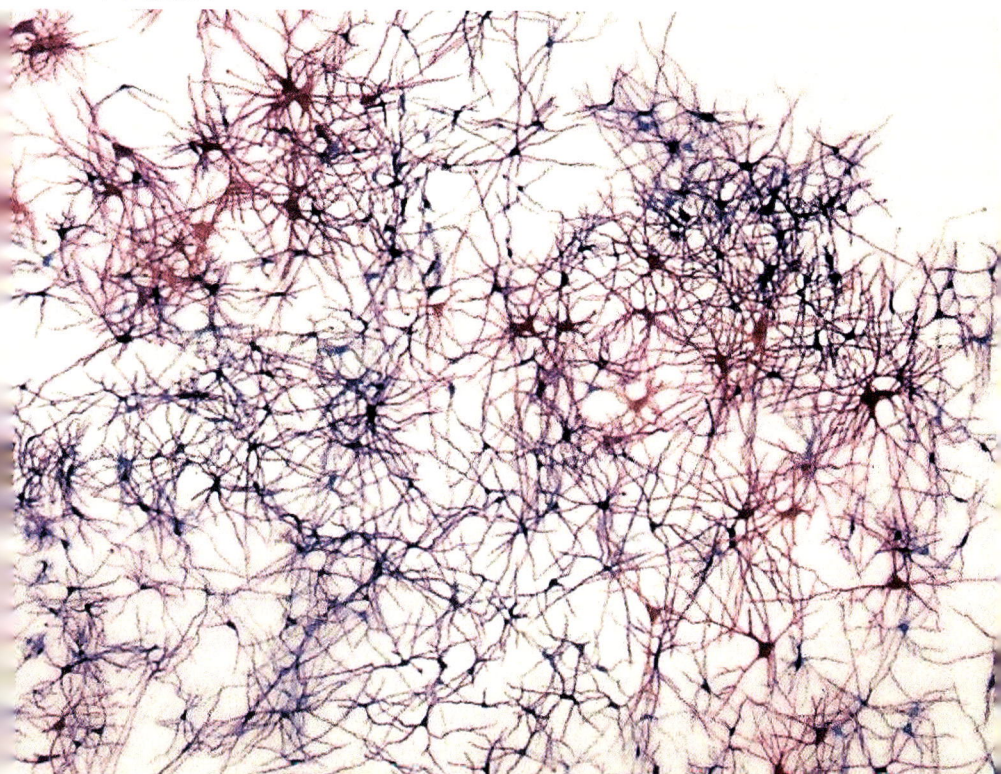

CONTENTS

刊行にあたって　和氣健二郎 …………………………………… *iii*

1　対談 解剖学はなぜ必要か（聞き手 岩田誠）……………… *3*

2　「脳」と「腦」 ………………………………………………… *17*

3　脳と脊髄の形 …………………………………………………… *25*

4　神経系の構成要素 ……………………………………………… *81*

5　脳研究5000年 ………………………………………………… *95*

6　ニューロンの真景を求めて …………………………………… *155*

7　結び 脳を透視する技術 ……………………………………… *197*

付録　ヨーロッパの脳研究施設を訪ねて……………………… *205*

あとがき　岩田　誠 …………………………………………… *258*

扉カラー写真：ネコ脳の樹状突起分布図（本文167頁参照）

刊行にあたって

　この本は一人の卓越した神経解剖学者が，これから脳の研究を始めようとする若手研究者や学生のために最後に書き残した神経解剖学序説であります．読者は，この本を手にして，著者のほとばしる情熱に導かれて，脳という高嶺に挑戦する決意を新たにすることでしょう．

　著者の萬年 甫先生は旧制府立高等学校から東京大学医学部へ進まれ，神経解剖学の泰斗 小川鼎三教授の脳研究施設で人脳の連続切片の観察から始められました．以来 60 年余に亘るご研究の成果は，原著 35 篇，総説 17 篇，著書 18 冊，翻訳書 14 冊，古典紹介 4 篇，他エッセイなど 20 篇に刻まれています．原著数からみれば必ずしも多産とはいえないかもしれません．しかし 1 編の論文のスケールの大きさには圧倒される思いであります．

　東京医科歯科大学で先生が『猫脳ゴルジ染色図譜』（英文，岩波書店，1988）を執筆されていた頃，解剖学教室の隣の講座にいた私は幸運にもその進行過程を覗きみる機会に恵まれました．1 枚の図を作成するためにトレースするモンタージュ写真は何十枚もの顕微鏡写真を貼り合わせたもので，大きいものでは畳一畳ほどのベニア板に貼り付けられていました．研究室は多数のモンタージュ写真が立ち並び，さながらオペラの舞台裏をみるようでした．

　ご定年後は週一日を東邦大学医学部で講義と文献収集に当てられた以外，書斎で執筆に専念されました．ご自身を「孤猿」と称され，ときどきお宅にお訪ねすると「世間からの情報源」と歓迎していただいたものです．研究方法を軸足として纏められた神経解剖学の歴史『脳を固める・切る・染める—先人の智恵』（メディカルレビュー社）はご生前最

後の出版になりました．しかしジュール・スーリイ（1899）の『中枢神経系—構造と機能・諸学説の史的批判』の翻訳と，パリ留学中の日記を纏めた『滞欧日記』は，原稿の校正中に急逝なさいましたことが悔やまれてなりません．

この本，『頭のなかをのぞく　神経解剖学入門』は，東京女子医科大学名誉教授 岩田 誠先生との対談から始まっています．著者との対談は通常巻末に掲載されることが多いようですが，本書では冒頭におかれています．そのため読者は生前の著者から直接話を聞くようなくつろいだ雰囲気のなかで，いつのまにか研究の面白さへと誘い込まれていきます．このような編集方法も落語をこよなく愛された先生の得意な話術によるものでしょう．

この対談のなかで，研究は現象から始めなければならないことを話されています．日頃先生はよく私たちに「指紋を捺したような研究を」とおっしゃいました．「指紋を捺す」ということは，自然の観察から何か面白いことを自分の目で探し出してこそ可能なことです．このことは先生の一連のライフワークを出発点へ辿ってみればよくわかります．

先生は学生時代に人脳の連続切片標本を観察しているとき，神経細胞体の大きさや形が神経核によって違っていることに気付かれました．そこで，その違いがはっきり出ている細胞質内のリポフスチン顆粒（消耗色素）に着目され，その量と分布を丹念に記載されました．対象は9歳から64歳に至る人脳8例で，各々の神経核からスケッチした約2万5千個の神経細胞のうち196個の細胞がカラー印刷になっています．この労作は先生の大学院学位論文になりました．当時この研究はどのように応用されるか不明でしたが，今日ではアルツハイマー病やパーキンソン病などの神経変性疾患にみられる特定神経細胞内の異常物質の蓄積とその処理機能に関係する基本的な問題になっています．

神経細胞の細胞体に違いがあるなら，当然神経細胞の突起にも特徴があるに違いないと推測された先生は，次にゴルジ法を習得して突起の広がりのパターンを観察されました．その観察から生まれた「開放核と閉鎖核」の概念は脳全体の神経核へ押し拡げられ，実に30年を経て前記『猫脳ゴルジ染色図譜』の大著に結実しました．

　さらに先生は切片越え追跡法（長い突起を多数の連続切片から構築する方法）によって長い神経突起を起始部から先端に至るまで追跡された結果，突起はあちこちで枝分かれし，多数の神経細胞へ刺激を送ることが明らかになりました．「神経線維の全長を見るなんて---」ということは誰しも考えもしなかったことです．こうして脳を構成する神経網は従来よりももっと複雑なものと考えられるようになりました．最高機能を誇る最新のスパコンもヒトの脳にはまだ及ばないでしょう．

　萬年教授の講義は複雑な脳の構造を神経発生学を切り口にして説明されたので，実に明快でした．本書でもこの方針がとられています．初期の発生学者がいみじくも言ったように，発生は「単純から複雑への移行」ですから，時計のねじを逆戻りさせると複雑系が単純化されます．

　最後にこの複雑な脳の構造を解明するために人類はどれほど多くの時間と労力を積み重ねてきたかが述べられています．科学史を紐解くことは懐古主義からではありません．研究の流れのなかで自己の研究がどこに位置するかを知るためと言ってもよいでしょう．

　萬年 甫先生は「ラモニ・カハールのあとを」を常に意識して研究に没頭されました．若い人たちが本書を座右にして，独創的な神経学研究へ向かって力強い一歩を踏み出されることを切に願ってやみません．

2013年7月

和氣健二郎
東京医科歯科大学名誉教授

頭のなかをのぞく

神経解剖学入門

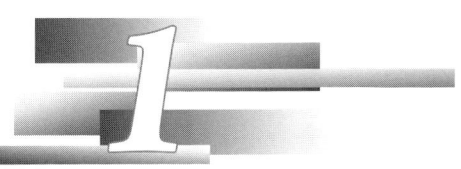

対談 解剖学はなぜ必要か

（聞き手　岩田　誠）

岩田　私どもが一般の方々に脳の解剖学についてもう少し知っていただきたいと思うようになった理由の一つは，次のような事情によるものです．近年，ヒトの受精卵を使わずに皮膚から作れる iPS 細胞と呼ばれる細胞を作って人体に移植して，臓器移植に代わる役割をさせる，という医療技術，すなわち万能幹細胞移植による再生医療が，テレビや新聞でも話題になってきました．その影響のせいか私のところにも，患者さんが新聞の切り抜きなどを持って来られて，「私にこういう方法の治療はどうでしょうか」とおっしゃる場合が少なくありません．臓器移植ばかりか，そういう再生医療技術を受けるために，海外へ行く方もおられると聞きます．

　しかし，神経系の病気の場合には，外から健全な細胞を入れてやればそれだけで効果があるとはとても考えられません．なぜなら，神経細胞は複雑な形を持ち，いろいろな突起があって，それらによって他の特定の細胞から情報を受け取り，その情報を，また別の特定の細胞に送らねばならないからです．

　また，近年では CT スキャンや MRI などのコンピュータを使う画像

診断機器によって頭の中の脳の状態を見る技術が大いに発達してきましたが，それらの機器による画像は，実物そのものではありません．それらの画像は，肉眼や顕微鏡による観察や，その他の診療情報と組み合わされてこそ，正しい診断に役立つものです．だから，医師だけでなく患者さん自身にとっても，病気を理解し治療法を選択するためには脳や神経系の実物の形や，ニューロンの働きの基本的なことを知っておくことが大事ではないかと，私は日々の診療で考えています．

脳の顕微鏡標本の美しさに魅せられて

岩田　先生は，何十年もの間，学生に解剖学を教えていらっしゃいましたね．脳の解剖学を教える時，学生たちにどのように学んでほしいのか，何を知ってほしいのかという点について，どんな思いで教育されてこられたのかを，まず伺いたいと思います．それが，私が先生から伺いたかった第一のテーマです．

萬年　私は東京大学医学部に入学して，将来は臨床神経学を学ぼうと勉強の筋道を立てていたのですが，医学部の1年のときに肋膜炎にかかって1年休学し，ようやく次の年に復学した頃のことです．初めての病理学の講義が終わって廊下に出た出会いがしらに，東京都目黒区柿の木坂にあった旧制府立高校の先輩で，秀才の誉れの高かった，故渡辺宏さんと久々にお会いしました．当時，渡辺さんは医学部附属脳研究施設主任の小川鼎三教授のもとで，大学院特別研究生になっておられました．久々の出会いに挨拶もそこそこに，渡辺さんは私に，「君，こういう講義を聞いてわかるのかね」と言われたので，「全然わかりません」と答えたら，「脳研に来て脳を見てみたまえ．それは素晴らしいものだから」と否応なしに標本室に連れていかれました．普段人の出入りが余りない

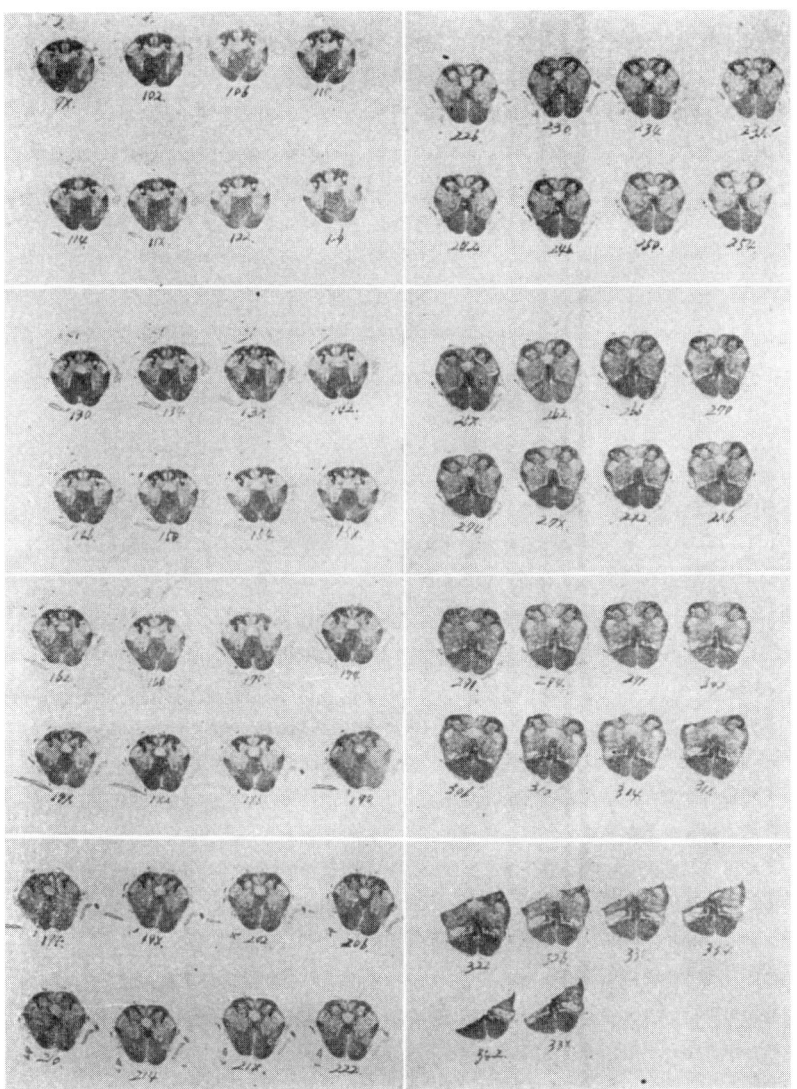

図1-1　ヒト延髄の連続標本

のか，ひんやりとしていました．渡辺さんは「このまま十数万枚積んで置くだけじゃ宝の持ち腐れだよ．君，一つ連続標本を勉強しに来ませんか」と誘いの声までかけてくれました．

　脳の連続標本を入れた見上げるような棚が整然と並んでいて，それだけでも見事なものでした．標本を見始めると，特に延髄のオリーブ核をみて，人間の頭の中にこんな美しい構造があるのかと一驚しました．それが私の脳解剖学との出会いの第一印象です．それからの学生時代の1年間，講義は二の次にして，人脳の連続標本のスケッチを始め，1年間で一応仕上がりました．解剖学での正規の脳の講義は分かりにくかったので，将来自分は臨床神経学をやるのだとすれば，脳のことを少しでも知っておきたいという意欲を沸かしてやったのです．

先入観なしに実物を見つめる

　岩田　私も学生時代に，先生がおられた東京医科歯科大学に通って人脳のスケッチをしたのですが，あの頃の先生の研究室は，部屋の隅っこはスケッチをする学生で埋まっていて，毎日10人くらいはいましたね．先生の在任中は，入れ替わり立ち替わりいつもそのくらいの人数の学生が，あそこでスケッチをしていたのではないですか．

　萬年　近頃になって昔の教え子に会うと，意外な人が，自分は途中でやめたけれど，あのスケッチをしたプロセスは忘れられません，と言いますね．

　岩田　今のお話を伺って，先生はご自分が「きれいだな」と感じられたような感じを，学生にも味わわせたいと思って，解剖の指導をなさったのではないかと，改めて思い出しました．それにもうひとつ覚えていることは，スケッチを始めた学生に先生が，「自分の眼で見たとおりに

描きなさい．教科書は，私が読んでいいと言う時が来るまでは読んではいけない」と言われたことです．

萬年　それは私の恩師の故小川鼎三先生が言われていたことです．私は脳の解剖学を勉強するにあたって，その直接の指導者から「本を読むな，先ず実物を熟視することに徹せよ」と指示されたものですから，無我夢中で，来る日も来る日も連続標本にしがみついていましたが，段々わかってきたことは，脳の構造を理解するにはその発生学を三次元的に会得することが肝心だということでした．このことを，自分の経験を通して悟ったわけです．

岩田　それが延々と代々伝わってきたのですね．そういう教えは，みな覚えていますよ．私の周りにいる神経内科や脳神経外科の医師や，生理学などの基礎医学者になった人には，萬年先生の教室でスケッチをした経験のある人が沢山います．今でも会うとスケッチをした時の思い出をみんなが話すのです．あの頃一緒にスケッチをした仲間には，むしろ臨床家になった人が多いのです．それも，必ずしも神経関係の臨床家になったわけではなく，外科医，内科医，小児科医になった人もたくさんいます．

　私は医学部を卒業してから2年後から2年間，東京医科歯科大学の先生の教室で助手をさせて頂きましたが，その時，先生の2年分の講義を，学生と一緒に聴講することができました．あの時，先生の脳の解剖学の講義はとてもわかりやすいと思いました．その時ハッと気がついたのですが，学生の時に聞いた脳の解剖学の講義は名所案内みたいな形で，名前を付けることばかり教わったのです．

　ところが先生の講義は，形がどのようにして出来上がってくるか，という成り立ち，つまり受精卵が細胞分裂を重ねるうちにいろいろな組織の細胞へ分化して，形ができてゆく仕方について話してくださるもの

だったことが，今でも印象に残っています．他の先生の講義と違うなと思いました．それは，この本にも出て来るのですが，形の由来を大切にして学生に講義された．他の解剖学の先生はそういうことをしておられないのではないかと思いますが，その辺のことを先生は意識して，そうなさったのですか．

[萬年]　そう，発生の項には特に念を入れました．私が強調したのは小川先生から言われた「先ず実物を穴の開くほど見ろ．それから本を読め．この順序が逆であっては絶対にダメだ」ということです．「本には適当に嘘が書いてある．本を先に読むとそれが先入観になってしまう．実際のものに対峙した時，その先入観に従って実物を見るようになってしまうのが恐ろしい」と，最初に言われた．それが一番，私にはこたえたですね．

[岩田]　私も，萬年先生からその通りのことを言われたのです．それが私には一番こたえました．あるとき先生が私の描いたスケッチを肩越しにご覧になって，「ほう，君には，そう見えますか」と言われました．今でも覚えていますが，それが私にはものすごいショックで，自分がちゃんと見ていないところがあるのだと気づきました．ヘルヴェーグの三角路（延髄下部から脊髄上部の腹外側にある髄鞘染色では薄く染まる領域）のところを，私は，最初に描いた側はきちんと周囲より薄くスケッチしたのですが，それで形がわかったつもりになって，もう一方は適当にチョンチョンと点を打ってつぶしていました．そこを先生はじっとご覧になって，「ほう，君には，そう見えますか」とおっしゃった．あれはすごく印象に残っているお言葉です．多分先生も小川先生から同じような体験をさせてもらわれたのだと，今思いました．

　標本を見る時には，見えるものをともかくもじっと見て，これは何かと考えてから本を読むことが大切ですね．先に本を見て，それとつき合

わせて，ここに見えるものはどれだ，と考えようとすると，それでわかったような気になるけれど，実はそうではないのであって，本に書かれていないことをすべて見逃してしまう，というようなことがしばしば起こりますね．

運動神経を働かせないと正確にならないし，記憶にも残らない

岩田 もう一つ面白いと思ったことは，延髄のあたりの連続標本をスケッチしていた時に，最初の1枚目では何だかよくわからなかったものが，2枚目，3枚目と描いてゆくうちに，そこの組織の形がなんとなくわかってきたことです．一つの切片だけに見えていたものでなく，次の切片につながっているからには，これは一つのまとまった構造なんだろう．何か名前を付けてしかるべき構造ではないかとわかるのです．そうでなくて，一つの切片だけに偶々ちょこんと見えるだけのものは，あまり大きな意味はないだろうとか思ったのです．

連続標本というものが面白いのは，そういうことが自然になんとなくわかってくるからだと，そんなことを感じました．あれもやっぱり先生が教育の中で取り上げてこられた大事なことだと思います．

もう一つ大事だと思ったのは，物を観察するということも，見ているだけではダメだということです．先生はそう思われていたのだと思います．スケッチすることは，見ているだけとは違うことですね．

萬年 そう．全然違うのです．視覚の記憶がもっと長続きすれば楽ですがね．ここでいう連続標本のスケッチは，顕微鏡で見た細胞体や核の輪郭などを備忘のため描きとめておくのとは違って，一枚一枚の連続切片を隅から隅まで描き写し，各構成要素に正しい名称を与えて，自分の

ために一冊のアトラスを作る意気ごみが必要でしょう．

岩田　最近は，学生でもスケッチの代わりにすぐ写真を撮ってしまう．しかしそれでは見たことにならない．顕微鏡で見る切片標本の場合のようなミクロの構造でなく，マクロな構造についても，先生が脳の解剖をしておられるときに教えて頂いて面白いと思ったのは，誰の方法でしたか，いったん脳を凍結しておいて，それを冷蔵庫の中でゆっくり解凍して組織をはがしてゆくと，白質の線維路をきれいに出してゆくことができるという方法です．

萬年　スイスのバーゼル大学解剖学教室（この教室には，1543年『ファブリカ』が出版された年，ヴェサリウスが解剖した全身骨格が保存されている）のルードウィッヒ教授が開発した方法です（Ludwig W, Klingler J：Atlas Cerebri Humani, S. Karger, Basel-New York, 1956）．教室員のクリングラーが，この方法を使った脳のアトラスを作成しました．私が訪れた1956年に完成したとのことで，その年に引退したルードウィッヒ老教授が教室までわざわざやってきて詳しく説明してくれました．作品は見事なもので，時計の国スイスだから出来たのでしょうと賛辞を呈すると，日本人ならもっときれいに作るでしょうという答えが返ってきました．

岩田　あの方法を先生が教えてくださって，やってみなさいと言われたのです．それで数個の脳でやってみたら，線維の走行が，それまではよくわからなかった放線冠や内包とか，視放線とかの実態がよくわかってきて，大変勉強になりました．あのように手を動かして形を理解するということは，とても大事なことなんですね．

萬年　私はやろうと思いながら自分ではやらなかったのですが，あれはいい方法です．

岩田　先生が学生実習でやっていらっしゃったのに，牛の脊髄をク

ローム酸に漬けて，そこから針を使って脊髄前角細胞を分けてとりだしてゆく方法がありました．私はその実習のための脊髄をもらいに，芝浦の屠殺場に行きました．行くと，手伝いのおばさんたちが，これは「ヒモ」だと言ってバケツに入れてくれました．脳をバケツに入れて何個も持ってきたので，これは何と言うのかと尋ねたら「ブレンズ」と複数形で答えてくれたのにはびっくりしました．ブレインじゃなくてブレンズと言ってました．

萬年　クローム酸で固定した脊髄の灰白質だけを色素で染めてゆくのです．あれは面白い．あの方法でダイテルスは神経細胞の軸索と樹状突起を見つけて区別したのです．それは1865年のことです．

私も一時は，ダイテルスがやったのと同程度まで樹状突起を追えるかと思ったのですが，とてもそこまでは追えなかった．われわれは便利になりすぎたのです．ダイテルスは粗末な顕微鏡とピンセットと針しかなかったので，あんなにねばったのでしょうね．

臨床を意識した解剖学と形の不思議さと

岩田　先生は学生たちに教える時，さきほどおっしゃったことですけど，ご自分が最初は臨床医を志していらっしゃったためか，臨床的なことを，よくちょこちょこっと言われていましたね．他の臓器の解剖の教育では，そういう例はあまりないです．例えば，心臓の講義の時に弁膜症の話が出てきたりすることはあまりないことです．先生の脳解剖の講義では，例えばこういうところに体の半分に行く運動の線維が集まっているから，そこが壊れると半身が麻痺する，なんていう話がでてきてました．ことによると脳の解剖学は臨床を意識しながら研究されてきたことが多かったためかと思います．

萬年 われわれの時代にはそうでしたが，今は総合講義といって，例えば肝臓を取り上げると，その解剖学から病理学までやるでしょ．

岩田 たしかに，昔の系統解剖学の講義と今の統合カリキュラムの教育の仕方とはずいぶん違います．私は，どちらが良いとか悪いとか一概には言えないと思いますが，系統解剖学が良かった点は，一人の人間の中でいろいろな部分がシステムとしてどう関連しているかという点を見出しやすいという点です．また，実際にモノを見るという習慣をつけるのには，系統解剖学の方が優れていると思います．統合カリキュラムになったら，どうも解剖学というものは病気を治すための一つの手段としてしか教育されなくなっています．だから，そのもの自体をじっくり観察するという習慣が余りつかないのでしょうね．

萬年 そうですね．

岩田 例えば，心臓は形の上でとても面白い臓器だと思うのですが，心臓の構造を理解するということは，その形の不思議さを理解することよりは，ここが悪くなったらこういうことが起こるということを知ることであり，解剖学はそのために必要なのだということになってしまう．解剖学という学問体系の立場から見ると，これでいいのかという気がします．そのうえ今では解剖学の講座もいろいろな分野に分かれてしまいましたから，解剖学と呼ばれるものは，先生がやっておられたようなことだけではなくなってしまいました．顕微鏡などをほとんど見ない解剖学者もいます．

萬年 ある大学では組織学（解剖した各部分の細胞組織を調べる学問）の実習がなくなっちゃったという極端な話も聞きますね．実際のものを見せないで何を教えようとするのか．いきなり分子生物学になってしまったら大変なことです．

岩田 先生がこの対談の最初に，延髄のオリーブ核が美しいとおっ

しゃいましたけれど，顕微鏡の下で見る組織標本の世界はどこもとてもきれいですね．どうしてこんなにきれいな形ができてくるのか，と不思議に思いました．そういう不思議だという感じが形態学の最初のとっかかりになるのかな，と思いました．

　それより前に，まだ医学部の学生の時のことですが，私が医学部に入ったのは人類学者になるためだったのです．だから化石人骨を掘り出すことが夢だったので，骨学を一生懸命に勉強しました．いろんな部分の名前を全部覚えようと思って細かいところまで懸命にスケッチしました．骨学では，骨のあらゆるところに，溝だろうが突起だろうが総てに名前がついていますから，それを覚えようとしました．

　そうしているうちにハッと気がついたのです．これだけの名前を憶えても，これに一体何の意味があるのか，ということに気がついたのです．名前を覚えただけで形そのものはろくに見ていない．そこで解剖学というものにちょっと疑問をもち，系統解剖学の講義があまり面白くなくなってしまいました．浅見一羊先生（順天堂大学解剖学名誉教授）の心臓の発生の話は面白かったですけれど，そのほかは，脳の話も大して面白くなかった．ところが，萬年先生のところに入門して標本を見るようになったら，やっぱり面白くなりました．

萬年　私のところへ骨の勉強に来た人の中で一番熱心だったのは漫画家でした．『クリちゃん』という漫画を描いた根本進さんという方です．本当に熱心で「漫画と骨学」という随筆が書けるほどの人でした．見事なスケッチで，筋一本おろそかにしない立派なものでした．

　ところで，私は一番最初にオリーブ核がきれいだなと思ったのですが，後にオリーブ核のゴルジ染色標本を見たら，またびっくりしました．なんでこんな形のものがあるのだろうと思って，全部の樹状突起の毬みたいなものを描くのに丸二日かかりました．あまり夢中になって，以来し

ばらく一番電車で研究室に通うようになりました．

観察と記載から科学は始まる

岩田 形態学というもの，つまり基本的にはものの形を見るということは，科学の基本だと私は思っています．今の科学は，ものを計測して物質にしてしまうことが多く，それはそれで大事なことですが，それとは全く違って，ものの形がどうなっているのか，自然に存在しているものの形を，そのまま形として受け取ること，しかもその形を自分の体を使って，目で見て手で描いて知るということは，少なくとも医学教育の中では，今はどんどん少なくなってゆく気がしてなりません．

萬年 「観察と記載から科学は始まる」，小川先生が教えられたことを要約すれば，こういう言葉になります．あとは実質的な世界ですから．

岩田 今はそういう気持ちがすごく少なくなっていますね．形態学だけでなくて，人間自体を観察して記載することがとても大切ですね．今は，患者さんが来ると，すぐ画像診断をするとか，血液を調べるとか，髄液を調べるとか，そっちへ行ってしまう．

例えば，アルツハイマー病の診断でも，髄液の中の何かを測定するとか，アミロイドのイメージングをするとか，それらも大いに役立つことですが，もっと大切なのは観察です．検査で得られたデータを担った個人が，何を感じているのか，何を考え何をしたかということは，検査データをいくら見ても出てきません．しかし，臨床医にとって大事なのは，患者さんという一人の人間が，何を感じ，何を考え，何をしたかを知ることであり，そのためには観察と記載ということが必要なのですね．

解剖学は医学の訓練の場

岩田 そういう基礎的なことをどこで教育するかというと,以前には,古典的な意味での解剖学がそれをやっていたのではないかと思います.ずっと昔から,解剖学は医学の基礎だと考えられてきました.杉田玄白時代からそうですし,少なくとも私は,現在でもそう思っています.それは単に形から見た構造を知って,それを臨床に役立てるという単純なことではなくて,何がどうなっているのかを先ず見ることであり,そういう態度を身に付けるには,恐らく解剖学が一番役に立つと思います.形をじっと見ることができますから.生理学的なこと,生化学的なことは,目の前でどんどん変わっていってしまうので,じっと観察しようと思ってもそう簡単には出来ません.その点,解剖学的なことにおいては,形がそれほどどんどん変わってゆきはしないことがほとんどです.だから医学部の学生が物事をきちんと観察するという態度を身に付けるのには好適だと思います.そういう態度を身に付けないで医者や生物学者になると,中途半端なことになりやすいという気がします.

それからもう一つ,人体でも動物の体でも,個体差による解剖学的な形の違いは,非常にたくさんありますが,あってはいけない異常は少ない.例えば,ウィリス動脈輪の形は人によって全然違うし,椎骨動脈が片方ないという人なんか珍しくありません.そういうことは,きちんと見ればわかりますが,どれも病的ではありません.解剖学実習をやっている時なんか,何十体もありますから,「あれ！ 先生,○○動脈がありません！」といった声がよく聞こえてきますね.あるべきところに動脈とか筋肉とかがなかったりすると,学生は困ってしまう.しかし,そういう個体差があるということが人体の本当の姿なのであり,教科書に

ある図は作り上げたものです．それを本当のものだと思ってしまうのは危険です．

萬年 そうですね．山田致知君（金沢大学医学部解剖学名誉教授）が始めた夏休みの解剖実習という泊まり込みでやるセミナーが，新潟大学とか熊本大学とかで綿々と続いていますね．学生が自分で見たまま解剖したままの図を沢山集めて勉強するセミナーを，熱心にやっています．

岩田 昔はそういうことを一生懸命にやっておられる先生が沢山おられましたね．足立文太郎先生（京都大学医学部解剖学名誉教授）の，日本人の動脈系と静脈系を図示したすごい本がありましたね．

萬年 ああいうやり方は細々とでも教え続けてゆかねばならないと思います．

（2008 年 6 月 12 日）

2

「脳」と「腦」

　20世紀の半ばをすぎる頃から，21世紀は脳の世紀になるという噂が，誰言うとなく，耳元で聞こえるようになり始めた．21世紀になってみると，どうやらそれは満更嘘ではなく，朝夕の新聞の新刊書案内に，脳に関する解説書や啓蒙書が，連日のように顔をみせるようになった．其の時用いられる文字は，十中八九までは「脳」の方で，「腦」の字におめにかかることは稀といってよかった．目敏い方なら直ぐお気付きのように，前者は後者より字画が二つ少ない．筆者は字画の多い方が正式の字と一人で決め込んで，「腦」を勉強するからには略字は使うまいと長年こころがけて来たつもりだった．近年ふと思いついて「腦」の字の由来を調べているうち，今まで知らないで済ませてきたことがいろいろ出てきて一人で驚き，己の怠慢を恥じる結果となった．

　今日，漢和辞典としては世界最大とみなされている諸橋轍次著・修訂者鎌田正・米山寅太郎『大漢和辞典』（全12巻，大修館，昭和33年）には，片仮名で古風に「ナウ」と書かれていて「ノウ」と発音させる漢字が二つ載っている．偏が肉（ニクヅキ）の部の総字画11画の『脳』と13画の『腦』の二つがそれである（**図2-1**上段）．前者が後者の略字

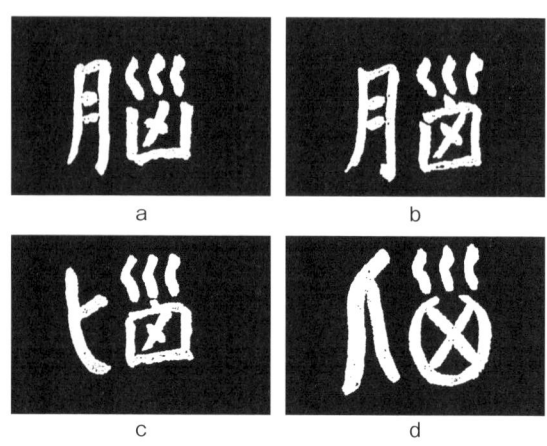

図2-1 脳を表わすさまざまな文字

と明記してあり，筆者としては一安心した．そのほかに，中国の古代の漢字の書体の一つに篆書（テンショ）というのがあり，『ヒ』偏に『囟』が篆書の脳を表わすとしてこの辞典に収録されている（図2-1下段）．

篆書には大篆（図2-1 c）と小篆（図2-1 d）があり，大篆の方が古文に近く，これを筆写に便利なように変化させたものが小篆である．中国の春秋戦国時代（紀元前7世紀から前5世紀頃）以後に起こった漢字の変革が進んで，隷書（レイショ），楷書（カイショ），行書（ギョウショ），草書（ソウショ）などが普及してからは，篆書は釣鐘や鼎，碑銘，印章だけにしか用いられなくなった．しかし，篆書という書体が中国最古の書体であり，その文字学の基本的古典である『説文解字』の正文はこの書体に属し，漢字の原義や由来を調べるのに便利であるとして現代まで残されたと伝えられている．

ところで，この『大漢和辞典』の解説の項を読んでみると，これらの字はいずれも3つの部分から作られているという．すなわち，左半分の「ニクヅキ」が体の一部を示す偏であることは誰でも知っている．とこ

ろが，右半分の上部を占めるひらがなの「く」が3本並んだものは「頭髪」を意味し，下部の四角い部分は頭蓋骨に囲まれた中身の「脳」を意味しているという．篆書では，「ニクヅキ」の代わりに「ヒ」が用いられて，『匘』と書き，「ダウ」あるいは「ノウ」と読む．この「ヒ」偏は「結び付ける」ことを意味し，右側の上の部分と下の部分，すなわち，頭髪と頭蓋をくっつけるというわけで，まことにずばり頭の実体を表していることになる．

以上のほかに『脑』という略字もあるらしい．上の3本の頭髪がないので，あるいは禿頭の人の脳を示すのかもしれない．さらに，『䐉』（読みはナウ），『𦝼』（タウ，ノウ），『𦜝』（ナウ）も同じく脳を表すという．しかし，いかなる理由でそうなったかについては説明されていない．

さらに，この辞典でこれらの字の意義を探ってみる．まず「脳髄」，「頭のはち」，「心，魂」，「中心」，「脳をくだく」あたりまでは何とかわかるとして，「なめし皮」，「つや，なめらかさ」などになると，平素実物の脳を見慣れているわれわれには，こうした表現は脳の表面の滑らかさと関連ありそうだと想像がつくが，脳に接することが稀な一般の方々には馴染みが薄いのではなかろうか．

ついでに，「𡿺」のつく字を拾ってみると，「悩」，「瑙」，「嫐」，「熌」，「貃」，「騒」，「鞜」，「璖」，「磠」などがあり，いずれも「ナウ」「ノウ」と読む．「悩」は分かるとして，「嫐」は悩む，ことに女が悩む意味で，「熌」は「あついさま」を表わすという．このあたりまではなんとか付いてゆけるにしても，「貃」は「雌のムジナ」，「騒」は「ウマの名」，「鞜」は「すぐれた皮」，そして「璖」と「磠」はともに「メノウ」を指すとなると，意味はだいぶずれてきて，筆者の素人考えでは，恐らく読みのために便宜的に「𡿺」を借用したものと勘ぐりたくなる．

辞典以外にも，何か資料になるものはないかと探索中に，鎌倉時代の

兼好法師のものした随筆『徒然草』の中に,「脳」の字が一字使われていることに気づいた.それは同書の243段のうちの149段目にあたり,「鹿茸（ロクジョウ,鹿の新角）を鼻にあてて嗅ぐべからず.小さき蟲ありて,鼻より入りて脳を食むといへり」という僅か2行の短文である.本当だとしたら,髄膜炎や脳炎などが起こる可能性もあり,薄気味の悪い話である.他方,『広辞苑』には,「鹿茸」の項に,「鹿の袋角.補精強壮薬」と説明が付されている.漢方に通じた人に聞けば,鹿の角は雄だけにあり,毎年生え代わる.この薬は中国や韓国で古くから民間に流布し,やがてわが国にも渡来してきた.兼好法師の立場からすれば,乱用すればむしろ健康にとって有害であるという訓戒的な意味をもったものであったかもしれない.

　しかし,むしろそれよりもこの時代に「脳」という字をどう発音したかが気になった.わが国の脳解剖学事始は,16世紀の種子島鉄砲伝来の年（1543）以後のことであるが,それ以前の記録として重要視されているものに,平安中期の歌人・学者で,三十六歌仙の一人,梨壺の五人の一人として源順（ミナモトノシタゴウ）（西暦983年没）が撰した『和名類聚鈔』の巻第三に,当時行われた身体各部についての名称があり,その中に脳は和名で奈豆岐（ナズキ）であって,頭中の脳髄なりと記してあるという（小川鼎三『脳の解剖学』1951,南山堂）.これからみると,少なくとも脳の存在だけは,古くからわが国でも知られていたと思われる.『大言海』には,仙台地方の方言で,いまでも頭痛をナヅキヤミと言うとある.

　因みに,源順は平安時代の歌人,学者で,三十六歌仙の一人.平安京内裏の五舎の一つで,昭陽舎と称せられた建造物があったが,その庭先には梨が植えられていたために,梨壺という異名で呼ばれていた.951年（天暦5年）,大中臣能宣,清原元輔,源順,紀時文,坂上望城の5

人の寄人が，後撰集の撰集と萬葉集の付記に当たるため，ここに撰和歌所を置いたので，この寄人たちは梨壺の五人と呼ばれることになった．

　このようなことを調べていた時，ある席上で，当の『大漢和辞典』の修訂者の一人で，東京世田谷にある静嘉堂文庫の館長を長年務められた，故米山寅太郎氏に「腦」と「𦘭」との違いについて直接教えを受ける機会を得た．筆者の質問に破顔一笑，「腦という字には，3本の頭髪の下に「なべぶた」があるのに，𦘭の字にはこれが無く，上が開いていて，小児の頭を表わしています．すなわち，腦は大人用，𦘭は子供用というわけです」．そして，「このことは『大漢和辞典』には書かれていませんが，その出版後，諸橋・鎌田・米山の3者が纏めた『広漢和辞典』と称する縮小版の中には明記してあります」と付け加えられた．こうなると，今までのように「𦘭」は「腦」の略字に過ぎないで済ませるわけにはゆかなくなった．もっと意味が深く，話は益々解剖学的になってきた．

　解剖学で一口に頭蓋と言っても，成長の段階では一挙に作られるものではない．例えてみれば，饅頭を作る時に，皮の材料を手の平一杯に広げ，餡の塊をその中央に置き，他方の手の指で皮を少しずつ引き伸ばし，餡を包み込み，最後に餡の天辺近くで皮を寄せ集めて蓋を閉じるように餡を封じ込めるのと同じに，最初胎内で脳の回りに大小様々の鱗状の軟骨や皮膚が生じて脳にまとわり付き，それらが次第に広さを増し，堅さを加えて骨となり，互いに接着し合って，誕生間際になってようやくにして脳の大部分を包み込むに至る．読者の方々も，乳幼児の頭の天辺の一寸額寄りの辺りには軟らかい部分があり，そっと触ってみると呼吸の度にピコピコと上下しているのをご存じの方も多かろう．解剖学ではこの部分を大泉門という（図 2-2）．泉門というのは，乳幼児の頭蓋骨が出来上がる過程で，3つ以上の骨が接し合うところにできる隙間のことで，大泉門の場合は左右の前頭骨と左右の頭頂骨の間に挟まって，ほぼ

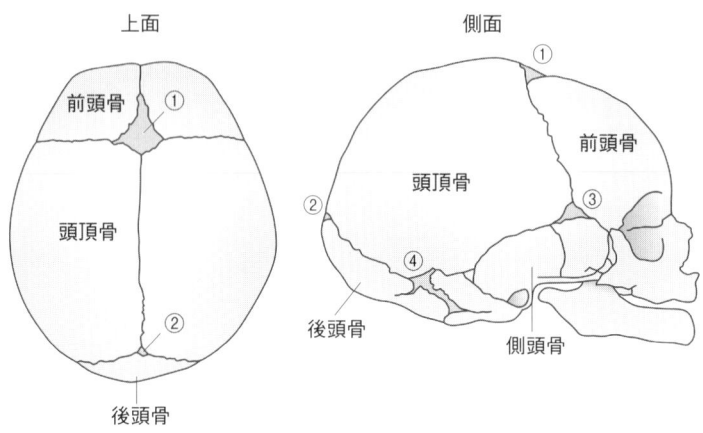

図2-2 新生児の頭蓋
① 大泉門, ② 小泉門, ③ 前側頭泉門, ④ 後側頭泉門

菱形をしており,この種の隙間の中では面積が最大である.

 なぜ泉門というのか? ついでにその由来についても触れておこう.アラビアの医学が全盛だった中世の13世紀(わが国の鎌倉時代)に,当時その影響を強く受けていたイタリアの外科医たちが,頭や眼の病気を治療する目的で,頭の天辺よりちょっと前よりの部分に焼いた鉄をあてがった.その結果火傷が起こり,そのかさぶたが落ちた後に,長い間刺激剤を塗って,そこをぬるぬるにしておいた.こうしておけば有害な物質がここから出ていくと彼らは信じていて,この場所をイタリア語の「泉(fontana)」の縮小名詞「小さな泉(fontanella)」と呼んだのである.ここは胎児の頭でピコピコする場所に当たっており,しかも新生児ではしばしばここがかさぶたでおおわれているのを見て,彼らはこれを脳から水分が出てきて乾燥したものと考え,ついでにここも同じ名で呼ぶようになったのである.脳からの水の湧き出る泉と考えたわけである.

 このように,胎児や新生児の頭蓋骨の天井の部分の接着が未完成で,

泉門の部分では皮膚の下に骨がなく，薄い髄膜にくるまった脳がのぞいているだけだから，ちょっとした衝撃でも柔らかな脳に取り返しのつかない傷害を生ずる可能性のある危険な状態である．しかし，これが出産の時には，逆に大きな利点となるのである．大人の頭蓋では，天井の部分は「縫合」と呼ばれるように，隣接する頭蓋骨同士はジグゾーパズルさながらに，いやそれよりもはるかに強固に噛み合って，容易なことでは外れもしなければ，ずれたりもしない．もしも胎児の時にこんなものが出来上がってしまえば，一切融通が利かず，出産は容積の一定した硬い球を排出するようなもので，胎児にとっても母体にとっても，現状よりも更に大きな苦しみをもたらすことになるだろう．しかし，胎児ではこの接着がはなはだ緩いために，狭い産道から圧力が加わると，これらの部分がずれて互いに重なり合ったりして，脳を傷めずに容積をある程度縮小して，産道通過を容易にするのである．「自然」の仕組みは常に賢明である．

　恩師小川鼎三先生の研究によれば，ギリシア，アレキサンドリア，ローマの医学では，脳についての知識がかなり進んでいたのに対して，古い中国の医学では，頭蓋のなかにある軟らかいものとして脳の存在を知っていたにしても，これをもって精神の居所とする考え方は希薄であった．骨に囲まれた部屋の中にある軟らかい物質というわけで，むしろ骨髄と一緒にされていたようである．

　大槻玄澤の考証によれば，中国の古書では『正理論』，『黄庭経』，『素問本病論』などの諸書に「泥丸宮」という名前があって，これは脳を指すと思われるが，「神を藏するの府なり」という説明があって，脳が精神の居所であるという考え方が決して絶無ではなかったことがわかる．杉田玄白は，泥丸宮を松果体でないかと考えたようである．下って陰陽五行の説が盛んになると，「神は心に藏まり，魂は肝に藏まり，精は腎

に藏まり，志は脾に藏まる」という調子で，精神作用は五臓の各々に分たれているという考えが行われた．そこでは脳がとくに問題とされていない．

　末梢神経に至っては，中国の医学では腱や靭帯や血管と区別されなかったのであろう．鍼灸術にて特に重視する経脈が末梢神経といかなる関係を持つかは疑問である．「神経」という言葉は，わが国で初めて杉田玄白によって作られて，それ以前に南蛮医学でセイニフ，髄筋などと称せられたものに代わって，一般化するに至った．中国では，明末の方密之の著書『物理小識』に，はじめて，脳および脊髄より出る筋として，末梢神経のことが説かれている．方密之の文章は，明らかに西洋の解剖学をとりいれたものであって，要するに中国および日本においては，神経は甚だ遅くまで全く知られなかったと言えるのである．

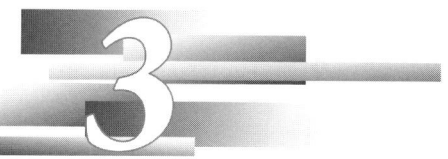

脳と脊髄の形

はじめに

脳と脊髄は本来一続きのものであり,合わせて中枢神経系と呼ぶ.これから出て身体の隅々まで分布している神経が,末梢神経系である.中枢神経系は,**脊髄**,**延髄**,**脳幹**とそのうしろ側にある**小脳**,そしてそれらの上に大きくかぶさる**大脳**から成る.脳幹は**延髄**,**橋**および**中脳**の3つの部分から成る(図3-1).

脳と脊髄はどのようにして作られるか
── 脳と脊髄の発生

胎児になる前の胚において,身体の全表面を覆う細胞(上皮という)のうち,背中の真ん中近くの一部が内部に沈み込んで**神経溝**という窪みを作り,ついでこれがさらに落ち込んで**神経管**という管を作る(図3-2).この神経管の前端は脳,それより後ろの部分は脊髄になる.また神経溝

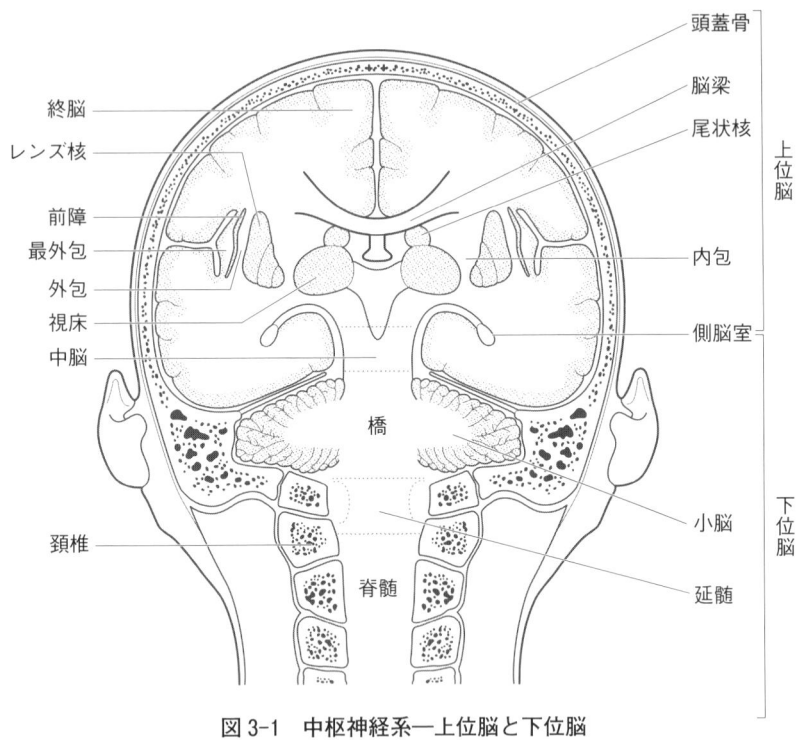

図 3-1　中枢神経系―上位脳と下位脳

(Delmas よりの改図. 萬年甫, 原一之：脳解剖学, p49, 南江堂, 1994 より許諾を得て転載)

の一番外側の部分が神経管の脇に落ち込み**神経堤**をつくる．神経堤からは**感覚神経節**や**自律神経節**が作られる．すなわち，上皮から直接出来てくる皮膚と神経系とは類縁関係にある．

神経管の分化 ── 一次脳胞，二次脳胞，完成時

出来上がった神経管には，その前端に**脳胞**という膨らみが形成される．まず出来るのは，前脳，中脳，菱脳という3つの一次脳胞である．発生

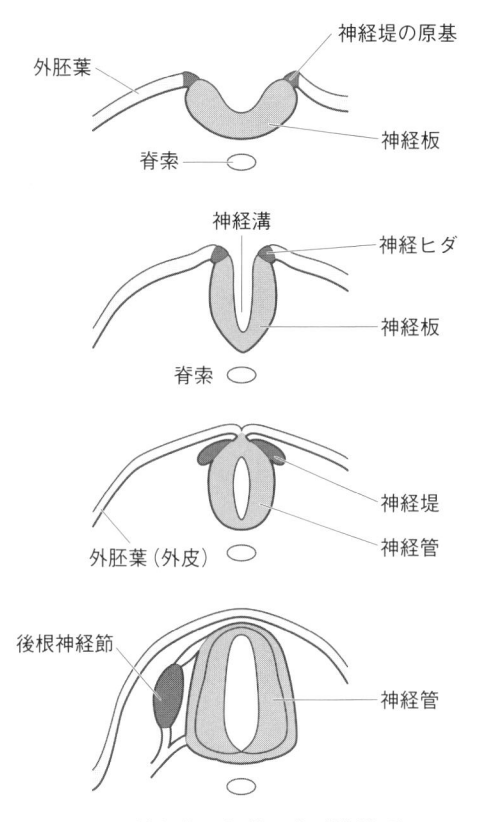

図 3-2 神経管の個体発生（横断図）
(Hamilton よりの改図. 萬年甫, 原一之：脳解剖学, p43, 南江堂, 1994 より許諾を得て転載)

がさらに進むと，中脳はそのままに留まるが，前脳と菱脳からはそれぞれ更に2つの膨らみが生まれ，**終脳**，**間脳**，**中脳**，**後脳**，**髄脳**の5つの二次脳胞が出来てくる．これらのうち，終脳からは**大脳皮質**，**尾状核**，**レンズ核**，間脳からは**視床**と**視床下部**，後脳からは**橋**と**小脳**，髄脳からは**延髄**が出来てくる（図3-3）．

　脳胞が出来るに従って神経管腔も拡がり，脳室と呼ばれる腔所ができ

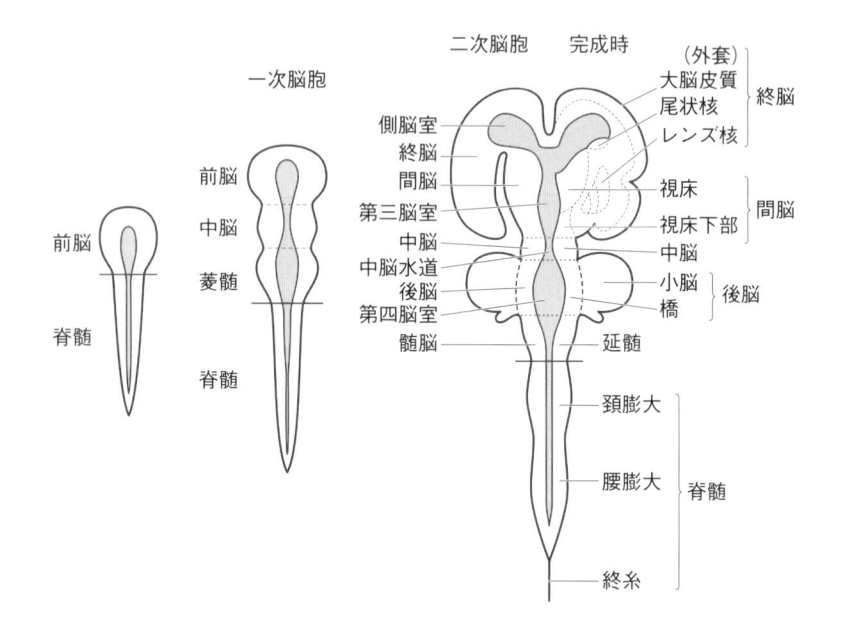

図 3-3 脳の発生と区分

(萬年甫,原一之:脳解剖学,p44,南江堂,1994より許諾を得て転載)

る.左右の終脳半球の中にあるものは**側脳室**,間脳の中にあるものは**第三脳室**,後脳と髄脳の中にあるものは**第四脳室**と呼ばれる.一方,脊髄の中に残った神経管腔は**中心管**と呼ばれる.

脳膜と脳脊髄液

　軟らかい脳は,**柔膜**,**クモ膜**および**硬膜**の3種の脳膜と脳脊髄液によって保護されている(図3-4).柔膜とクモ膜を合わせて**軟膜**と呼ぶ.**柔膜**は,大脳溝や小脳溝の中までも入り込み,脳や脊髄の表面に密着しているが,**クモ膜**は脳溝の中に入り込むことはない.クモ膜の内面からは,

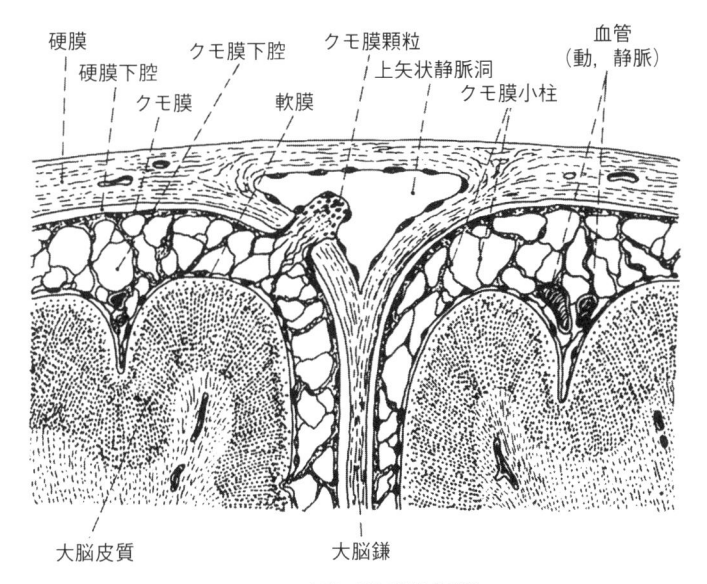

図 3-4 脳膜（終脳前額断）
（Weed よりの改図，萬年甫，原一之：脳解剖学，p264，南江堂，1994 より許諾を得て転載）

クモ膜小柱という結合組織性の線維が出て柔膜に付く（図 3-5）．クモ膜と柔膜との間の隙間はクモ膜下腔と呼ばれる完全に閉じた空間を形成する．脳室内の脈絡組織で作られた脳脊髄液（後述）は，第四脳室の下部にある 3 つの穴（正中口と左右の外側口，図 3-6）からクモ膜下腔に流れ出て，脳と脊髄を内外から液体のクッションで支える．クモ膜下腔には，脳脊髄を養う動静脈が走っており，毛細血管になるまではその周囲にクモ膜下腔から続く脳脊髄液を含んだ隙間で囲まれている．

クモ膜下腔を流れた脳脊髄液は，最終的には頭頂部を前後方向に走っている上矢状静脈洞（後述）内に突出するクモ膜顆粒から静脈血中に吸収される（図 3-4）．

脳脊髄液を採取するには，以下の方法がある．

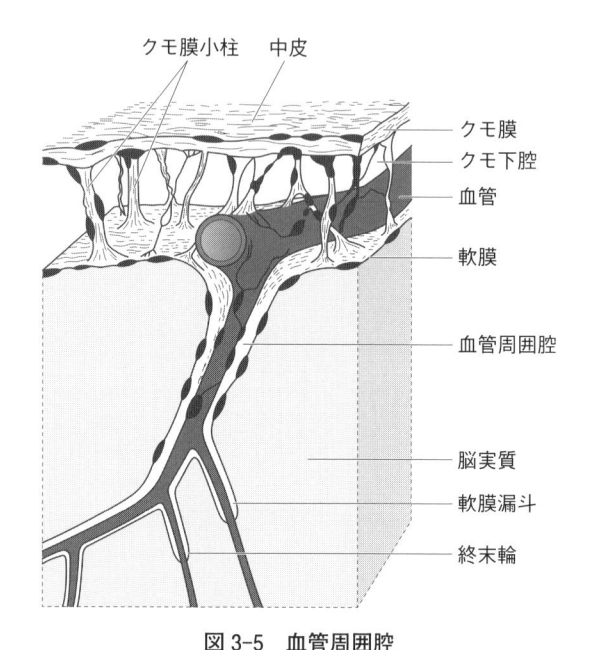

図 3-5　血管周囲腔
（萬年甫，原一之：脳解剖学，p266，南江堂，1994 より許諾を得て転載）

① **脳室穿刺**．頭蓋骨を外科的に穿孔し，側脳室から採取する．

② **槽穿刺**．頭骨と第 1 頸椎の間の大後頭孔を経由して，クモ膜下腔のなかで最も広い小脳延髄槽より採取する（**図 3-7a**）．

③ **腰椎穿刺**．最も日常的に行われるもので，左右の腸骨稜の最高点を結ぶヤコビの線を目印にして，第 3～4 腰椎の間で穿刺する（**図 3-7b**）．この高さには脊髄の下端から出る馬尾があるだけなので，脊髄を直接傷つける恐れが少ない．

脳脊髄液は脈絡組織で作られる．左右の側脳室，第三脳室と第四脳室の天井部分では，脳室壁を形成する細胞（**上衣**と呼ばれる）とその外側の柔膜が密着し，小動脈と結合組織を伴って脳室の中に入り込んで**脈絡叢**を形成する．その部分から脳室側に向けて**脳脊髄液**が分泌される（図

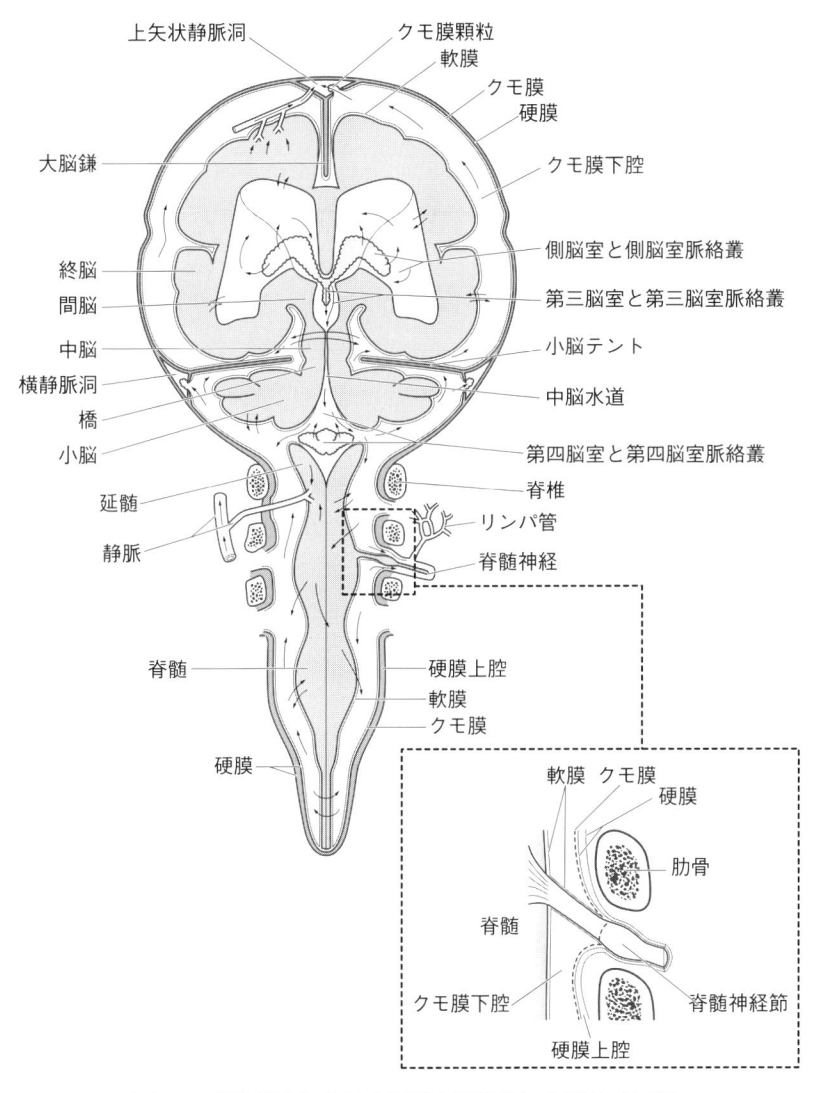

図 3-6　脳と脊髄における髄膜と脳脊髄液の経路（矢印）
（萬年甫，原一之：脳解剖学, p264, 南江堂, 1994 より許諾を得て転載）

脳と脊髄の形

a. 槽穿刺　　　　　　　　　b. 腰椎穿刺

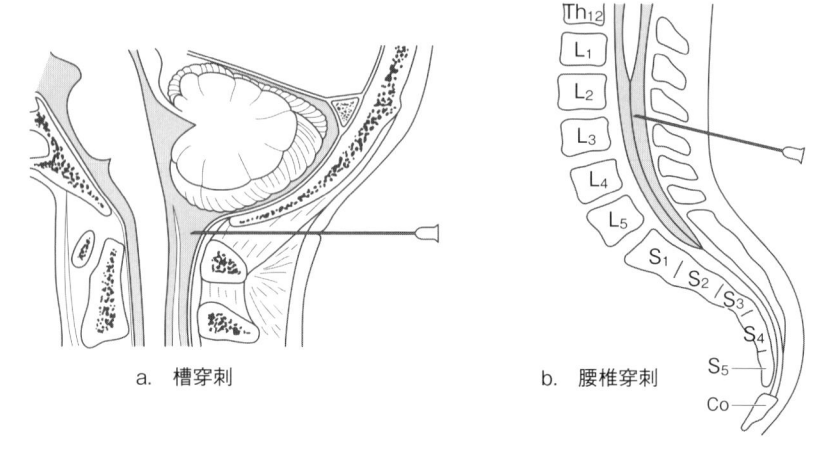

図 3-7　脳脊髄液の穿刺
(萬年甫, 原一之：脳解剖学, p268, 南江堂, 1994 より許諾を得て転載)

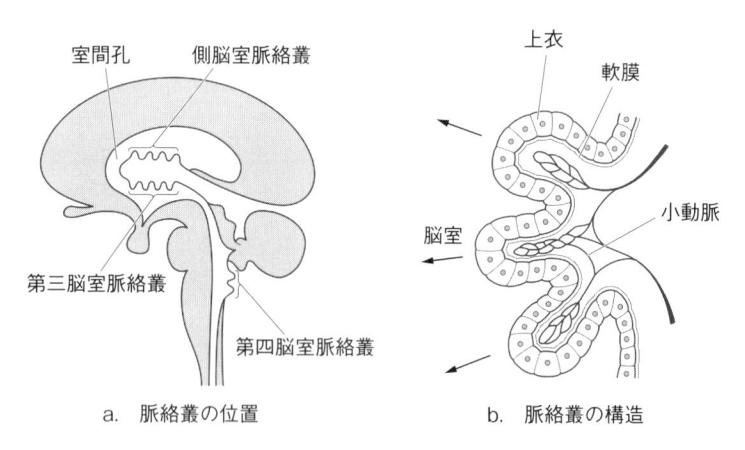

室間孔　側脳室脈絡叢
第三脳室脈絡叢
第四脳室脈絡叢

上衣　軟膜
脳室
小動脈

a.　脈絡叢の位置　　　　　　b.　脈絡叢の構造

図 3-8　脈絡叢の形成
(萬年甫, 原一之：脳解剖学, p48, 南江堂, 1994 より許諾を得て転載)

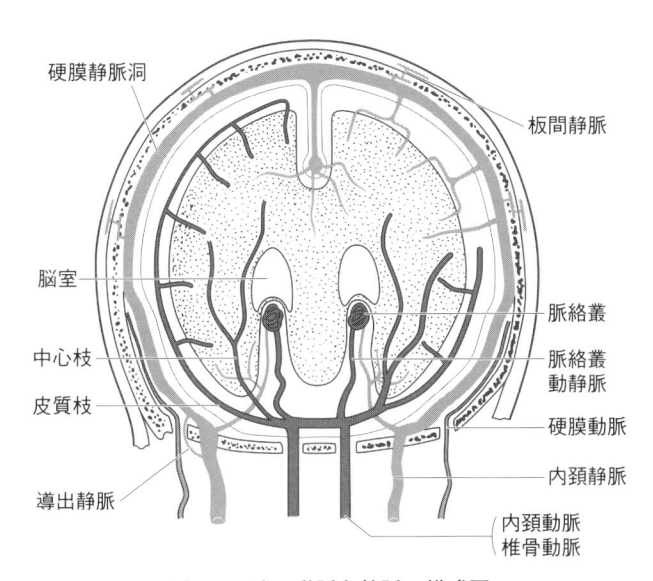

図 3-9　脳の動脈と静脈の模式図
（萬年甫, 原一之：脳解剖学, p275, 南江堂, 1994 より許諾を得て転載）

3-8)．脈絡叢では一日約 500 mL の脳脊髄液が生産される．

脳硬膜（図 3-4）は頭蓋骨の内側壁に付着している硬い膜で，**外層（骨膜層）**と**内層（髄膜層）**から成り，両層は固く癒着している．**硬膜静脈洞**では，この両層は離れていて腔を作り，その内腔は内皮で裏打ちされた静脈となっている．脳硬膜は左右の大脳半球の間に**大脳鎌**，大脳と小脳の間に**小脳テント**，左右の小脳半球の間に**小脳鎌**などを形成して各脳部を仕切り，固定する役を果たしている．

脳や脊髄の血管系を観察する場合に注意すべきことは，大局的に見て動脈は腹側より入り，静脈は背方に向かって流れ出すということである（図 3-9）．脳の静脈は脳表に現れてしばらく走った後，**硬膜静脈洞**に流れ込み，最終的には内頸静脈に合流する．脳の静脈は動脈には伴行せず，弁もない．

脳と脊髄の形

下位脳と上位脳

　中脳，橋および延髄から成る脳幹と脊髄を合わせて**下位脳**と呼び，これより上位の**上位脳**と対比させるが（図3-1），これは次のような理由による．

　① 各種の脊椎動物において，下位脳は大きな変異を示さないのに対して，上位脳は系統発生的に著しく変形・増大する．

　② 下位脳には2種類の**節状構造**が認められる．その一つは脊索（後の脊椎），ひいては31ある**体節**（体壁筋）の節状配列に応じたもので，もう一つは，頭部に現われる5対の**鰓弓**（咽頭弓）の節状配列に応じたものである（図3-10）．このような配列は，上位脳では認められない．12対ある脳神経のうち，上位脳からでる嗅神経および視神経を脳の直接の延長部と見なして除外すれば，下位脳から出る脳神経は動眼神経から舌下神経までの10対ということになるが，このうち三叉，顔面，舌咽，迷走，副の各神経は鰓弓由来の器官に出入する．すなわち，10対の脳神経と31対の脊髄神経が下位脳から出ることになる．

　③ **横紋筋に直結する運動神経細胞は，下位脳の範囲にしか存在しない．**

　④ 脳幹では，正中部に**縫線灰白質**と呼ぶ神経細胞群が存在し，その左右には**網様体**という独特の構造が認められる．上位脳には正中線に常在する灰白質はない．人によっては，上位脳の視床の正中線に**視床間橋**という構造物が存在することがあるが，30％の人では欠損している．網様体は，多数の神経細胞とそれらの突起が，脳の他の場所からそこに流入する多数の線維と錯綜して，網の目のように見える構造物であり，脳幹の全長にわたって大きな容積を占めるが，脊髄にも存在し，下位脳に

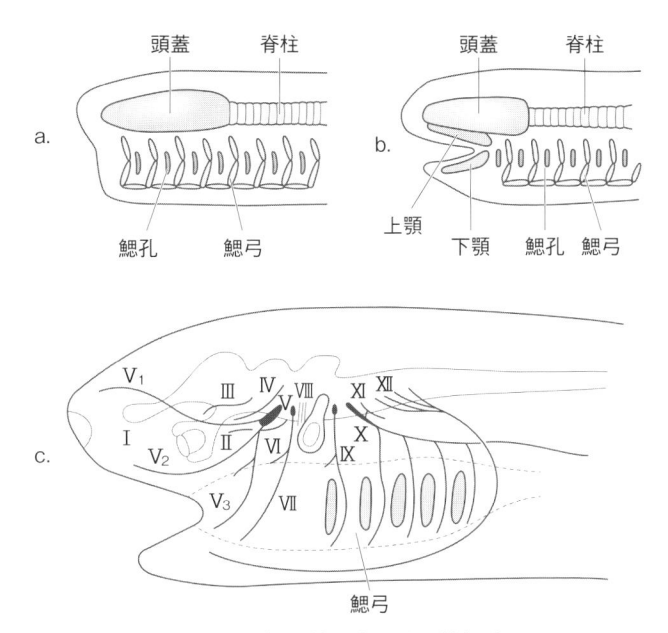

図 3-10 鰓弓性器官とその神経系
a：顎のないもの，b：鰓弓より下顎が発生する（Romer, 1962 よりの改図），c：脳神経の分布を示すシェーマ（Ⅰ～Ⅻは脳神経をあらわす）
（Streeter〈Keibel & Moll, 1911〉よりの改図，萬年甫，原一之：脳解剖学，p98，南江堂，1994 より許諾を得て転載）

固有の連続した構造である．これらの部分には呼吸，循環，意識，睡眠など生命の維持に不可欠な中枢が含まれている．

⑤ 上位脳と下位脳は中脳の上端で**小脳テント**によって境されている．小脳は系統発生的には上位脳に近いが，位置的には小脳テントの下方に存在するので，下位脳の範疇に入れている．

上位脳は**間脳**と**終脳（大脳）**より成る．大脳核を構成するのは，**尾状核**，**被殻**と**淡蒼球**より成る**レンズ核**，**前障**および**扁桃体**である．なお，尾状核と被殻を併せて**線条体**と呼ぶ．

体性神経系と自律神経系 ── 動物神経系と植物神経系

18世紀末のフランスの組織学者ビシャは，外的環境に適応する器官を**動物性器官**と呼び，個体の生命維持に必要な器官を**植物性器官**と呼んで対比させた．動物性器官に属するのは感覚器官と運動系器官（骨や骨格筋など）で，植物性器官には消化，呼吸，循環，内分泌，泌尿，生殖の諸器官が含まれる．動物性器官を統御する神経系を**動物神経系**，**環境神経系**もしくは身体を意味する**体性神経系**と呼ぶ．これに対して植物性器官を統御する神経系を**植物神経系**，**生命神経系**もしくは内臓の働きを無意識に統御するので，**内臓神経系**，**臓性神経系**または**自律神経系**と呼ぶのである．

下位脳の構造 ── 脊髄

発生初期の脊髄を横断してみると，中心管の壁の中央には**境界溝**という縦走する溝があって，腹側半の**基板**と背側半の**翼板**に分けている．基板は運動性細胞が発生する**運動域**であり，翼板は末梢神経からの感覚線維が入ってくる**感覚域**である（図3-11a）．基板と翼板の中はさらに二分され，翼板の境界溝寄りの部分には，植物性諸器官からの情報を受ける**臓性感覚域**が，基板の境界溝寄りの部分には，**臓性運動域**である**交感神経脊髄内中枢**がある．これに対し，翼板の背側部は感覚器と結ばれて**体性感覚域**に，基板の腹側部は運動器と結合して**体性運動域**になる（図3-11b）．後に体性感覚は**後角**に，臓性感覚域と臓性運動域は**側角**と**中間質**に，体性運動域は**前角**と呼ばれることになる（図3-11c）．このように分化した脊髄灰白質と末梢神経とを繋ぐのが**前根**と**後根**である．

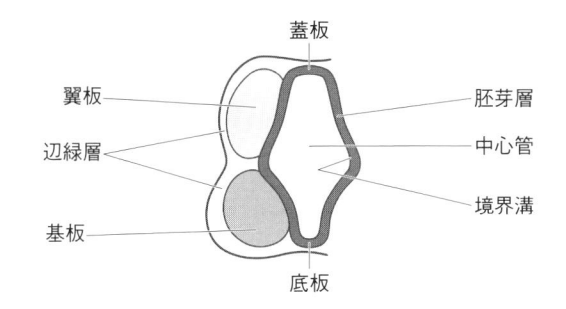

図 3-11 脊髄における神経管の分化

(a〜c：Hamilton より，d：Braus よりの改図，萬年甫，原一之：脳解剖学，p52，南江堂，1994 より許諾を得て転載)

脳と脊髄の形

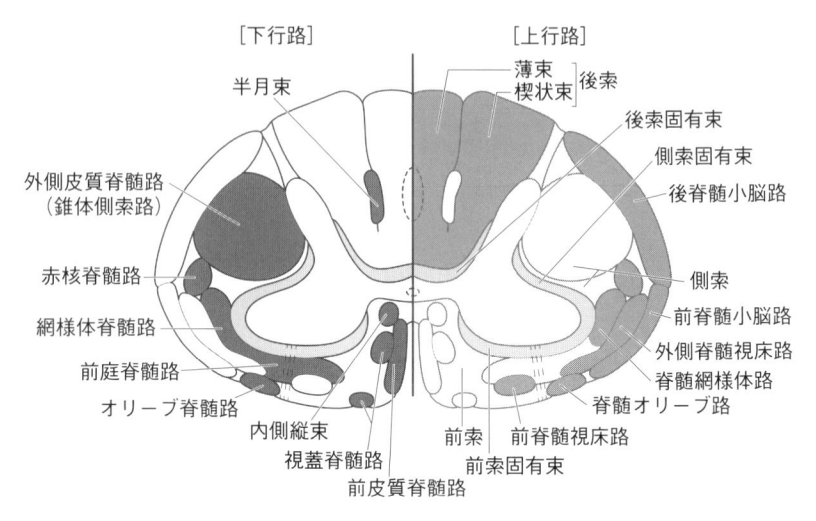

図 3-12　頚髄横断図における伝導路
左側は下行路（運動性），右側は上行路（感覚性）を示す．
(Niimi よりの改図，萬年甫，原一之：脳解剖学，p61，南江堂，1994 より許諾を得て転載)

　後根は神経堤からできる**脊髄神経節細胞の軸索**から成り，体性感覚線維も臓性感覚線維も含まれている．これに対して，**前根**を作る線維のうち体性運動線維は，前角にある細胞から出て，筋節に由来する筋，すなわち，体幹や四肢の**骨格筋（横紋筋）**に直達する．他方，臓性運動線維は臓性運動域にある細胞から出て，血管壁や内臓壁，皮膚の立毛筋などの**平滑筋**，および**各種の腺**に至る．体性運動線維は目的の筋に達するまでニューロン1個であるが，臓性運動線維の場合は，自律神経系内にある神経節でもう一度ニューロンを乗り換えるので，2ニューロン性である．脊髄内から自律神経節に至るものを**節前ニューロン**（または線維），神経節から標的器官に至るものを**節後ニューロン**（または線維）と呼んで区別している．

　前根と後根の出入りする部位を境にして，**脊髄白質**は**前索，側索，後**

索の3つの部分に分かれる（図3-12）．後索は系統発生的に変化に富み，下等動物では発達が悪く，動物が高等になるにつれて発達して来る．最も発達したヒトの後索の大部分は，脊髄神経節ニューロンの軸索によって構成される上行性（感覚性）伝導路である**薄束**と**楔状束**によって占められているが，これらは延髄で神経細胞を乗り継いで，視床や大脳皮質に達する．

側索と前索にも大小いくつかの上行性と下行性の伝導路が走っているが，表層には脊髄と同側の小脳とを結ぶ**脊髄小脳路**，脊髄と間脳の視床を結ぶ**脊髄視床路**が，側索の深部には，大脳皮質運動領から発し，延髄下部の**錐体交叉**を経過して，反対側の前角の運動細胞に至る下行性の**錐体側索路**がある．

下位脳の構造 ── 脳幹

脳幹では中心管が拡がって第四脳室になり，灰白質や白質の位置関係が変動するが（図3-13），これは，以下の理由による．

① **聴平衡器**や味覚などの**特殊感覚器**が付け加わり，10対の**脳神経**が出入する．そのうち，Ⅳの滑車神経だけは中脳の背側面から出る．

② **体節に由来する骨格筋**が，舌筋と眼球を動かす**外眼筋**だけとなる．

③ 体節とは異なる，鰓弓由来の新たな節状構造が登場する．特に重要なのは**顔面筋**，**咀嚼筋**，**咽喉頭の筋**などの**鰓弓由来の筋**が付け加わることである．これらは元来**腸管壁**の不随意筋であったものが二次的に随意筋に変じたものであり，**特殊横紋筋**と呼ばれている．

④ 自律神経系のうちの**副交感神経節前線維**が出る．

⑤ **縫線部**，**網様体**および**中心灰白質**が，主として基板，一部翼板の範囲に発達する．

a. 脊髄

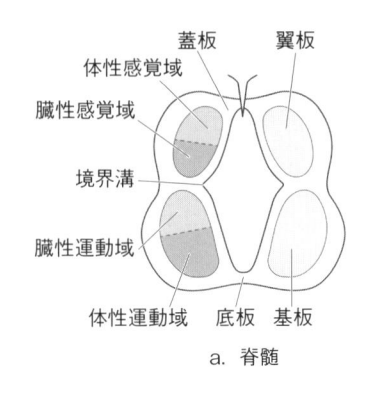

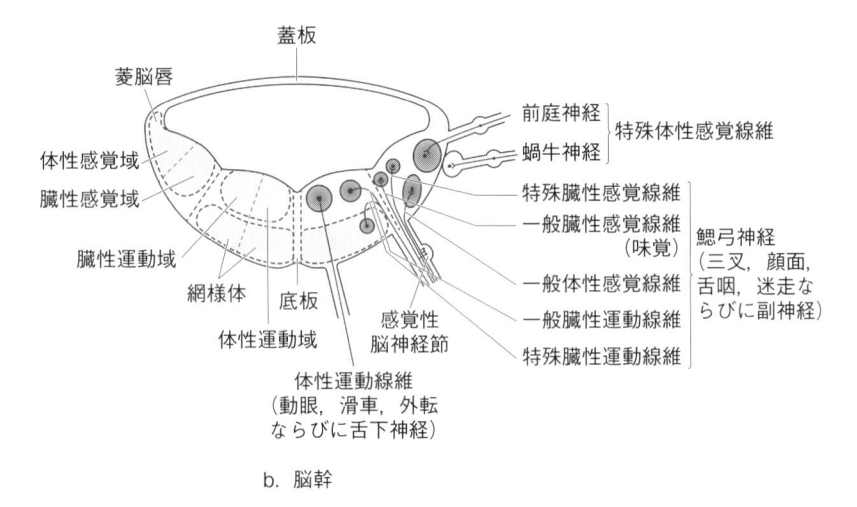

b. 脳幹

図 3-13　神経管から導き出された脳幹内の区分
(萬年甫, 原一之：脳解剖学, p101, 南江堂, 1994 より許諾を得て転載)

脳神経を機能的基準で分類してみると次のようになる.

・**純感覚性神経**：Ⅷ (前庭神経, 蝸牛神経)

・**混合性神経**：Ⅴ, Ⅶ, Ⅸ, Ⅹ, Ⅺ (鰓弓神経). 図中, 特殊臓性感覚線維, 特殊臓性運動線維とあるのは, ③で述べた特殊横紋筋の感覚

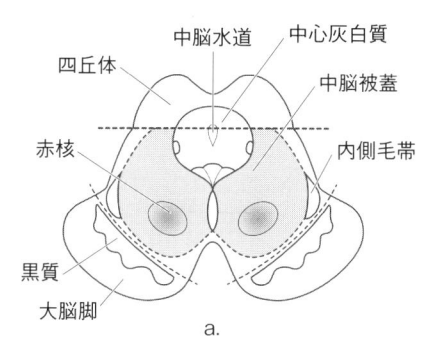

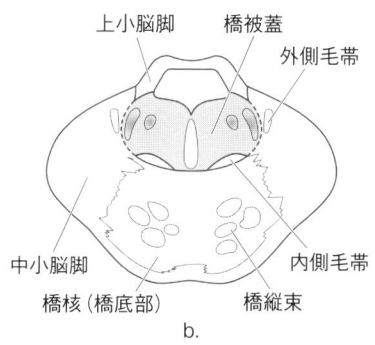

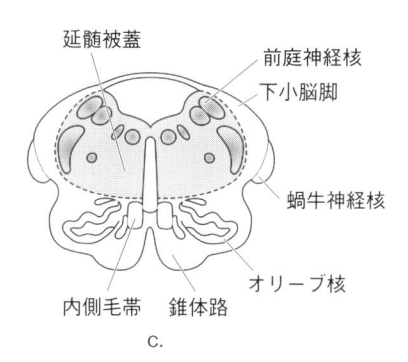

図 3-14 脳幹における被蓋の範囲（灰色の部分）
（萬年甫, 原一之：脳解剖学, p100, 南江堂, 1994 より許諾を得て転載）

と運動に関わる線維を意味する．

・**純運動性線維**：Ⅲ，Ⅳ，Ⅵ，Ⅻ（外眼筋と舌筋の運動支配）

　脳幹では，系統発生的に古い基本構造の周囲を新しい構造物が取り囲んでいる．この基本構造は**被蓋**と呼ばれており（図3-14），中脳水道を通って引いた水平線と黒質の背側縁との間をなす**中脳被蓋**を基本として，この領域の橋および延髄への延長部を，夫々**橋被蓋**および**延髄被蓋**と呼ぶ．脳神経の起始核および終止核は殆ど全てがこれらの被蓋の中に含まれる．

脳幹の組成 ── 古い部分

　延髄上半では，翼板が外側に，基板が内側に並ぶようになる．翼板と基板は，さらに二分され，外側から内側にかけて，体性感覚域，臓性感覚域，臓性運動域および体性運動域に分化する（図3-13）．

　延髄では体性感覚域には前庭からの特殊体性感覚である**平衡覚**が入り，臓性感覚域には**味覚器**からの特殊臓性感覚線維が入る．臓性運動域では背側に**副交感性**の**節前細胞**が集結し，腹側には**特殊横紋筋**を支配する運動細胞が集団を作る．体性運動域は**舌筋**を支配する運動細胞群によって占められる．

　橋被蓋の体性感覚域にも平衡覚が入るが，一般体性感覚線維の中に特殊横紋筋，ことに**咀嚼筋**からの固有感覚線維が入ってくる．また臓性感覚域には味覚を伝える特殊臓性感覚線維が入る．これに対して，臓性運動域には，橋下半に**顔面筋**を，橋上半に**咀嚼筋**を支配する運動細胞が集団を作る．

　第8脳神経の**内耳神経**は**前庭神経**と**蝸牛神経**から成っている（図3-13）．**前庭神経**は水生動物の側線器に由来する前庭器に属し，水生動

物では水流に対して，陸生動物では頭の傾きに対して身体の平衡を維持する役を果たしており，周波数の低い振動を適刺激としている．これに対して，**蝸牛神経**は生物が空気中に住むようになってから発達したもので，音波のように周波数の高い振動を捉える新しい構造物である．由来の古い前庭神経核は延髄と橋の被蓋の中にあるが，新しい由来の蝸牛神経核は被蓋の外に存在する（図 3-15）．

脳幹の組成 ── 新しい部分

発生初期の脳幹の背側は，**菱形窩**と呼ばれる窪みを造るが（図 3-15），その縁の体性感覚域の一部は，**菱脳唇**という盛り上がりを造る．その上半分は背方に移動して**小脳の原基**となり（図 3-15），下半分は，被蓋の外側から腹方に移動して，**橋核，蝸牛神経核，オリーブ核**を形成する．

中脳被蓋の背側には，視覚伝導路の一つ**上丘**と，その下方に，聴覚伝導路の一つ**下丘**がある（図 3-16）．中脳被蓋の腹側にある**赤核**は，鉄を含んでいるため肉眼的に薄赤く見える．鉄は，赤核のみでなく，小脳歯状核，黒質の背側，淡蒼球にも多く存在し，これらの場所も赤みを帯びて見える．哺乳類で俄かに発達する**黒質**（図 3-15b）の神経細胞は，**神経メラニン**を含んでいて黒く見える．橋被蓋の網様体と中心灰白質にまたがって存在する**青斑核**も神経メラニンを含むが，サル以下の動物の青斑核は神経メラニンを持たない．

黒質の腹側には，**錐体路**や**皮質橋核路**という大きな線維束を含む，あたかも脚のように見える**大脳脚**がある（図 3-16）．これは**橋核**を貫き，延髄のオリーブ核の腹側にある**錐体**へと続く．橋の名は左右の小脳半球をつなぐ橋のように見えることに由来する．

オリーブ核は，**主オリーブ核，内側副オリーブ核**および**外側副オリー**

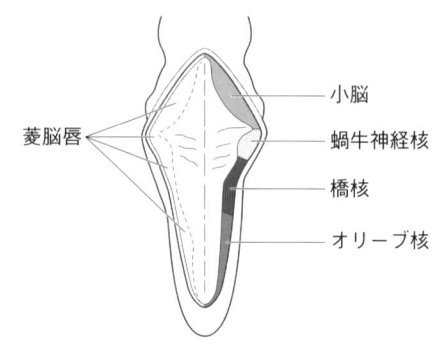

a. ヒト胎生1ヵ月の菱脳唇とこれから発生する構造物(林より)

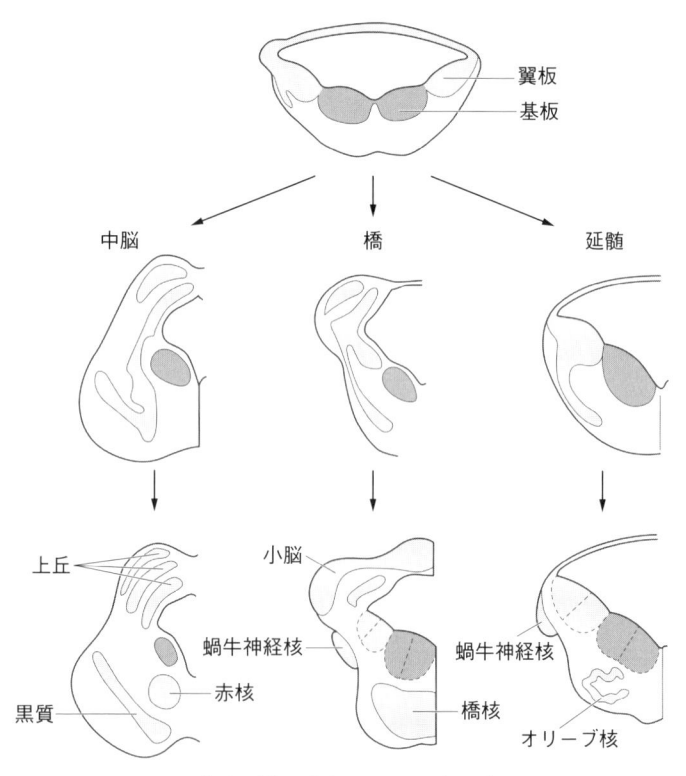

b. 中脳，橋，延髄における翼板と基板の分化

図3-15　中脳，橋と延髄における発生段階の横断面図
(萬年甫，原一之：脳解剖学，p103，南江堂，1994より許諾を得て転載)

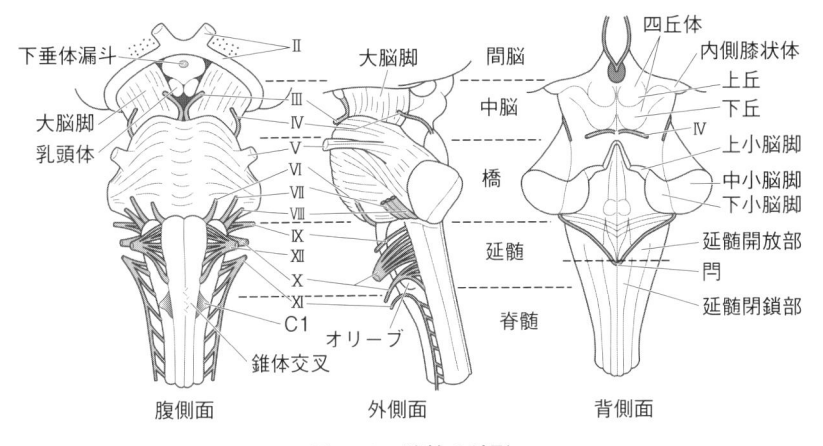

図 3-16 脳幹の外形
小脳は除いてある．Ⅰ～Ⅻは脳神経，C1 は第 1 頚神経をあらわす．
(萬年甫，原一之：脳解剖学，p105，南江堂，1994 より許諾を得て転載)

ブ核の 3 亜核から成る（**図 3-15，3-17**）．ヒトでは主オリーブ核が最も大きいが，系統発生的には，2 つの副オリーブ核の方が古く，クジラでは内側副オリーブ核が驚くべく膨大して，他は小さい．ゾウでは主オリーブ核の腹側部が特に大きい．

　縫線部の細胞群としては，延髄では淡蒼縫線核，橋から中脳にかけては上中心核と縫線背核があり，セロトニンを含む細胞が多い．橋網様体腹内側の**被蓋網様核**，延髄網様体外側部の**外側網様核**は，いずれも小脳に線維を送っているので，総称して**小脳前核**と呼ばれている．**中心灰白質**は中脳水道を囲む灰白質で（**図 3-14**），中小細胞と細い有髄線維と無髄線維から成るが，これと同じ構造は第四脳室底の全長に亘って認められ，さらに脊髄の中心管の周囲にまで続いている．さらに吻側では視床下部に直接続いており，一連の構造物が特に中脳の高さで大きく発達したものとみなすべきである．中心灰白質は前頭葉皮質，扁桃体，縫線部，

脳と脊髄の形　●　45

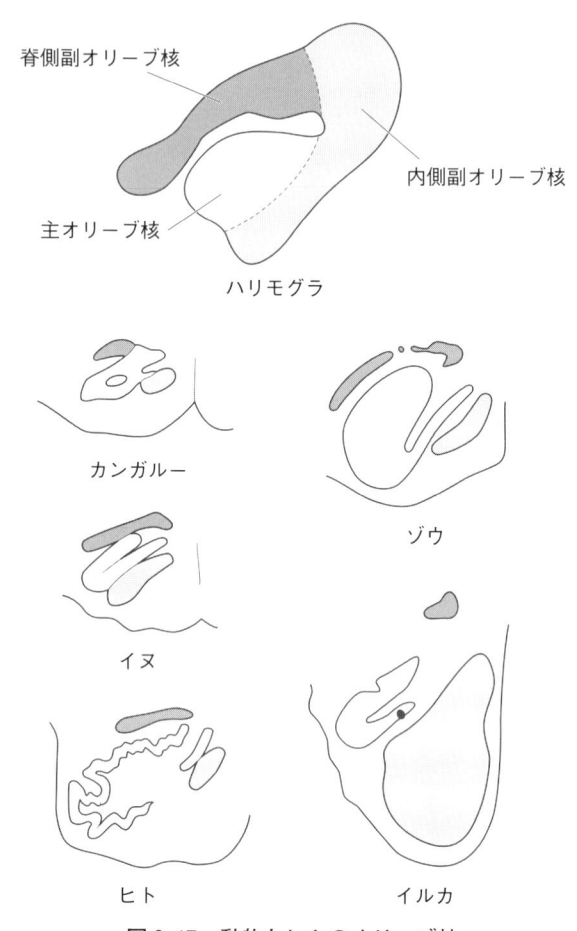

図 3-17 動物とヒトのオリーブ核
(Mareschal, 1934 による, 萬年甫, 原一之：脳解剖学, p119, 南江堂, 1994 より許諾を得て転載)

青斑核など広汎な領域から線維を受けるとともに，視床下部，網様体，上丘などと両方向性に線維交換を行っており，自律機能や痛覚伝導の調節に関与していると考えられている．

小脳の構成

　小脳は，聴・側線神経が終わる特殊体性感覚域と，一般体性感覚線維が終わる一般体性感覚域に由来する（図 3-18）．特殊体性感覚域から生ずるのが左右の**片葉**と，正中部の**小節**で，両者を合わせて**片葉小節小葉**と呼ばれている．一般体性感覚域から生ずる部分は，先ず正中部に**虫部**が膨隆し，鳥類まではほぼこの状態に留まる．哺乳類になると，これに**半球**が加わり，動物が高等になるにつれて著しく増大する．

　小脳と脳の他の部との連絡にあたる線維群は，上，中，下の小脳脚を形成する（図 3-19）．**下小脳脚**は脳幹下部と脊髄から来る求心性線維群，**中小脳脚**は主として大脳皮質から橋核を介して半球へ向かう求心性線維の集まりであり，小脳からの遠心性線維は**上小脳脚**を通って，主として中脳に向かう．両生類からは，小脳深部に**小脳核**が出現し，小脳体からの情報はここで中継された後，上小脳脚で中脳へ向かうようになる．小脳核はヒトでは外側から，**歯状核**，**球状核**，**栓状核**，**室頂核**の4つに分かれている（図 3-20）．

上位脳 ── 間脳の形成─視床

　間脳は，第三脳室脈絡組織を形成する**蓋板**と，その左右に広がる一対の**翼板**より成る．下位脳の範囲では境界溝が翼板と基板との間を明確に分けてきたが，間脳では，この溝は消失し，視床と視床下部との間には，これと関係ない**視床下溝**と呼ばれる明瞭な溝が現われる（図 3-21）．

　発生初期の翼板の第三脳室側には，背側，中間および腹側の3本の溝がほぼ平行に走っており，これらにより間脳は**視床上部**，**背側視床**（狭

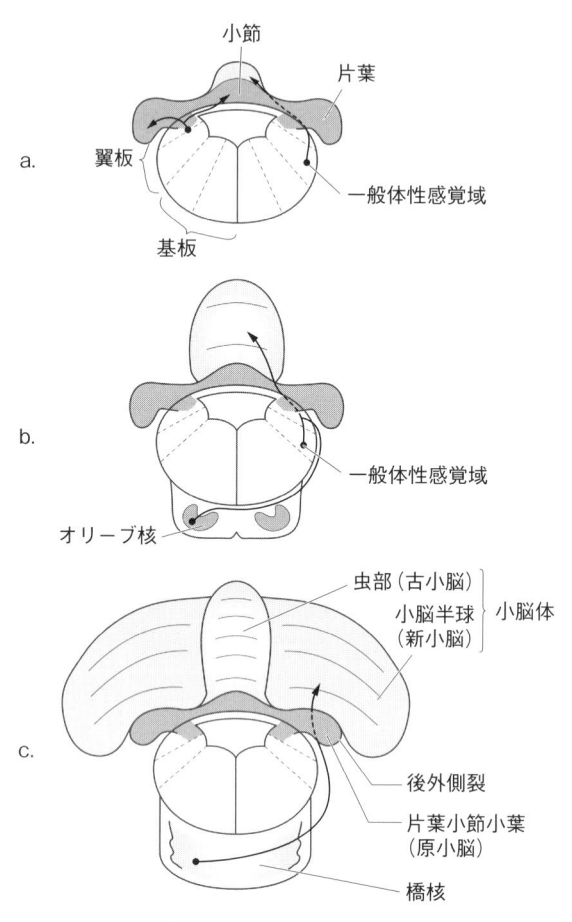

図 3-18 系統発生学的に小脳の発達を示す図

a：もっとも原始的な状態，b：虫部が著しく増大，c：さらに大脳皮質の発達に伴い，橋核が大脳と小脳との中継所として加わり，半球が形成される．

(萬年甫，原一之：脳解剖学，p124，南江堂，1994 より許諾を得て転載)

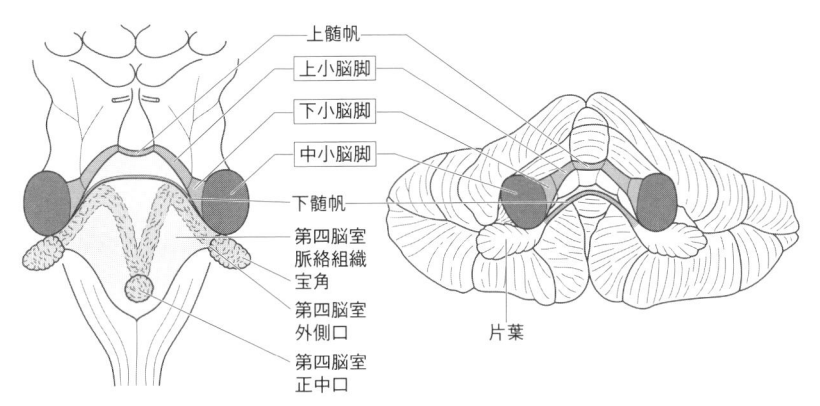

a. 小脳を切り離して背側より見た図　　b. 切り離した小脳の腹側面

図 3-19　第四脳室と小脳（とくに小脳脚）との関係
（萬年甫，原一之：脳解剖学，p133，南江堂，1994 より許諾を得て転載）

a. 小脳核　　b. 上小脳脚の立体模型図

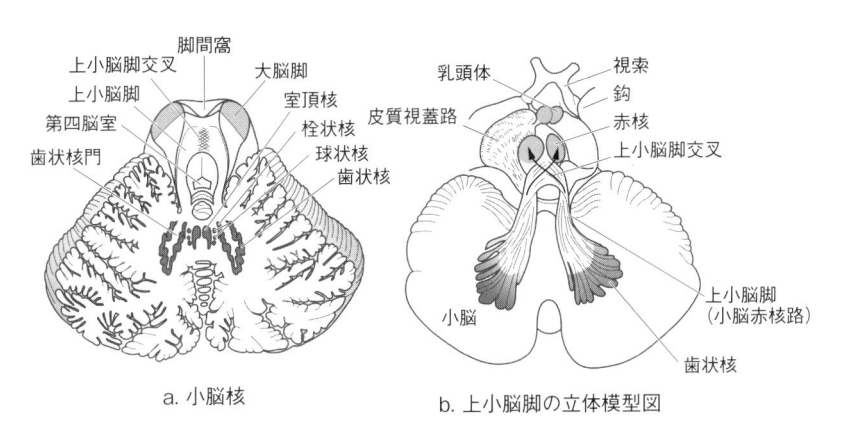

図 3-20　小脳核と上小脳脚
a：上小脳脚の通る面で中脳と小脳を切断した図，b：冷凍後に表面を剥離した状態．
（Ludwig & Klingler よりの改図，萬年甫，原一之：脳解剖学，p135，南江堂，1994 より許諾を得て転載）

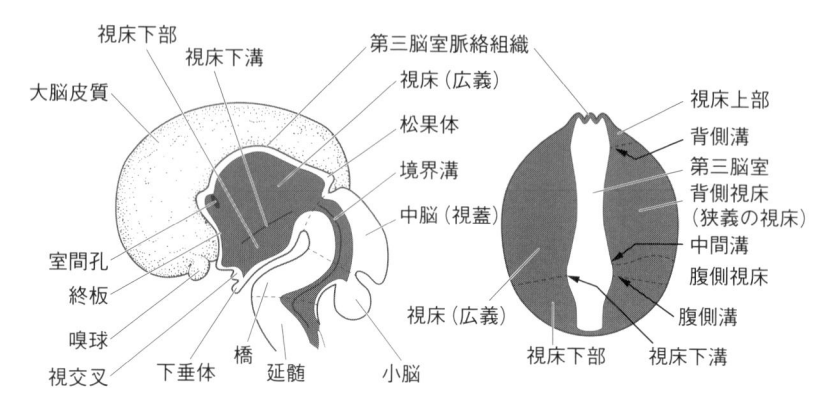

図 3-21 発生時において第三脳室に認められる視床下溝の位置づけ
(萬年甫, 原一之：脳解剖学, p154, 南江堂, 1994 より許諾を得て転載)

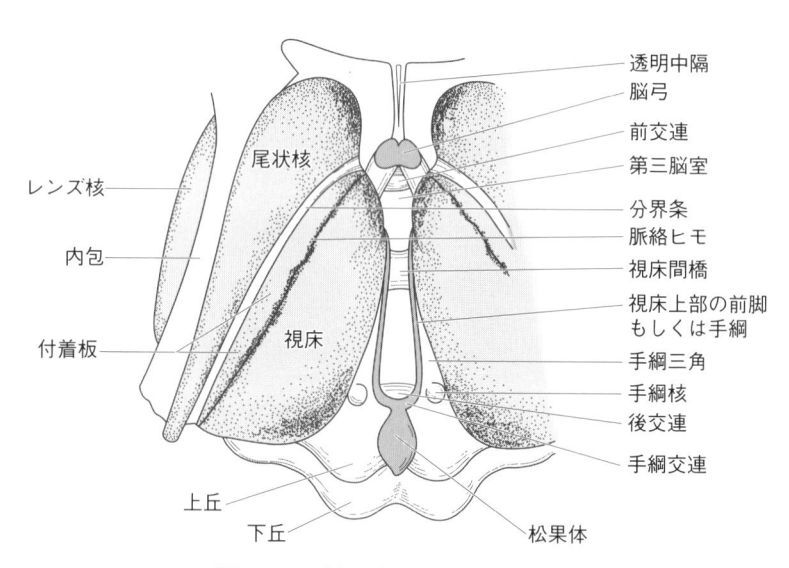

図 3-22 手綱の領域と視床の背側面
第三脳室脈絡組織・脈絡叢は除いてある.
(萬年甫, 原一之：脳解剖学, p157, 南江堂, 1994 より許諾を得て転載)

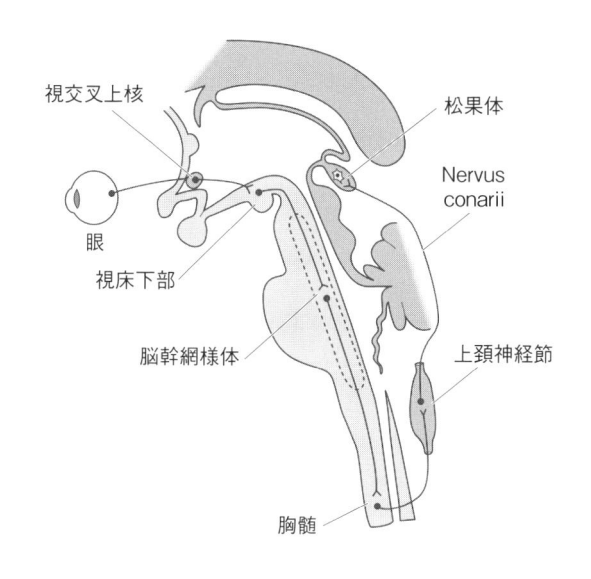

図 3-23 松果体と線維連絡
(萬年甫, 原一之:脳解剖学, p158, 南江堂, 1994 より許諾を得て転載)

義の視床), **腹側視床**および**視床下部**に分けられる (図 3-21). 発生が進むと背側視床が大きく発達して他を圧倒し, 中間溝は腹側溝と合流して**視床下溝**となる. 腹側視床は外側面に押しやられ, **不確帯, 視床網様核, 視床下核**および**脚内核**等となる.

視床上部は第三脳室の後壁にあたり, **手綱**(視床髄条とも言われる), **手綱核, 松果体**および**後交連**から成る (図 3-22). **松果体**は, 魚類や両生類では第 3 の目として視覚機能を有するが, 爬虫類や哺乳類になると, 光との直接の関係を絶ち, メラトニンを分泌して**日周リズム**を示す. これは, 網膜からの入力の一部が, 脳内時計である視床下部の視交叉上核に達し, 次いで視床下部, 脳幹網様体を経て胸髄の交感神経節前細胞を介して, 上頚神経節の節後細胞に行き, その軸索が一対の松果体神経

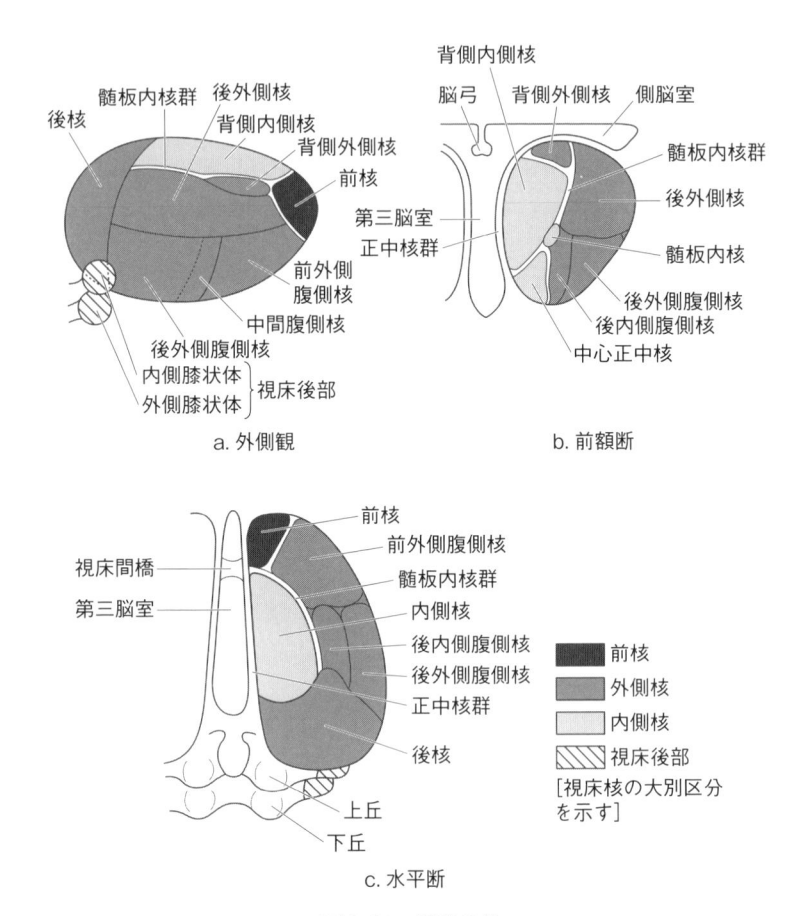

図 3-24 視床の核

水平段の前方に前核を無理に挿入した．前核，前外側腹側核の形状は一部作為的もやむをえない．核の名称は広義の内側核に属する髄板内核群および正中核群を除き，原則としてそれぞれの亜核名を示す．

(Lazorthes よりの改図，萬年甫，原一之：脳解剖学，p161，南江堂，1994 より許諾を得て転載)

(Nervus conarii) となって松果体に終わるためである（**図 3-23**）．

背側視床（狭義の視床）の内部は，有髄線維より成る視床髄板によって部位的に**視床前核**，**視床内側核群**，**視床外側核群**，**視床後核群**，視床

後部に分けられる（図 3-24）．
- 視床前核
- 視床内側核（広義）：背側内側核，髄板内核群，中心内側核（中心正中核）
- 視床外側核（広義）
  外側核群（狭義）：背側外側核，後外側核
  腹側核群：前外側腹側核，中間腹側核，後内側腹側核，後外側腹側核
- 視床後核群：視床枕
- 視床後部：内側膝状体核，外側膝状体核

視床核と大脳皮質との結合関係は，次のように考えられている．

■ **特定の大脳皮質と相互に結合する特殊核群**

視索	外側膝状体核	視覚領皮質
下丘腕	内側膝状体核	聴覚領皮質
内側毛帯	後内側腹側核・後外側腹側核	体性感覚領皮質
上小脳脚	前外側腹側核	運動領皮質
視床束	前腹側核	運動前野
乳頭視床束	前核群	帯状回皮質
下視床脚	背側内側核	前頭葉眼窩面皮質

■ **広く大脳皮質全体に投射する非特殊核群**：髄板内核群，正中核群
■ **連合野皮質と結合する連合核群**

  後核（視床枕）…頭頂連合野皮質
  背側外側核………後頭連合野皮質
  後外側核…………側頭連合野皮質

（原一之『脳の地図帳』，2005，講談社より引用）

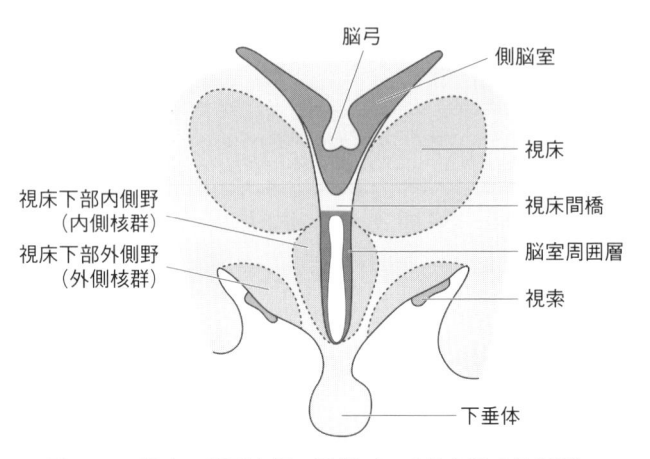

図 3-25 視床下部灰白質の形態（下垂体を通る前額断）
（萬年甫，原一之：脳解剖学，p169，南江堂，1994 より許諾を得て転載）

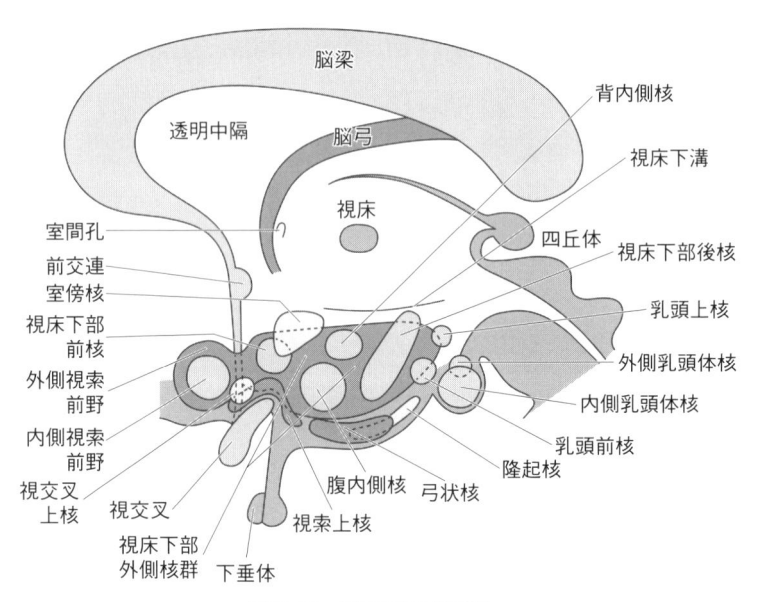

図 3-26 視床下部の諸核
視索前野を含んで正中矢状断にて表示している．
（萬年甫，原一之：脳解剖学，p170，南江堂，1994 より許諾を得て転載）

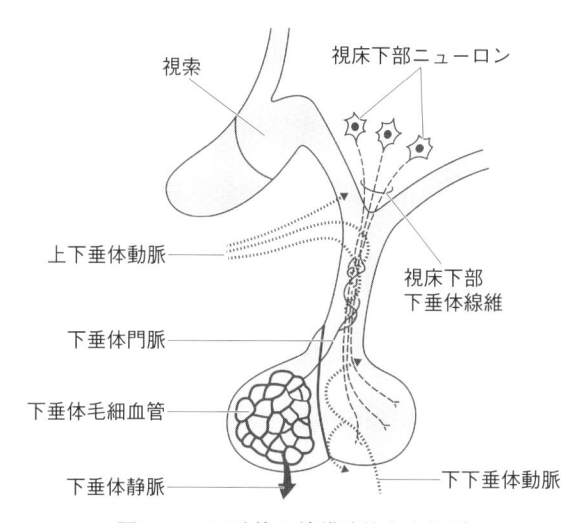

図 3-27　下垂体の線維連絡と血管系
(萬年甫, 原一之：脳解剖学, p171, 南江堂, 1994 より許諾を得て転載)

上位脳 —— 間脳 - 視床下部

　視床下部は自律神経系の最高中枢であり，**脳室周囲層**，**内側野**，**外側野**と，これらが視交叉より前方で融合する**内側**および**外側視索前野**の4つの部分に分けられる（図 3-25, 3-26）．

　脳室周囲層は非常に小さい細胞と無髄線維より成る薄い層であり，最前端には**視交叉上核**，腹側部には**漏斗核**がある．前者は脳内時計として日周リズムに関係する．漏斗核は，下垂体前葉ホルモンに対する種々の放出因子を産出し，**視床下部下垂体路**の線維を介して，漏斗茎にある**下垂体門脈系**（図 3-27）という特殊な静脈の毛細血管内に放出して，下垂体前葉のホルモン分泌に影響を与える．

　内側野には，前方から後方にかけて，**前核**，**腹内側核**，**背内側核**およ

び**後核**が区別される（図 3-26）．腹内側核には満腹中枢があり，これが両側性に傷害されると，過食により肥満が起こる．一方，背内側核には空腹中枢，渇中枢があり，傷害されると，摂食や口渇の減退が起こる．また，**内側野**には**室傍核**および**視索上核**があり，バゾプレッシン（抗利尿ホルモン：ADH）とオキシトシン（子宮収縮ホルモン）を産生する．これらのホルモンは軸索を通って，下垂体後葉に達し，ここで終末から分泌されて血中に入る．バゾプレッシンは尿量減少や血圧上昇を起こし，オキシトシンは出産時には陣痛を起こし，出産後には乳腺の筋上皮細胞を収縮させて乳汁を分泌させる．

内側野の最後部には**乳頭体核**がある．この核は海馬—乳頭体—視床前核—帯状回—海馬によって作られる**情動回路**（ペイペッツによる命名）の一部をなす．

上位脳 —— 終脳 - 間脳と終脳の癒着

終脳は**大脳**とも呼ばれ，本来は嗅覚を受け入れる小さな領域であったが，系統発生が進むとともに，各種の中枢機能がここに集中するようになり，ことにヒトで巨大に発達した．

ヒトの終脳（図 3-28）は，中心管の拡張した側脳室とこれを囲む翼板から生じたもので，表層の**大脳皮質**（灰白質）と，深層の**大脳髄質**（白質），および髄質の中に**大脳核**が区別される．

終脳は 5 週齢の胎児で，間脳の前端に 1 対の膨らみとして生ずる．この左右の膨らみに挟まれた正中部が**終板**で，将来**前交連**や**脳梁**などの交連線維束がここを通ることになる（図 3-28a）．終脳は吻側，背側，尾側方向へと成長を続けるが，特に尾方へ，次いで腹外側方に弧を描いて拡張し，側頭葉が形成される．その結果，中央の**島葉**の周りに**前頭葉**，

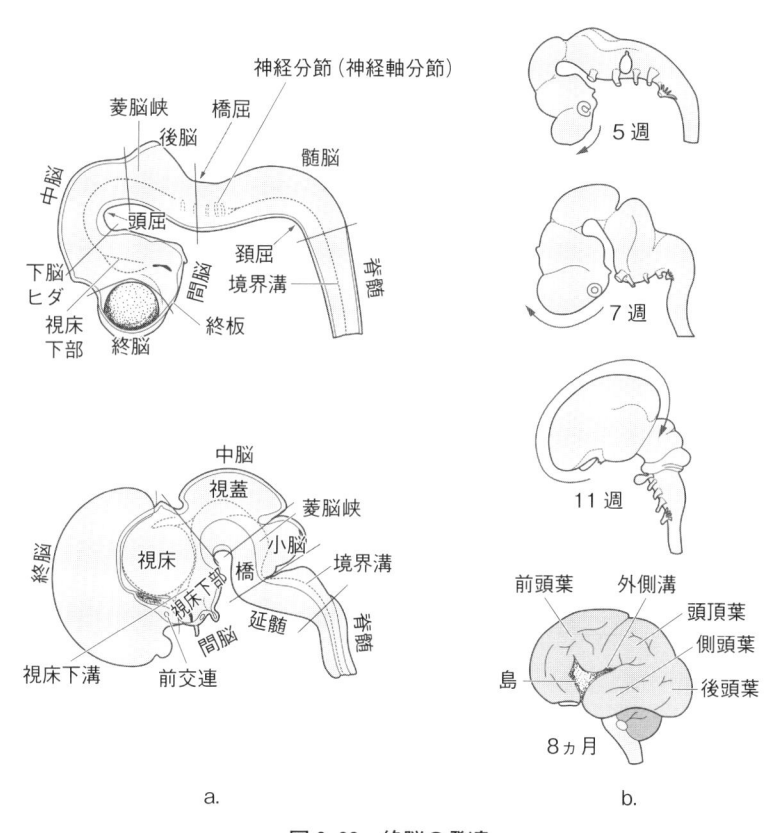

図 3-28 終脳の発達
(a は Hines よりの改図,萬年甫,原一之：脳解剖学,p176,南江堂,1994 より許諾を得て転載)

頭頂葉,後頭葉および側頭葉が出揃う（図 3-29).

このような弧を描く成長拡大の動きは,**側脳室**にも影響し,**前角**,**中心部**,**後角**,さらには**下角**を形成する．終板に生じた**脳梁**は線維数を増しつつ背側を尾方へと拡張し,**脳梁吻**,**脳梁膝**,**脳梁体**,**脳梁膨大**を区別するようになる（図 3-30,31).この脳梁の直ぐ背側には**海馬**があり,これも半球の成長とともに弧状に成長するが,脳梁の発達につれてその

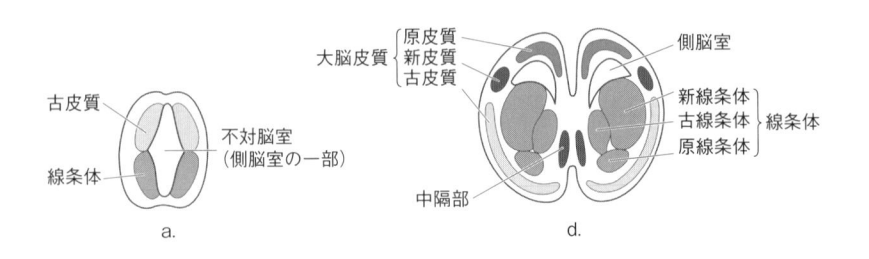

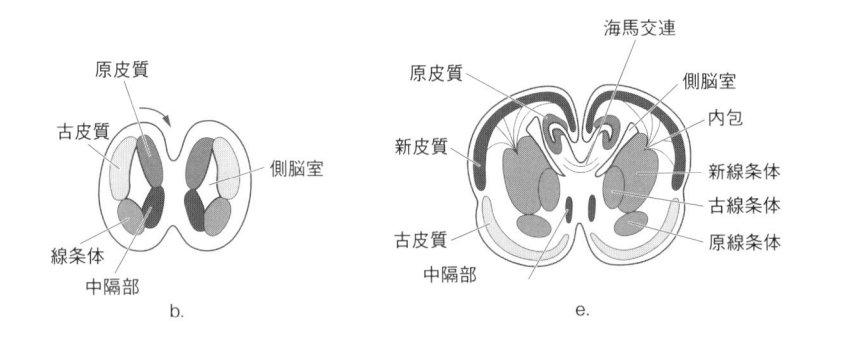

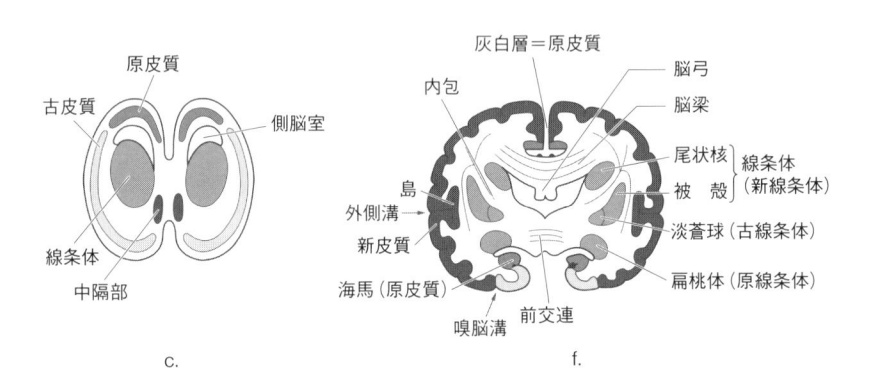

図 3-29　終脳の分化

(萬年甫, 原一之:脳解剖学, p177, 南江堂, 1994 より許諾を得て転載)

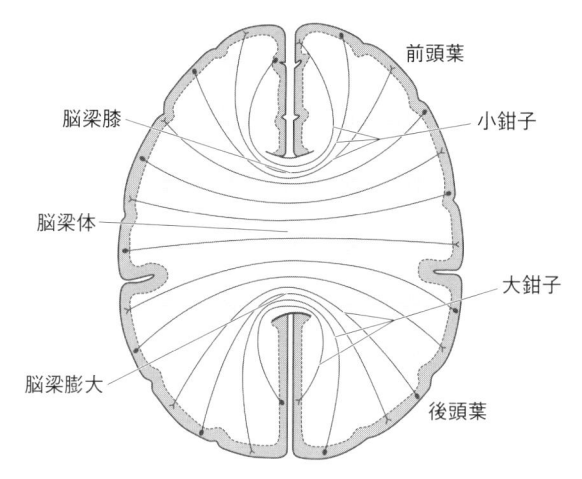

図 3-30　脳梁の線維連絡（水平段）
（Lazorthes よりの改図，萬年甫，原一之：脳解剖学，p203，南江堂，1994 より許諾を得て転載）

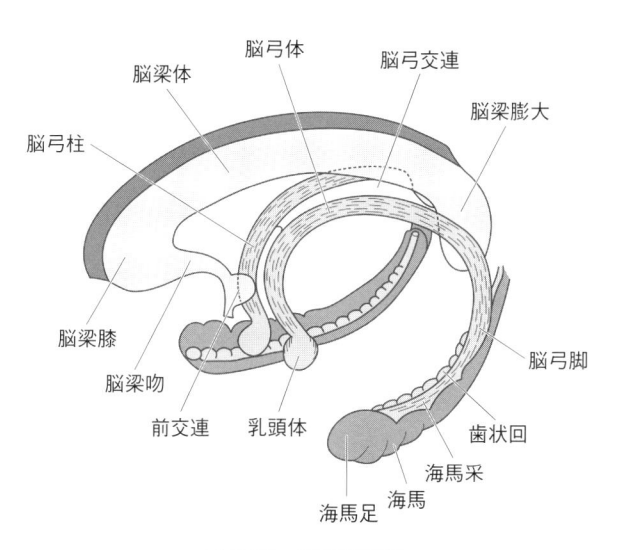

図 3-31　交連神経路
（萬年甫，原一之：脳解剖学，p203，南江堂，1994 より許諾を得て転載）

背側部は著しく退化し，脳梁の上の痕跡的な**灰白層**となる．これに伴って，同じ経過を辿って発生当初より乳頭体と海馬を結んでいた**脳弓**も弧状の走行をとることになる（図 3-31）．

最初は半球の表面は平滑であるが，胎生 3 ヶ月になると，**外側溝**が生じ，この溝の底を成す**島（島葉）**は，周囲の皮質の急速な拡張によって溝の奥に隠されてゆく（図 3-28）．島葉を覆う周囲の皮質を一括して**弁蓋**と呼ぶが，その完成は胎生末期である．その後，5 ヶ月末に**中心溝**，**頭頂後頭溝**，**鳥距溝**，**嗅溝**，**眼窩溝**，**側頭溝**，**海馬溝**および**帯状溝**などの溝が認められるようになり，9 ヶ月の初めまでには殆ど全ての主要な溝が出揃う．これらを**一次溝**と呼び，生後現われる個体差の多い溝を**二次溝**と呼んで区別している．溝の深さは次第に増して行き，成体では脳表面積の 2/3 は溝内に没する．溝と溝との間を**回**と呼んでいる．

大脳皮質は，肉眼ではどこも同じように見えるが，発生を辿って見ると由来を異にするものが組み合わさっている．発生初期の終脳を横断して見ると，胎生 5 週齢までに側脳室の周囲に 4 つの細胞集団，すなわち，① **古皮質**，② **原皮質**，③ **線条体**，④ **中隔部**を区別することが出来るようになる（図 3-29）．

古皮質は系統発生的に最も古く，既に円口類で認められ，ヒトでは嗅脳に相当する．**原皮質**は両生類以降に認められ，ヒトでは海馬（アンモン角）となる．

発生が進むと，線条体を除く 3 者では，神経細胞が全て表層に移動してゆく．次いで，原皮質と古皮質との間に**新皮質**が出現する．新皮質の原始型は爬虫類で既に認められるが，実質的には哺乳類になってから発達し，殊に霊長類で高度に発達する．新皮質の特色は，発生の途中で必ず **6 層**の細胞層，すなわち，分子層，外顆粒層，外錐体細胞層，内顆粒層，内錐体細胞層および多形細胞層を形成することである．ただし，発

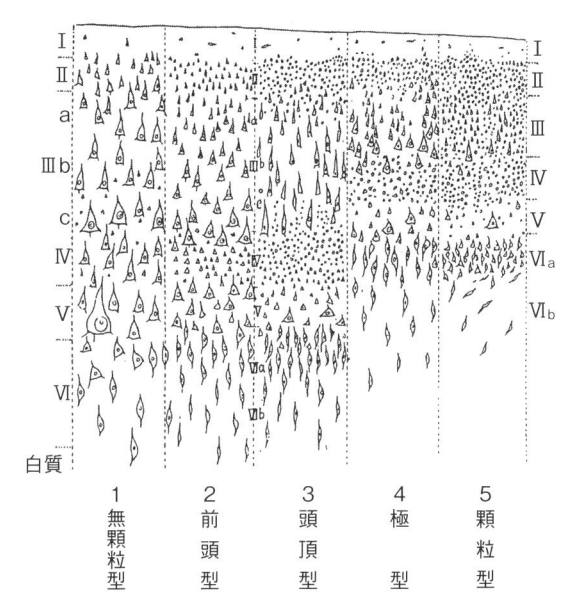

図中凡例:
Ⅰ：分子層
Ⅱ：外顆粒層
Ⅲ：外錐体細胞層
Ⅳ：内顆粒層
Ⅴ：内錐体細胞層
Ⅵ：多形細胞層

白質

1 無顆粒型
2 前頭型
3 頭頂型
4 極型
5 顆粒型

図 3-32 新皮質の細胞構築
（Economo による，萬年甫，原一之：脳解剖学，p191，南江堂，1994 より許諾を得て転載）

達段階で変動を受けて 6 層構造が不明瞭になる部分もある（図 3-32）．

線条体は**原線条体**，**古線条体**および**新線条体**の 3 部に分化する（図 3-29d）．新線条体は線条体（狭義；**尾状核**と**被殻**を合わせたもの）に，古線条体は**淡蒼球**に，原線条体は**扁桃体**になる（図 3-29f）．中隔部からは**透明中隔**，**終板傍回**，**梁下野**が生ずる．

7 週齢までに，新皮質の増大に伴って原皮質と古皮質は次第に脳の内側部へと押しやられ，新皮質と古皮質との間は**嗅脳溝**（図 3-29f）で境されるようになる．そして新皮質からの下行線維が線条体（狭義）の中へ入ってくる．12 週齢の終わりには，この線維群は新線条体を尾状核と被殻に分断して**内包**となる（図 3-29, 3-33）．

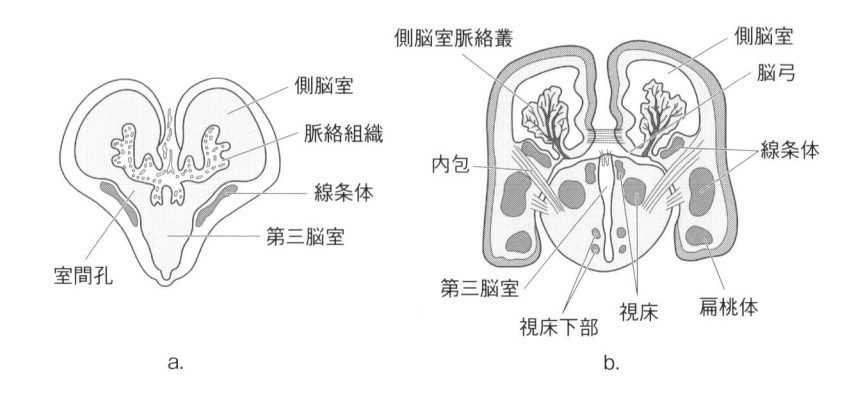

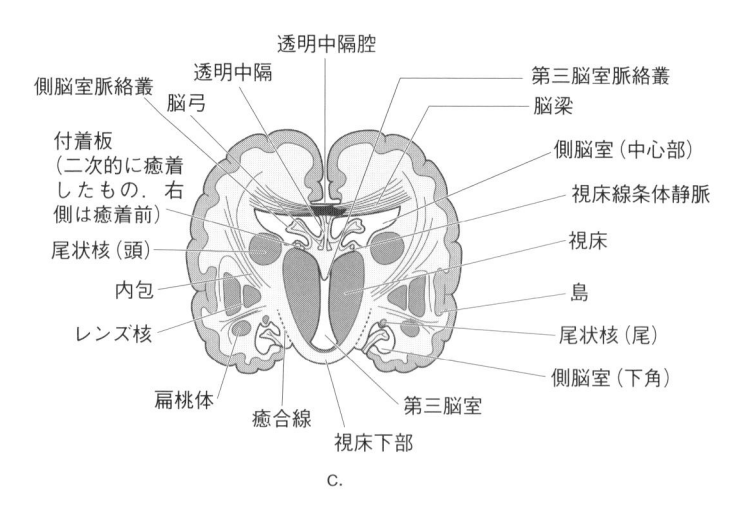

図 3-33　発生時における間脳と終脳の一時的癒着を示す模式図
a：発生初期の終脳前部の前額断，b：終脳の尾方への拡張により終脳と間脳との間に癒着が生じる，c：癒着の完成．
(萬年甫，原一之：脳解剖学，p155，南江堂，1994より許諾を得て転載)

　7週齢以後になると，終脳が急速に尾方に肥大拡張して来て，終脳と間脳との間に大規模な癒着が起こり，この癒着部位に内包が進入してくる（図3-33）．4ヶ月を越えると，終板の背側には**脳梁**が生じて両半球

の新皮質の間を結び，その腹側には**前交連**が生じて古皮質の間を結ぶ．

終脳の外形と内景

　外表から見える成人の半球表面は全て新皮質である．**弁蓋**に覆われて外表からは見えない**島**も大部分は新皮質だが，腹側の嗅脳に接する**島限**の部分は古皮質に属する．

　内側面から見ると，前方から後方，さらに腹下方に向けて，**帯状溝**，**頭頂下溝**，**側副溝**を連ねた曲線外の領域は，外表から内側面に続く新皮質によって占められる．この曲線より内側の領域は嗅脳由来の原皮質と古皮質由来の辺縁葉によって占められる．

嗅脳と辺縁葉

　大脳の中で最も古い嗅脳は，嗅球，嗅索，嗅三角，および嗅球の僧帽細胞の軸索の分布する範囲に相当する領域で，主として古皮質，一部中隔部に由来する．

　辺縁葉は（**図 3-34**），嗅脳と密接な線維連絡を持ち，主として原皮質ならびに原皮質と新皮質の移行型である中間皮質より成るが，一部に中隔部由来のものも含む．新皮質の増大によって半球の内側面に閉じ込められている．辺縁葉の名はフランスの外科医にして解剖学者の**ブロカ**の命名による大辺縁葉（grand lobe limbique）に由来する．彼は脳の内側面において，脳梁およびこれに接する構造物で囲まれた窪みを脳内部への入り口と見立て，その縁（limbus）を作る皮質を一括してこの名で呼び，この部が嗅脳と関係深いことを指摘した．

　辺縁葉は，大きい**外側部**と小さい**内側部**とに分かれる（**図 3-34**）．い

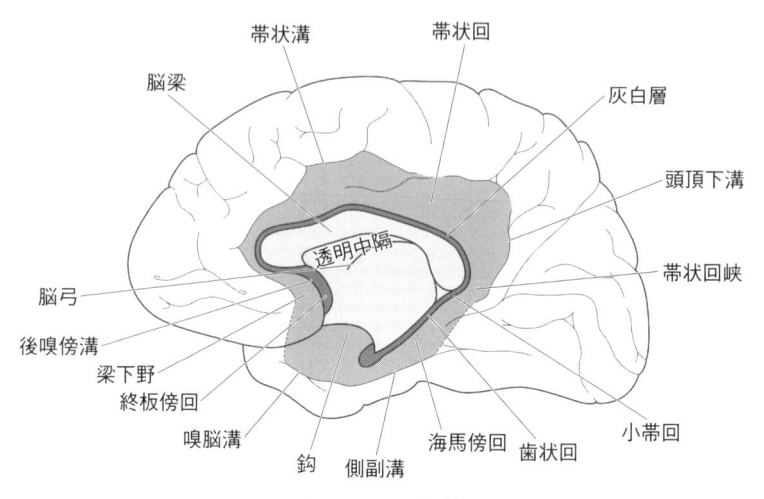

図 3-34　辺縁葉
辺縁葉は内側部（濃い灰色の部分）と外側部（薄い灰色の部分）とで構成される．
（萬年甫，原一之：脳解剖学，p185，南江堂，1994 より許諾を得て転載）

ずれも前方では狭義の嗅脳と連なり，閉じた 2 つの輪を形成する．外側部は**梁下野**，**帯状回**，**帯状回峡**，**海馬傍回**と**鉤**から成り，内側部は**終板傍回**，**灰白層**，**小帯回**，歯状回を含む**海馬体**より成る．

　辺縁系という語もしばしば用いられるが，これは辺縁葉にこれと関連のある皮質や皮質下域を含め，本能や情動行動に関係のある領域全体を指す．嗅脳は通常含まれない．

　透明中隔は発生初期の中隔野に由来し，辺縁葉の一部をなす（**図 3-33, 34**）．脳梁と脳弓の間に張る左右一対の薄板で，その間に扁平な**透明中隔腔**を挟んでいる．**透明中隔腔**は脳室ではなく，上衣を欠く．成人では左右の板が密着して腔のないことが多い．

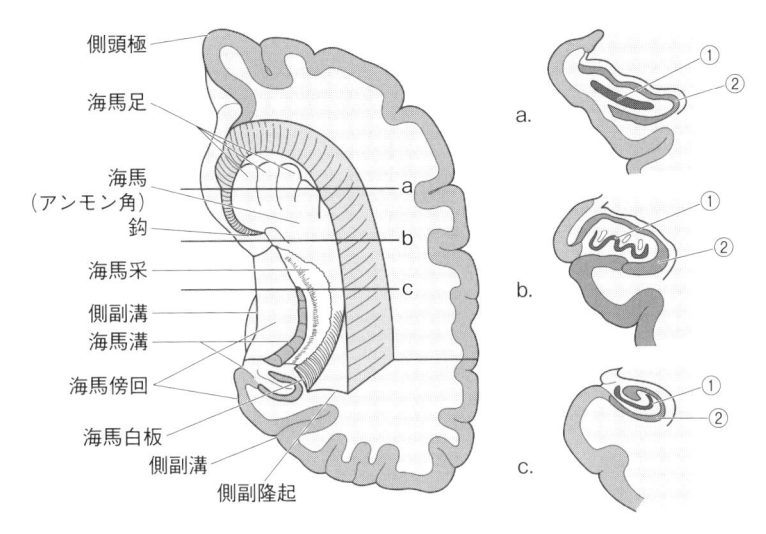

図 3-35　海馬の立体図

海馬の上面を示すため，後頭葉，側頭葉を除去し，右側脳室の下角を露出したもの．a～c はそれぞれの高さにおけるアンモン角の前額断．① 歯状回顆粒細胞層，② 海馬多形細胞層．
(萬年甫，原一之：脳解剖学，p189，南江堂，1994 より許諾を得て転載)

海馬の構成

　海馬（図 3-35）と命名したのは，近代解剖学の祖ヴェサリウスの弟子アランチオであるが，その命名の由来には，いろいろな説がある．ギリシャ神話に出てくる，上半身は馬で，下半身は湾曲した魚の尾の形をした**海神の乗馬**を指すという説，**タツノオトシゴ**を指すという説，あるいは河馬を指すという説などがある．海馬は側脳室下角の中で常に脳脊髄液の中に浸っているため，いずれも水中に住む動物になぞらえた名前である．他方，横断面における湾曲した独特の形態をエジプトのアンモン神の巻いた角（cornu Ammonis，通常 CA と略記）になぞらえて**アン**

脳と脊髄の形

モン角と呼ぶこともある．海馬溝が側脳室下角の中へ深く切り込み，そのため溝を囲んでいた原皮質が脳室の内面に盛り上がってできた隆起全体が，海馬ないしはアンモン角と呼ばれる．その脳室面は**海馬白板**と呼ぶ白質に覆われる．海馬の前端部は，幅が広くなり，その表面に数本の浅い溝があって，足の指のように見えるところから，**海馬足**と呼ばれる．

横断面では，**歯状回**，5層より成る原皮質に当たる**海馬**，および海馬と海馬傍回との移行部に当たる**海馬台**の3者が区別され，**海馬体**と呼ばれている．海馬の細胞群から出た線維は**海馬白板**を経て，遠心線維の束である**海馬采**を形成し，**脳弓**となって乳頭体に赴く．

海馬は記憶形成の座として重要視されている．

終脳の内景

外表から見ると，全て一様に見える大脳皮質は，系統発生，細胞構築，髄構築，線維結合，機能的役割など，種々の観点から区分けすることが出来る．ブロードマンはヒトとサルで皮質を**約50野（1～47野と52野）**に分けた（図3-36）．

■運動性皮質

中心前回とその内側部への延長である**中心傍小葉**の前部にある一次運動野（ブロードマンの4野）は，交叉性に骨格筋の個別の随意運動を統御するが，著明な体部位局在を示し，中心傍小葉と中心前回上端部には**下肢域**，中心前回上部から中部にかけては**上肢域**，下部に**顔面や舌に対する領域**があるとみなされる．内・外顆粒細胞層の発達が悪い**無顆粒型皮質**で，第5層には**ベッツの巨大錐体細胞**が見られる．この細胞は**錐体路（皮質脊髄路）**と**皮質核路**の主要な起始細胞である．

運動前野は4野の前方に接し，中心前回の吻側部を含む**6野**にある．

a. 外側面

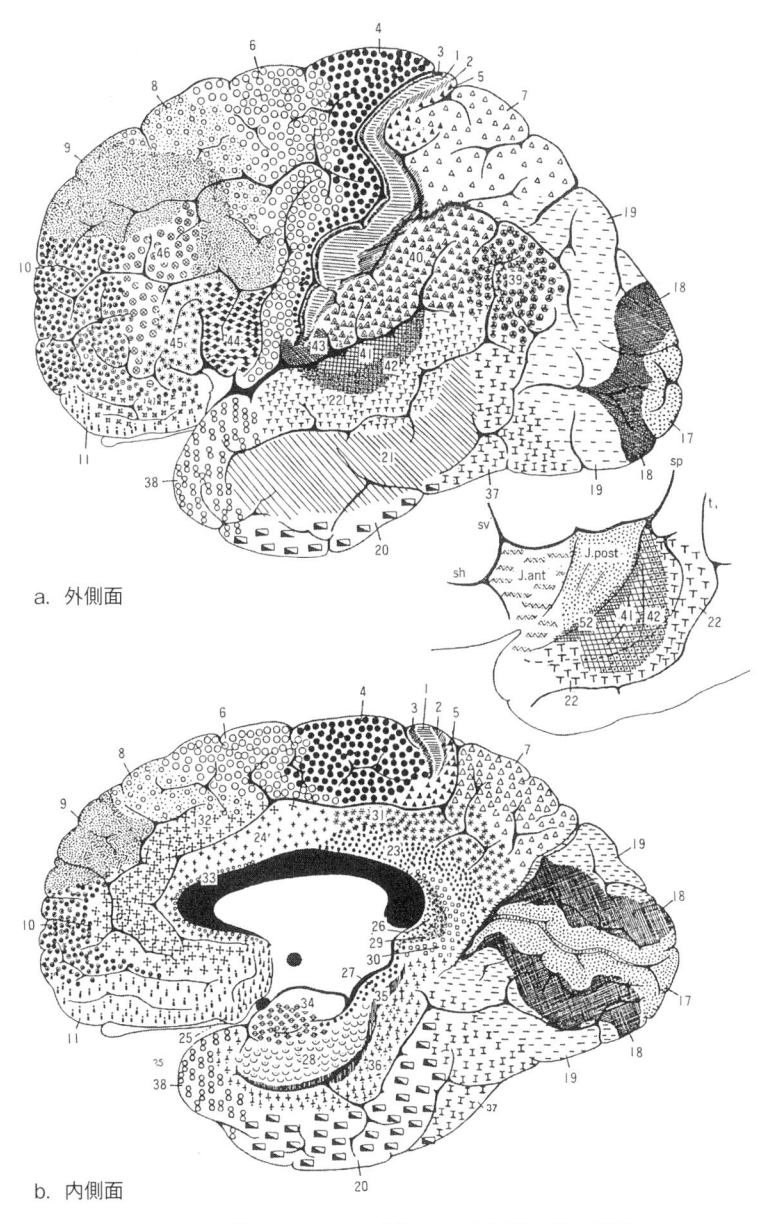

b. 内側面

図 3-36 ブロードマンの分類による大脳皮質の地図
(萬年甫, 原一之:脳解剖学, p194, 南江堂, 1994 より許諾を得て転載)

脳と脊髄の形

6野は錐体路を介して**骨格筋の運動統合**をする．この領野も4野と同じく無顆粒型皮質であるが，巨大錐体細胞は欠く．6野の前方で上前頭回と中前頭回にまたがる8野には**前頭眼野**が有り，反対方向への水平共同視を起こす．

■**体性感覚野**

中心溝の後縁をなす中心後回およびこれの内側面への延長部の中心傍小葉後部に位置する**3野，1野と2野**にあり，視床で中継された**体性感覚（皮膚および深部感覚）**を受ける．ここにおいても，中心前回の運動領と同じ配列を示す体部位局在がある．3野が主に皮膚感覚と，2野が深部感覚と関連しているといわれている．感覚領は錐体細胞層のない**顆粒型皮質**である．

上頭頂小葉に当たる5野と7野は**体性感覚の連合野**と考えられ，感覚領で得た情報の処理にあたる．下頭頂小葉の大部分を占める39野と40野は，より広範な感覚情報の連合中枢である．

■**味覚領**

中心前回と中心後回が腹側端で融合する43野にあり，視床腹内側核で中継される味覚情報を受ける．中心後回に似て，顆粒型皮質である．

■**視覚領**

視覚の一次中枢は後頭葉の**鳥距溝**を背腹から挟む17野にある．**外側膝状体**から出る**視放線**を受けるが，網膜背側半からの線維は鳥距溝より背側に，網膜腹側半のものは腹側に終わる．また，網膜黄斑部から出る線維は17野の後部1/3に終わるのに対して，網膜傍中心部のものは中間部に，網膜周辺部のものは前部に終わる．17野は厚みが最も薄い顆粒型皮質であり，第4層の発達が極めて良い．断面で肉眼的に白い線条が見られるところから**有線領**とも呼ばれる．この線条は第4層にあるバイアルジェ線条が極めて厚いために生じたもので，**ヴィック・ダジール**

もしくは**ゲナリ線条**とも呼ばれている．線条は17野に限局し，そのため境界は鮮明である．

17野を囲む**18野**と**19野**は，視覚連合野であり，視覚情報を統合する場として重要である．

■聴覚領

　一次聴覚中枢は，外側溝にある**横側頭回**の**41野**である．**内側膝状体**を介して来る**聴放線**は，大部分が41野に終わり，低周波性の入力が前方外側に，高周波性入力は後方内側に位置づけられるという．41野は典型的な顆粒型皮質であり，他の感覚中枢に比して皮質が厚い．また第3層の**ケース-ベヒテレフ線条**が著明である．

　聴覚連合野は41野の外側で，42野とその外側を囲む22野にあると考えられている．

■嗅覚領

　嗅覚中枢は28野にあるといわれているが，明確ではない．

■言語領

　言語機能において重要な領域を言語領と呼び，下前頭回の**弁蓋部（44野）**と**三角部（45野）**，横側頭回の後方に広がる**側頭平面（22野の後半）**がこれに当たる．下前頭回弁蓋部と三角部は言語の表出に関与し，**ブロカ領域**と呼ばれているのに対し，側頭平面は語音の認知や言語理解を司り，**ヴェルニッケ領域**と呼ばれている．

　言語機能においては**左脳の優位**が認められており，殊に側頭平面は一般に左半球のものが右半球のものより大きく，右利きの人では，特にこれが顕著であるという．

　44野は無顆粒型で，軸索の髄鞘形成は3歳で完了するが，45野は顆粒型で，髄鞘形成（後述）は10歳を過ぎて完了するという差が認められている．

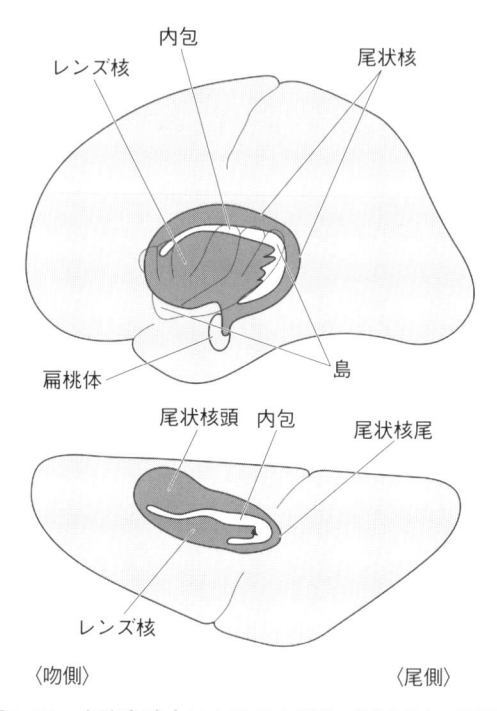

図 3-37　大脳半球内における大脳核（線条体）の配置
上図は外側から，下図は上面からの図．大脳核の内の白抜きの領域は内包を表す．
（小川と細川による，萬年甫，原一之：脳解剖学，p197，南江堂，1994より許諾を得て転載）

大脳核

　大脳髄質深部にある灰白質塊を**大脳核**もしくは**大脳基底核**と呼び，尾状核，被殻，淡蒼球，扁桃体と前障の5核に区分される（**図 3-37**）．

■尾状核

　元来被殻と一体であったものが，内包が両者の間を通過するようになったために分割された．**線条体**の名の由来は，内包の線維の中を両核

を繋ぐ細胞塊が線条をなしているためである．

　尾状核は，側脳室に沿って尾を後腹方に巻き込んだオタマジャクシの形をしていて，**尾状核頭**，**尾状核体**，**尾状核尾**が区別され，尾の先端は側脳室下角で扁桃体に接して終わる．

■レンズ核

　被殻と淡蒼球は，前者は新線条体，後者は古線条体に由来する起源の異なるものであるが，相接して3枚のレンズを貼り合わせた形をしていることから，レンズ核と呼ばれている．

　淡蒼球は被殻の内側にあり，外側髄板により境されている．内側髄板により**外節**と**内節**に分かれるが，両節の構造に差異はない．

　レンズ核の下には**無名質**，あるいは**マイネルト基底核**がある．これは大脳皮質全域と扁桃体にコリン作動性線維を送るほかに，中脳被蓋にも線維を出している．

■扁桃体

　系統発生的に最も古い大脳核で，嗅覚に関与する辺縁系の一部として，情動において重要な役割を果たすばかりでなく，自律系反応にも関与する．

■前障

　島回と被殻の間にある薄い灰白板であり，発生学的に島回に由来するという説と，線条体に由来するという説がある．

大脳髄質（大脳白質）

　大脳半球の内部にある，主に有髄線維から成る集合体であり，大脳白質とも呼ぶ．脳梁の直ぐ背側で水平断を行うと，半卵円形を呈しているので，**半卵円中心**と呼ばれている．左右の半卵円中心を合わせたものを

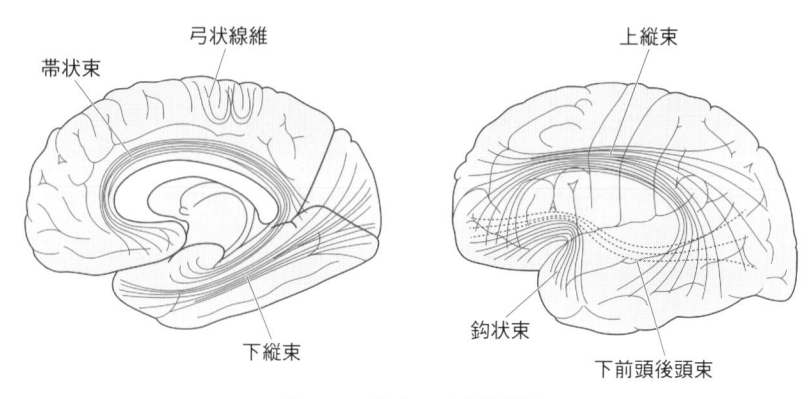

図 3-38 終脳の連合線維路
上前頭後頭束は，上縦束と重なるので図中では省略している．
(萬年甫，原一之：脳解剖学，p202，南江堂，1994 より許諾を得て転載)

卵円中心という．連合，交連および投射神経路の3種の線維路で構成されている．

■ **連合神経路**

同側の大脳半球の皮質各部を結合している線維束である（図 3-38）．隣接の回もしくは同一回内を結合している短い**弓状線維**と，もっと離れた皮質同士を結合する**長線維束**が区別される．

長線維束には次のものがある．

① **上縦束**：前頭葉，頭頂葉，後頭葉および側頭葉を結ぶ線維束．
② **下縦束**：側頭葉と後頭葉を結ぶ線維束．
③ **鈎状束**：前頭葉眼窩回と側頭葉吻側部を結ぶ線維束．
④ **帯状束**：帯状回や海馬傍回の皮質下にある大脳辺縁葉の連絡路．
⑤ **前頭後頭束**：上下の2成分に分かれる．上前頭後頭束は尾状核の背側縁で，脳梁のすぐ腹側を通って前頭葉と後頭葉を結ぶ．下前頭後頭束はレンズ核の腹外側縁を通って前頭葉と後頭葉を結ぶ．

■交連神経路

左右の大脳半球の相対応する皮質部を結ぶ線維束であり，3種類に大別される（図3-31）．

① **前交連**：左右の古皮質を結ぶ交連だが，哺乳類では新皮質を結ぶ部分が付け加わる．

② **脳弓交連**：原皮質である左右の海馬体や，それに隣接する海馬傍回などを結ぶ．脳梁膨大の腹側で両側の脳弓脚の間を横走する線維束であるが，ヒトでは発達が悪い．なお，この交連線維と脳弓体および脚を合わせたものは，その形状から**ダヴィデの脳琴**と呼ばれる（図3-31）．

③ **脳梁**：左右対応する新皮質を結んでいる，系統発生的に最も新しい交連で，ヒトでは左右の大脳半球の90％を超える新皮質のほぼ全域を結ぶ非常に発達した線維群である（図3-30）．前頭葉を結ぶ線維群は最も前方の前頭極に向かってU字形に湾曲した走行をとり，**小鉗子**と呼ばれ，他方，後頭葉を結ぶ線維群は後頭極に向かう逆方向のU字形の湾曲をしていて**大鉗子**と呼ばれている．

■投射伝導路

下位の脳から皮質に上行して来る求心性線維路と，皮質から下位の脳へ下行する遠心性線維路を合わせて投射伝導路という．

皮質に出入する伝導路が最も集結する場所は**内包**である（図3-39）．水平断面では，「く」の字の形をしていて，外側をレンズ核，内側を尾状核と視床に囲まれている．

屈曲部を**内包膝**と呼び，これより前方で尾状核とレンズ核に挟まれた部分を**前脚**，後方でレンズ核と視床に挟まれた部分を**後脚**と呼ぶ．後脚よりさらに後方の，レンズ核より後方に走る線維群を**レンズ核後部**，レンズ核の腹側を走る線維群を**レンズ核下部**と呼ぶ．

① **前脚**：その内側部を**前頭橋路**，外側部を**前視床脚**（図3-39）が通る．

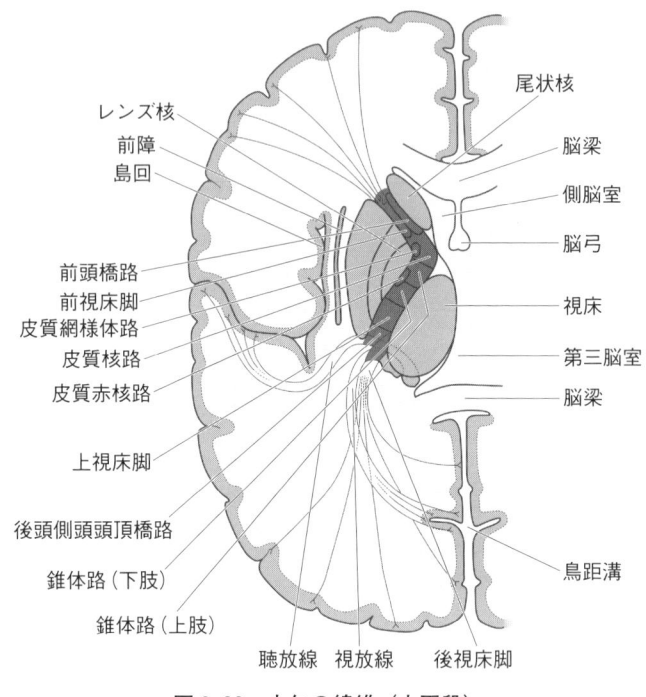

図 3-39　内包の線維（水平段）
濃い灰色が内包．
（萬年甫，原一之：脳解剖学，p205，南江堂，1994 より許諾を得て転載）

視床は嗅覚以外の全ての感覚路やその他の求心路を受け，これらを視床皮質路として皮質に中継するとともに，皮質から皮質視床路を受けている．これらの線維群が**前，後，上，下の視床脚**を作っている．

②**膝**：皮質核路が通り，外側には皮質赤核路や皮質網様体線維束が通っている．

③**後脚**：その前半を**皮質脊髄路**が通過するが，その中の前方部分は上半身に，後方部分は下半身に向かう線維が通る．その後方には**上視床脚**が通る．

④ レンズ核後部：後視床脚，視放線，頭頂橋路，後頭橋路および**皮質視蓋路**が占める．
⑤ レンズ核下部：下視床脚，聴放線および**側頭橋路**が通る．

内包と皮質を結ぶ線維束は，半卵円中心を貫く部分で，**放線冠**と呼ばれる扇のような広がりを見せる．

体性運動路 —— 錐体路と錐体外路

体性運動路は，錐体路と錐体外路とに大別される．

錐体路は大脳新皮質の発生とともに，哺乳類になって初めて現われた運動路であるのに対して，**錐体外路**は，錐体路以外の各種の体性運動路を総称したものである．両者を比べると，錐体路は個々の骨格筋の意図的な随意運動に関与するが，運動の基本的な機構は錐体外路によって調整され，中枢神経系の種々な高さで各種の感覚路と接続して，無意識的反射的に，運動全体がよどみなく行われるよう，骨格筋の緊張と運動を調整する．これらの両系統による運動統御の全ての経路は，最終的には運動性脳神経核や脊髄前角の運動ニューロンに集約され，その軸索が骨格筋を支配する．すべての運動伝導路が集約されるこれらの運動ニューロンを，**最終共通路**と呼ぶ．錐体路では，大脳皮質運動領から運動ニューロンに至るまでにニューロン1個だけか，あるいは介在ニューロンを置くに過ぎないのに対して，錐体外路は最終共通路に達するまでに，多数のニューロン連鎖で構成されることが多い．

■**錐体路**（図3-40）

この線維束の名称は，**延髄錐体**を構成することに由来する．錐体路は大脳新皮質の運動領（4野）のほかに，6野と中心後回（3, 1, 2野）などから起こり，主として交叉性に，反対側の脳神経運動核や脊髄前角に

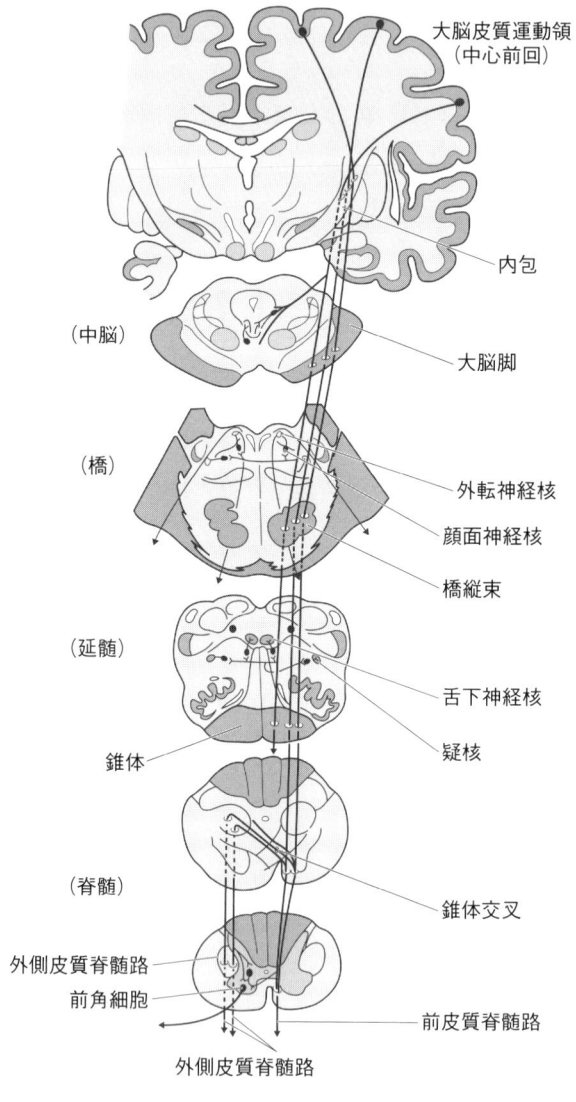

図 3-40　錐体路

(萬年甫, 原一之：脳解剖学, p228, 南江堂, 1994 より許諾を得て転載)

連絡する．脳神経運動核に終わる経路を皮質核路と呼び，脊髄前角に至るものを皮質脊髄路と呼ぶ．皮質核路の大部分の線維は，延髄錐体より高位で運動核に至るので，通常，錐体路には含めない．これらの系の機能は，随意筋（骨格筋）の運動開始の引き金役をすることである．

延髄錐体まで同側性に下行してきた線維は大部分（75～90％）が**交叉**し，反対側の脊髄側索を下行する**錐体側索路**（外側皮質脊髄路）となるが，同側の脊髄前索を下行する少量の**錐体前索路**（前皮質脊髄路）もある．後者の大部分は同側の脊髄前角に達するが，一部は，脊髄で交叉して対側性に終わる．

■**錐体外路系**

この系は全ての脊椎動物に存在する古い存在で，起始部位により，終脳間脳系と脳幹脊髄系に大別される．前者には**皮質錐体外路系**と**線条体錐体外路系**が，後者には**小脳系**および**脳幹脊髄錐体外路系**が含まれる．

① **皮質錐体外路系**：錐体路と異なり，かなり広範な皮質域に起始する．これらの皮質は線条体，中脳被蓋（赤核，網様体，黒質など）と四丘体に線維を送り，直接線条体淡蒼球系と脳幹脊髄系の錐体外路系に影響を与え，さらに視床を介して線条体淡蒼球系に影響を与えている．また，大脳新皮質の全域から皮質橋路が出て橋核に連絡し，橋核は橋小脳路によって小脳皮質に連絡する．これは大脳皮質と小脳との連絡路として重要である．

② **線条体淡蒼球錐体外路系**：錐体外路系の主部であり，線条体と淡蒼球から起こる．両者は黒質との間に相互性線維連絡を持ち，黒質で産出されるドパミンは黒質線条体線維路の伝達物質として線条体に放出される．また，線条体は大脳皮質と視床から線維を受け，淡蒼球に線維を送る．淡蒼球は，主に中脳の網様体と赤核に線維を出して脳幹脊髄錐体外路系と接続するが，このほかに同側の視床，視床下部，視床下核など

にも分布する．なお，この系によって線条体は抑制的に，淡蒼球は促進的に働くといわれている．

　③ **小脳系**：小脳から出る錐体外路系に関与する線維束である．小脳皮質からの出力は，歯状核，栓状核，球状核などの小脳核で中継されて上小脳脚を通り，一部中脳の赤核に線維を出し，これによって脳幹錐体外路系に連絡する．残りの大部分は小脳視床路として視床に至り，ここで中継されて大脳皮質の運動中枢に達し，その活動に影響を及ぼす．室頂核から出る線維は，一部交叉して反対側に入り，前庭神経核と橋延髄網様体に達し，同側に留まるものは同側の前庭神経核と網様体に終わる．

　④ **脳幹脊髄錐体外路系**：これは中脳以下脊髄に至る広範囲に及ぶ錐体外路系で，錐体外路系の基礎的構成部分と言える．

　1）**赤核脊髄路**．ヒトの赤核は少数の大細胞と多数の小細胞によって構成されるが，これは大細胞部から生ずるものである．発して直ちに交叉し，脊髄では後角と中間質の介在細胞を介して前角細胞に接する．機能的重要性はそれほど大きいものとは思われない．

　2）**中心被蓋路**．赤核小細胞部から発し，ヒトで極めて発達している．赤核を出て，同側性に橋被蓋を下り，延髄上部でオリーブ核に入る．

　3）**網様体脊髄路**．延髄や橋の網様体の巨大細胞から出る経路である．同側性優位に，また一部交叉性に，特定の束を作らずに散在性に脊髄に下り，脊髄全長に及ぶ中間質と前角に終わるが，前角細胞とは介在細胞を介して連絡する．

　4）**視蓋脊髄路**．上丘（視蓋）は視索や後頭葉皮質から線維を受け，視覚の反射系として作用する．この経路は上丘から出ると，直ぐ交叉し，内側縦束（後述）の前を下行して，脊髄前索を通り，中間質と前角に終わるが，前角細胞には直接接触しない．なお，この経路には下丘からの線維も加わるといわれている．

5) **内側縦束**．中脳の上縁から始まり頚髄に至る線維束で，正中線に近く，中心灰白質の腹側にある．前庭神経核からの線維を主成分として，外眼筋を支配している運動ニューロン（外転神経核，滑車神経核，動眼神経核）へと上行し，他方，頚部の筋を支配している脊髄分節へと下行する．

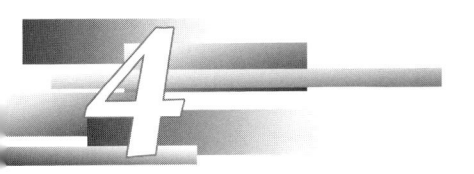

神経系の構成要素

　神経系の構成要素は神経細胞とグリア細胞である．いずれも発生初期の神経管壁を作っている細胞から生じ，一方は神経細胞となり，他方はグリア細胞に分化するように運命づけられている．

　主役を演ずるのは神経細胞であり，その性質は一般の体細胞と著しく異なっている．すなわち，胎生時に急激に細胞分裂を繰り返してゆき，臨月の頃には成人の脳よりも多くの神経細胞を含むに至る．その段階に達すると，約半数の細胞は死んでしまう．このように個体発生の途上で，形態形成に関与して起こる規則的な細胞死は，遺伝的にコントロールされているとして，生物学では「プログラム細胞死」と呼んでいる．但し，この現象は誕生以前にはほとんど終了してしまっており，生き残った細胞は誕生以後は最早増殖能力を失って，あとは年月とともに減少したり，老化の一途をたどることになる．

　形態の上で，神経細胞とグリア細胞が一般体細胞と大きく異なることは，この2者が細胞体から長い突起を出すことである．ことに神経細胞の場合は，通常，細胞体から1本だけ出る表面平滑な軸索と，不定数出て枝分かれを繰り返す樹状突起と称する，2種類の突起を区別する．

人間の精神が脳に宿るということは，はるかギリシア時代から知られていたが，その脳を構成するのが神経細胞であり，その働きによってすべての精神機能や肉体活動が営まれることに気付いたのは，やっと19世紀に入ってからのことに過ぎない．意外に遅かったと思う人も多いのではあるまいか．というのも，極めて例外的なものは除き，神経細胞は肉眼や虫眼鏡くらいでは見ることの出来ない微細な存在で，これを観察するには顕微鏡という道具が必要であったからである．顕微鏡が17世紀にレーウェンフックによって発明されたことはよく知られてはいるが，彼自身は神経線維の束をくわしく観察描写しているにもかかわらず，その線維を出す神経細胞体を発見するには至らなかった．

　その細胞体と線維が一体のものとして，ドイツの生物学者エーレンベルク（1795-1876）によって初めて描画されたのは1836年で，わが国では蘭学者高野長英や帆足萬里などが活躍中で，丁度その頃は，西欧の生物学史上でも稀にみる思想の大変革期で，細胞説，すなわち動物でも植物でも，すべての生物は細胞という単位から構成されているという考えかたが提唱され，それが広く一般に認められた時代であり，脳が神経細胞によって構成されるということも何の抵抗もなしにすんなりと認められた．

　1865年，ドイツの若き解剖学者ダイテルス（1834-1863）によって，神経細胞から出る突起に2種類あることが分かり，太くて複数あるものが原形質突起（Protoplasmatischer Fortsatz），すなわち今日言う樹状突起，細くて1本しかないものが軸索（axon）と名付けられた（没後刊行の業績集より）．それぞれ枝分かれするが，軸索は樹状突起よりはるかに長く，神経線維と呼ばれ，その分枝は特に側枝と呼ばれた．あたかもその時わが国は幕末の動乱で沸き立つ慶応元年であった．

　それまでの研究方法は，脳の小片を顕微鏡の下でピンセットと針で根

気よく解きほぐす程度のことであったが，1870年代に入ると，腐りやすい脳を腐らないように薬品で固定し，薄く切り，染色して観察するという近代的方法が導入され，観察の精度が格段に高まった．

　神経染色で最も大きな役割を果たしたのは，1873年イタリアの医師ゴルジ（1843-1926）によって発見されたゴルジ染色であった．神経研究の歴史はその出現を境に，前ゴルジ期と後ゴルジ期に分けられるようになったほどである．

　この方法は，ゴルジが30歳の時に発表したものである．彼は，母校パヴィア大学時代から精神疾患に興味を持ち，その組織学を勉強していたが，1872年生活の資を得るため，父の指示に従って心ならずも大学を去って北イタリアのマヴィアテグラッソという小さな町の病院助手に就職した．そこでの彼の慰めといえば，自宅の台所にしつらえた研究室で細々と行う神経系の研究であった．そのような恵まれぬ環境の中で，彼は画期的な新法をあみだしたのであった．発見のいきさつについては殆ど知られておらず，そのことを問われると，ゴルジはきまって次のように答えたという．「私は私の見出した方法で，ひとつの方法を発見したのである．」後年同じゴルジ法を用いて脳を研究して，生涯かけてのゴルジの論敵となるスペインのバルセローナ大学解剖学教授ラモニ・カハール（1852-1934）は，自らの直感で，この発見を以下のように推理している．

　「神経組織の1片を固定のため，数日間ミュラー氏液（ドイツの解剖学者ハインリッヒ・ミュラーが処方した重クロム酸カリと硫酸ナトリウムの混和液）ないしはオスミウム酸の混じったミュラー氏液につける．不注意からか，好奇心からか，彼はそれを硝酸銀の中に浸す．黄赤色に変じ，多くの場合金色に輝く針状結晶の生ずるのが彼の眼をひく．組織を切り，脱水し，透徹して観察する．なんと驚くべき光景であろう．全

く透明な黄色な地の上に，滑らかで細い線維や太くて棘のある線維が黒く現れ，三角形，星形ないし紡錘形の細胞体が黒く浮かぶ！ さながら透明な日本紙の上に描かれた細密な墨絵のようだ.」

　今日でもよく染まったゴルジ法の標本を見ると，誰でも思わず息をのみ，毎日見ていても見飽きないのであるから，蝋燭のかよわい光をたよりにゴルジが初めてその標本に接した時の驚きはいかばかりであったろうか，想像するだけでも胸の高鳴るのをおぼえる.

　ゴルジはこの方法で脳を研究して，彼以前にドイツの解剖学者ゲルラッハ（1820-1896）が提唱した「網状説」を強く支持した．この説によれば，脳の中では神経線維は互いに繋がって網を作るという．ゴルジは自分の方法でこの網は完全に証明できたと確信した．彼の考えでは樹状突起は神経機能に関係がなく，それらは毛細血管の周囲に集まって栄養を吸収する装置に過ぎない．これに対して軸索やそれから出る側枝は，他の細胞から出るそれらと融合して複雑な網を作る．したがって，それぞれの細胞は融合によって独立性を失い，網の構成員に過ぎなくなってしまう．このようにして脳は至るところ網で満たされ，その複雑な網を介して複雑な神経機能が営まれるというのである．

　ところがこの「網状説」に対して，神経細胞の独立性を主張する人々が現れた．その人々によれば，神経細胞は細胞体，軸索および樹状突起より成る1個の独立した単位であり，そのような単位が多数連なって神経系を構成するという．そして彼らはこの単位をニューロンと呼んだので，この考え方を「網状説」に対して「ニューロン説」と呼ぶようになった．「ニューロン」という言葉は，元来ギリシア語およびラテン語では「腱糸またはすじ状のもの」を意味しているが，19世紀に以上のような考え方が生じてからは神経細胞と同義語となり，**神経単位**と訳されることもある．

「ニューロン説」が「網状説」と決定的に異なるのは次の2点である．第一はニューロンとニューロンが連鎖を作る場合，細胞体も突起も他の細胞とは接触によって連なるのであり，「網状説」が主張するように互いに融合して独立性を失うことは決してない．第二は樹状突起は単なる栄養吸い上げ装置ではなく，立派に神経機能に携わり，細胞体とともにその表面でいろいろな刺激をとらえるアンテナの役を演じ，細胞体内に興奮を引き起こす．ついで軸索やその側枝は電線のようにその興奮を末梢に伝え，最後にその先端部が他のニューロンに接触してそれに興奮を伝達するという仕組みである．すなわち，神経系の内部では，いろいろの機能を備えた多数のニューロンが連鎖状に連なって伝導路を構成し，神経系のあらゆる働きは，感覚，運動，思考，記憶，意識，睡眠，覚醒などなど，高度なものから単純なものに至るまで，それぞれの伝導路を介して行われるということになる．この興奮の伝導に関わる接触箇所を特に「シナプス」と呼ぶことも，丁度そのころから始まった．**シナプス**とは，ギリシア語で「結合」を意味する言葉であり，名付け親はシェリントン（1857-1952，イギリスの生理学者でオックスフォード大学教授）である．

多数の物的証拠によって「ニューロン説」をこのような形にまとめ，「網状説」に真っ向から反対したのが，スペインのラモニ・カハールであった．しかもカハールが反論のために主要武器として用いたのがゴルジ染色であったことから，事情はこじれにこじれ，「網状説」と「ニューロン説」の対立はきわめて激しいものになった．

とにかく，同じ方法で同じ脳という臓器を染め，一方は網の存在を主張し，他方はそれを否定するわけで，1906年，二人が揃ってノーベル賞を受賞した席でも相譲らず，両陣営はそれぞれの熱烈な賛同者を擁してゴルジとカハールの死後も対立を続け，20世紀半ばに電子顕微鏡が

出現して，融合や網の存在を否定して「ニューロン説」が決定的に優位に立った．21世紀に入ってからの分子生物学の発展も加わって，こんにち脳研究への関心は深まる一方である．

　シナプスの接触面の両端の間は**シナプス間隙**と呼ばれ，20～30ナノメートル（1ナノメートルは100万分の1ミリ）である．シナプスは，1個の神経細胞に100個から10万個（平均約1万個）あると言われている．ヒトでは妊娠2ヶ月頃から**シナプス小胞**が密集していて膨らんでいる．その小胞の中身は，脳だけでなく，体内に存在する種々の神経細胞によって，血中のアミノ酸などから作られる**神経伝達物質**である．現在までに神経伝達物質と同定されているものに，**アセチルコリン**と，**ドパミン**，**ノルアドレナリン**，**セロトニン**などのモノアミン，**グルタミン酸**などのアミノ酸，**エンケファリン**などのペプチドがある．

　アセチルコリンは，運動神経細胞と骨格筋との間のシナプスや，自律神経系のシナプスで作用している一方，脳の中では大脳皮質の働きを支える役割を担っている．ドパミンは大脳基底核のシナプスで作用しており，パーキンソン病ではこれが少なくなっている．ノルアドレナリンは，大脳皮質の神経細胞のシナプスに存在してその働きを支える一方，交感神経系のシナプスに存在して，攻撃や逃走時の体の働きを支えるのに役立っている．

　神経系において情報はどのように伝えられているのであろうか．先に述べた神経細胞の2種類の突起，すなわち軸索と樹状突起は，情報伝達の際に主役を演ずる存在で，樹状突起は細胞体表面とともに他の細胞から運ばれてくる情報を受容し，軸索はこれを次の細胞へ伝達する役を担っている．軸索内では情報は電気信号として伝えられる（図4-1）．神経細胞に限らず，細胞は一般に細胞膜の内側と外側にはイオンが存在する．細胞膜の外側には，陽イオンであるNa^+が多く，同じく陽イオ

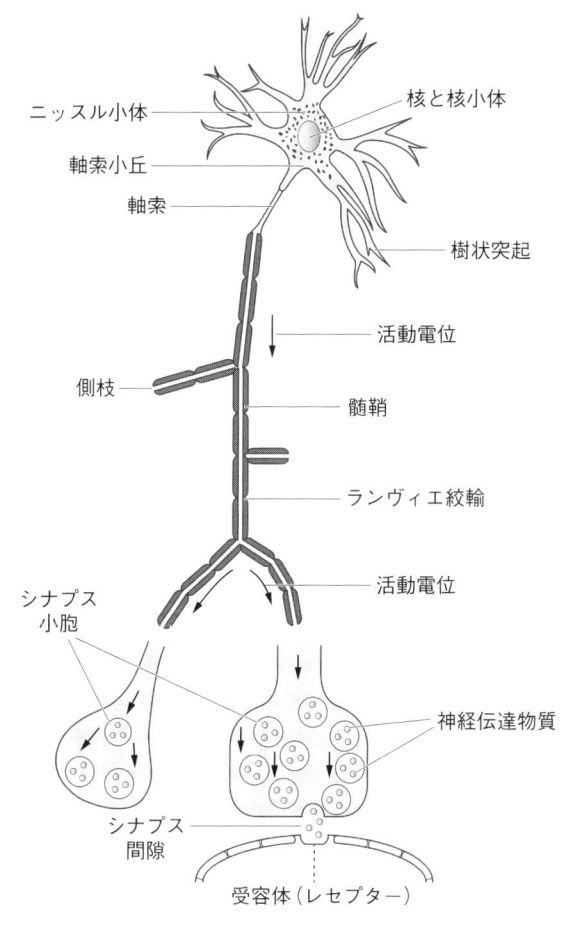

図 4-1 神経細胞の構成と情報の伝達

ンである K^+ が少ない．細胞膜の内側はこの反対で，K^+ が多く Na^+ が少ない．陰イオンである Cl^- は，細胞外に多く細胞内には少ない．細胞膜には，**イオンチャネル**と呼ばれる，個々のイオンを選択的に通す穴があるが，無刺激状態での神経細胞においては，K^+ イオンを通すチャネルのみが開いていて，他のイオンを通すチャネルは閉じている．この

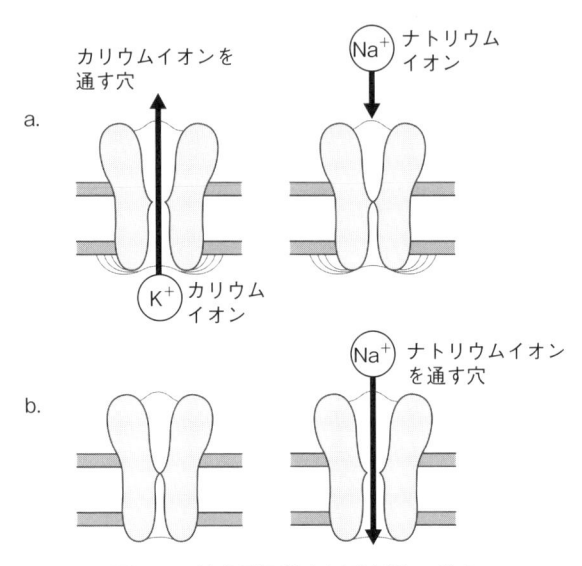

図4-2 静止膜電位と活動電位の発生
a：静止状態でNa$^+$イオンを通す穴は閉じている．
b：神経細胞の刺激を受けるとNa$^+$イオンを通す穴が開きK$^+$イオンを通す穴は閉じる．すぐあとに再びK$^+$イオンを通す穴が開き，Na$^+$イオンを通す穴は閉じる．

ため，K$^+$イオンは濃度の高い細胞内から濃度の低い細胞外に流れ出ようとするが，＋の電荷が細胞外に流出するため細胞外の陽イオン濃度が細胞内の陽イオン濃度に比べて高くなる．すなわち，細胞膜を挟んで内側が外側に比してマイナスの電位を帯びるようになる．こうなると，陽イオンであるK$^+$イオンはマイナスの電位に引かれて細胞内に流入しようとするので，濃度勾配に従って細胞内から細胞外へと流れ出るK$^+$イオンと，電位差に従って細胞外から細胞内に戻ろうとするK$^+$イオンとが，丁度同じ数になるような細胞内陰性電位のところで平衡に達することになる．これが**静止膜電位**あるいはカリウム電位と呼ばれる，無刺激状態での神経細胞膜の状態である（図4-2）．

このような状態にあった神経細胞が他の細胞から情報を受け取ると，

それまで開いていたK^+イオンのチャネルが閉じると同時にNa^+イオンを通すチャネルがごく短時間開く．すると，濃度勾配に従ってNa^+イオンが一気に細胞内に流入して細胞内の陽イオン濃度が一挙に上昇し，細胞膜内外の電位差が逆転する．すなわち細胞内が細胞外に対してプラスとなり，細胞膜には内側から外側に向けた電流が流れる．この電流は，開放したNa^+イオンのチャネルの近傍でのみ生じるため，**局所電流**と呼ばれる．一旦開いたNa^+イオンチャネルは1/10000秒ほどの時間内で瞬く間に閉じ，再びK^+イオンのチャネルが開くので，細胞膜の電位差はすぐに内側が陰性の静止膜電位の状態に戻る．このような一過性のNa^+イオンチャネルの開放は活動状態と呼ばれ，これによって生じる細胞内から細胞外への電流を**活動電流**，活動電流によって生ずる細胞内が細胞外に対してプラス電位になるときの電位差を**活動電位**と呼んでいる（図4-3）．

　細胞膜の大部分は脂質でできているので電気を通さないが，イオンチャネルはタンパク質なので電気を通す．軸索には所々にNa^+イオンチャネルが集中して存在するが，これらのNa^+イオンチャネルは細胞内から細胞外方向へ電流が流れると，開放してNa^+を細胞内に流入させる．すると先述のごとくNa^+イオンの細胞内への流入が生じ，これと同時にK^+イオンのチャネルが閉じて，局所電流としての活動電流が，付近のNa^+イオンチャネルを通して細胞膜に対して外向きに流れる．するとまだ開いていないNa^+イオンチャネルが開き，そこでNa^+イオンの細胞内流入と局所電流の発生が引き起こされる．このようにして，Na^+イオンチャネルの開放→Na^+イオンの細胞内流入→細胞内から細胞外への局所電流→Na^+イオンチャネルの開放…という連鎖反応が生じて，「活動電位の発生」という現象が軸索を伝わっていく．これが軸索伝導（axonal conduction）と呼ばれる現象である（図4-3）．

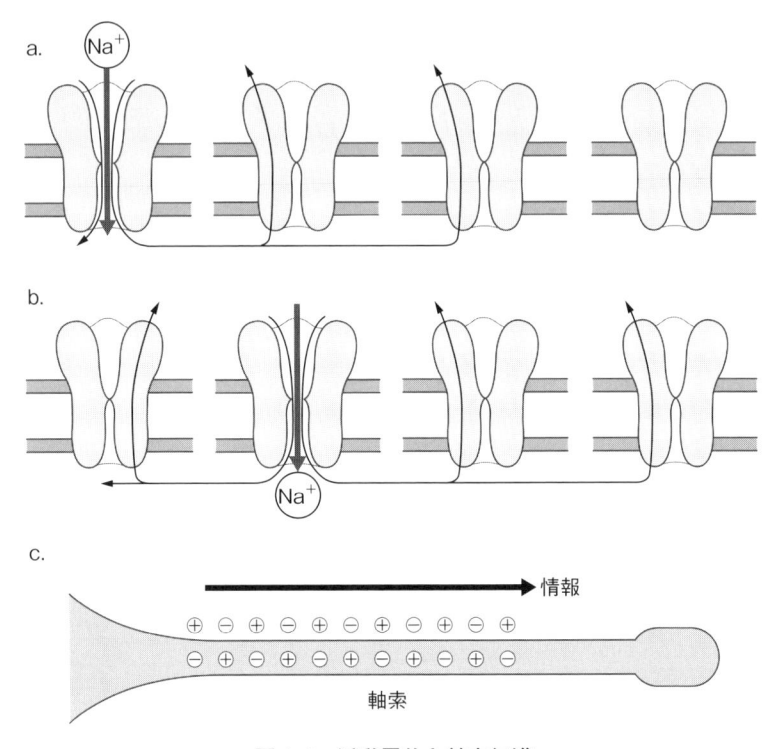

図 4-3 活動電位と軸索伝導
a：活動電位は周囲の Na^+ イオンを通す穴に内から外向きの局所電流を生じさせこれを開く.
b：開いた穴で Na^+ イオンが細胞内に流入すると付近に局所電流が発生し，次の穴を開く
c：連鎖反応的に軸索へ情報が伝わる．

　個々の神経細胞において活動電位が最初に形成されるのは，軸索の付け根にある**軸索小丘**と呼ばれる部分である（**図 4-1**）．ここで生じた活動電位は，先に述べた様な連鎖反応を介して軸索を次々と末端方向に伝えられてゆき，ついには情報を伝えるべき次の神経細胞とのシナプスを形成する軸索末端に到達する．到達した活動電位によって，最後に生ず

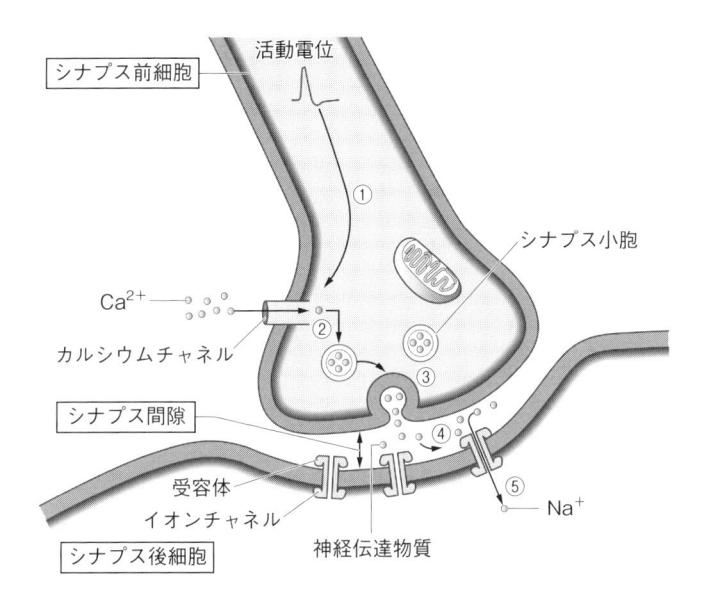

図 4-4 興奮性シナプスにおける興奮の伝達
① 活動電位がシナプス前細胞の末端部に伝わる．
② カルシウムチャネルが開いて Ca^{2+} イオンが流入する．
③ シナプス間隙に向かってシナプス小胞から神経伝達物質が放出される．
④ シナプス後細胞の細胞膜にある神経伝達物質の受容体に神経伝達物質が結合する．
⑤ 興奮性シナプスでは，イオンチャネルが開くことにより，Na^+ イオンがシナプス後細胞に流入し，局所電流により脱分極が起こる．

る細胞内から外への局所電流が流れるのは，この部分に多く存在する Ca^{2+} イオンチャネルである（**図4-4**）．Ca^{2+} イオンも細胞内にはきわめて少なく細胞外に多いので，Ca^{2+} イオンチャネルが開くと大量の Ca^{2+} イオンが軸索末端に流れ込む．細胞内に流れ込んだ Ca^{2+} イオンは，シナプスにある様々なタンパク質を活性化して，シナプス小胞に含まれている神経伝達物質を，軸索末端からシナプス間隙に放出させる．放出された神経伝達物質は，この軸索に接する次の神経細胞体あるいは樹状突起にある，受容体と呼ばれる伝達物質の受け皿となるタンパク質に結合

する．伝達物質を受け取った受容体のタンパク質は形を変え，隣り合う Na^+ イオンチャネルに刺激を送ってこのチャネルを開放する．するとここでも Na^+ イオンの細胞内流入が生じ，細胞内が一時的に細胞外に対してプラスとなり，細胞体全体に内から外向きの局所電流を発生させる．この電流が軸索小丘に流れると，その部分に存在する Na^+ イオンチャネルが開いて Na^+ イオンが細胞内に流入し，ここに新たな活動電流を発生させる．

このような現象が連鎖的に生ずることにより，神経系は情報を伝え合っていると考えられる．しかし，軸索小丘において活動電流が流れるためには，この部分の Na^+ イオンチャネルに，十分な量の外向き電流が流れる必要があり，たった一つのシナプスに発生する局所電流では，軸索小丘の Na^+ イオンチャネルを開くには不十分である．通常は，個々の神経細胞とシナプスを形成している沢山の軸索末端が同時に伝達物質を放出することによって大きな局所電流を生じ，これによってはじめて次の神経細胞に活動電流が発生する．また，神経伝達物質の受容体と関連して働くイオンチャネルには，陰イオンである Cl^- を選択的に通す Cl^- イオンチャネルもあり，このタンパク質に内から外向きの電流が流れると，チャネルが開き，細胞外にある多量の Cl^- イオンが細胞内に流入する．Cl^- イオンは陰イオンであるから，これが細胞内に流入すれば細胞内は静止膜電位よりはるかにマイナスとなり，その結果，そのシナプスを受ける神経細胞は，より活動電流を生じにくくなる．すなわち，次の神経細胞に抑制（inhibition）がかかることになる．このように，神経伝達物質を受け取ると Cl^- イオンチャネルが開いて情報伝達が起こりにくくなるようなシナプスは抑制性シナプス（Inhibitory synapse）と呼ばれるのに対し，放出された神経伝達物質によって Na^+ イオンチャネルが開放されるようなシナプスは，興奮性シナプス（Excitatory synapse）と呼ばれる．神経系では，膨大な数存在すると思われるこれら興奮性と抑制性のシナプスの組み合わせによって，様々な情報処理が実現されているのである．

　ここでもう一つ，神経細胞の特色を挙げておこう．それは，神経細胞がきわめて大食漢で，しかも偏食であるということである．脳は全体重の2％を占めるに過ぎないのに，全体重の20％近いエネルギーを消費している．体重の約半分を占める筋肉と同程度のエネルギーを費やすのである．成人男子で1日約500キロカロリーに当たる．体の別の器官では，タンパク質，脂質，炭水化物の栄養素をいずれもエネルギーとしているのに，脳はブドウ糖しか受け付けない．血液成分の一つである赤血球もブドウ糖だけをエネルギー源とするが，これらはブドウ糖を消費するとCO_2と水に分解する．したがって，脳を正常に機能させるには，酸素とともに，血中のブドウ糖（血糖）の濃度を適度に保つ必要がある．成人男子では1日500キロカロリーが必要なのだから，ブドウ糖に換算して約120グラムが必要である．赤血球などもブドウ糖を必要とするから，それらの分も加算すれば，1日160グラムのブドウ糖が必要だと言われている．しかし，脳の構造や機能を円滑に作用させるには，ブドウ糖だけで万全というわけではなく，タンパク質や脂質の適切な補給を必要とすることは言うまでもない．

5

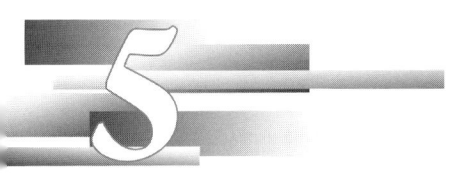

脳研究 5000 年

古代

　脳に関する記録として現在知られている最も古いものは，1862年にアメリカの収集家エドウィン・スミスがナイル河中流のルクソールで古物商から買ったパピルスであるといわれている．この人の名をとって**エドウィン・スミスのパピルス**と称せられる文書を，後年シカゴ大学のオリエント学者ジェームス・ブレステッドが解読してみると，17欄にわたって外科学概論の断片を含んでおり，そこに歴史上初めて，大脳がそれにふさわしい名前を付されて登場するという．そしてこの文書は紀元前17世紀のものであるが，実は，はるかにより以前の紀元前30世紀，すなわち今から5000年前に編纂された古王国時代の教科書の写本というのが真相らしい．内容は頭部外傷および頸部外傷の48例の臨床報告で，各症例の標題，検査，診断，治療法までが書かれているそうで，一例では「頭部外傷では眼球の偏位を伴い，患者は脚を引きずって歩く」，また他の例では「頸椎の脱臼では，患者は両腕，両脚の意識を失い，患

者の陰茎は勃起し，知らぬ間に排尿し，また射精してしまう」というような客観的記述に満ちているそうである．また他方で多くの過ちを含みながらも，大脳から遠く離れた身体の部位である四肢とか身体器官の運動に対して大脳が果たしている役割が明記されていることは確からしい．しかしながら，エジプトではミイラの作成技術には長けていても，神経系の解剖学についての系統的な記載は今のところ見当たらないと言ってよかろう．

　生物の構造を知りたいという純粋な知的好奇心から解剖を行った最初の人は，紀元前500年頃，当時ギリシャの植民地であった南イタリアの港町クロトン生まれの医者にして哲学者の**アルクマイオン**とされている．彼は，当時クロトンで活躍していた宗教家，数学者，哲学者であったピュタゴラスの弟子で，解剖を行ったといっても人体ではなく，恐らく山羊を用いたらしいといわれている．また，彼は人間は脳でものを考えると唱えた最初の人ともいわれている．そして，眼は細い骨の管を通って脳と続いていると記載し，眼の手術を行った最初の人としても知られている．

　紀元前5,4世紀のギリシャは，ソクラテス，プラトン，アリストテレス等の活躍の場であるが，皮肉なことにこの時期は，医学史の上で医聖と仰がれているヒポクラテスを生んだ時代でありながら，そしてまた，上記のような偉大な思想家を輩出した時代でありながら，少なくともその全盛期は人体解剖学にとっての不毛の時代と呼んでも差し支えない状態であった．それというのも，人体を解剖してその内部構造を理解しようとする積極的動きはなく，むしろ死体を開くのを忌み嫌う風潮が強かったのである．精々，戦場や暴力による負傷者を治療する際に，その局所の内部構造を垣間見る程度であった．厖大な『動物誌』を著して，遠く15世紀に至るまで生物学に大きな影響を残したアリストテレスに

しても，下等動物を解剖したに過ぎず，戦場で死者の頭蓋の中を眺めた程度であったといわれている．

プラトンと**アリストテレス**は師弟の間柄ではありながら，生物学的立場では，2人は全く異なった考えを持っていた．プラトンはアルクマイオンの考えに従って，人は脳でものを考えるという思想を持っていたが，アリストテレスの考えは心臓が全てで，脳は心臓で熱せられた血液の冷却場所に過ぎなかった．

肝心のヒポクラテス自身は，脳自体を知性，夢，思考と同一のものと見なしつつも，これを一種の粘液を分泌する腺であるとし，冷却する装置と考えていたとされている．つまり，脳はその冷却機能を粘液（pituita）によって果たすとしたのであり，その考えは現代の解剖学でいう下垂体（pituitary body）という名として残ったと言われている．

ヒポクラテス学派時代の生理学および病理学はいわゆる体液学であり，4つの体液，すなわち，血液，粘液，黒胆汁および黄胆汁に内在する力の調和が健康状態であると一般に考えられていた．黒胆汁は脾臓で，黄胆汁は肝臓で作られ，脳は上記の如く粘液腺と見なされ，身体の過剰の水分および粘液の集合所とされていた．解剖学的には，脳と脊髄の連絡は知られていたが，筋と他の軟部組織との区別はおおむね明確ではなく，腱，神経，靭帯は混同されていた．さらに，現在の嗅神経，視神経，三叉神経，迷走神経，交感神経，上腕神経叢，尺骨神経，坐骨神経，肋骨神経などは不明瞭に示されていたに過ぎない．

丁度その頃，目を東洋に転ずると，紀元前400〜220年にわたる中国の戦国時代（わが国の弥生時代の前半）に，「腦」という字が作られている（第2章参照）．

人体解剖の研究とその記録がはっきりと残っているのは，紀元前3世紀，すなわち，ギリシャ時代の末期の**アレキサンドリア**においてである．

ナイル河の河口に築かれたこの古代都市は，アレキサンダー大王とその後継者の莫大な富と，エジプト文明と並ぶ中近東のアッシリア文明とバビロニア文明に属する諸国からのいろいろな学問の流入，それに為政者である王家の学問に示した熱意とが相俟って，人類の文化史上でも稀なる繁栄を誇った都市で，ここではギリシャ本土とは違い，人体解剖に対する偏見がなく，人体解剖学は著しく発達した．しかし，惜しむらくは最盛期は僅か70年と短く，クレオパトラの死とともに衰亡の一途を辿ることとなった．

　この時代を代表する解剖学者は，**ヘロフィロス**と**エラシストラトス**であった．体系的な解剖学はヘロフィロスによって築かれたといわれている．彼は脳こそが神経系の中心と率直に認め，脳と脊髄を系統的に研究し，脳室，脾臓，肝臓，生殖器などを記載し，病理学ではヒポクラテスに従って体液病理説をとり，後に述べるように，脳室説を唱えて後世に大きな影響を及ぼした．今日，ヘロフィロスの名は，脳の延髄の筆尖（calamus scriptorium），ヘロフィロス圧縮機（torcular Herophili，今日の後頭骨内面の静脈洞交会）に残っている．

　エラシストラトスは血管系と神経系を区別し，神経には感覚神経と運動神経を区別した．また，彼は脳の皺を観察し，それが動物より人の方が精巧であるのを見て，この複雑な皺が人の高い知能と関係あると考えていた．

　紀元2世紀にローマで活躍した**ガレノス**は，真理を追求してやまないギリシャ精神を具現した最後の医学者で，古代ギリシャ・ローマの世界では，その後彼の水準に達したものは皆無といわれている．ルネッサンス期に至るまで，西欧の医学全般に対するガレノスの影響は圧倒的であった．彼は卓越した解剖技術を身に付け，いろいろな動物を解剖したが，最も多く用いたのはサルであった．当時人体解剖は，動物解剖の結

果が正しいか，そしてそれを人に適用することが出来るかを確かめるためだけに行われたといわれている．ガレノス自身の言葉によれば，彼が人体解剖に携わったのは2度だけであり，しかもそれらの骨格を調べたに過ぎなかった．

それはともかく，彼の脳の解剖学に対する寄与を要約すれば，彼はウシの脳を調べて，脳硬膜（dura mater，強い母）と脳軟膜（pia mater，優しい母）を区別してそれぞれに名を与え，脳梁，4つの脳室，脳弓，四丘体，松果体，下垂体，漏斗をも命名した．さらに彼は交感神経節を「神経の援軍」と呼び，後にモンロー孔やシルヴィウス水道と呼ばれることになる構造物を正しく理解していたのみならず，頸部神経叢，上腕神経叢，腰仙部神経叢について記載し，それぞれの神経の起始部から筋ないし内臓に至るその終末部まで追跡していた．

彼は脳神経の分類についても重要な業績を残し，その影響は17世紀に及んだといわれている．彼は神経に軟，硬および中等度の3種類を区別し，軟神経（感覚神経）は脳より発し，硬神経（運動神経）は脊髄より発し，その他のものは延髄より発するとした．12対の脳神経のうち，彼は11対を証明したとされているが，そのうちのいくつかを混同したために，総じて7対を記載した．彼は嗅神経（現在の第1脳神経に当たる）が分枝しないことから，これを脳から出る突起と見なし，脳神経としては，① 視神経，② 眼筋神経，③「軟」神経（現在の三叉神経の一部に当たる），その第1枝（ガレノスの発見）は咀嚼筋および歯齦に至り，第2枝は味覚神経となる．④ 口蓋神経，⑤ は分かれて聴神経と広頸筋に至る神経となる，⑥ 迷走神経（ガレノスの発見した反回神経）および副神経となる，⑦ 舌筋神経（現在の舌下神経に当たる）を列挙した．

現在では，脳神経は，Ⅰ．嗅神経，Ⅱ．視神経，Ⅲ．動眼神経，Ⅳ．滑車神経，Ⅴ．三叉神経，Ⅵ．外転神経，Ⅶ．顔面神経，Ⅷ．聴神経，

Ⅸ. 舌咽神経, Ⅹ. 迷走神経, Ⅺ. 副神経, Ⅻ. 舌下神経, と大きく様変わりしている. この分け方は, 1778 年, ドイツの解剖学者兼外科医のゼンメリンクによるもので, この変革の実現には, 紆余曲折を経て, ガレノス以後実に約 1500 年の歳月を要している. この 12 対の脳神経の中で最大の分布領域を持つのは迷走神経であるが, この神経の研究は既にアレキサンドリア時代から始められ, ガレノスの時代にはこの神経の枝である反回神経を発見するとともに, これを切断すると声が出なくなるという実験を行っている.

　他方, ガレノスは動物実験で, 第 1〜2 頚椎の間の高さで切断すると即死, 第 3〜4 頚椎間で切断すると, 呼吸麻痺が起こることを発見し, 第 6 頚椎直下で切断すると, 胸筋は麻痺するが, 横隔膜による呼吸は支障なく行われることを観察していた. 脊髄のさらに下方を損傷した際には, 両下肢の麻痺と膀胱障害のみに限られることを記載していた. 脊髄機能に関するガレノスのこれらの所見は, 遥か後の 19 世紀のマジャンディやチャールズ・ベル等によって新たに取り上げられることになった.

中世

　ガレノス以後, 西欧はゲルマン民族の侵入が始まった 5 世紀から, 15 世紀の東ローマ帝国の滅亡までの 1000 年という長い間に, ギリシャ・ローマ文化の衰退とともに, 戦乱, 天災, ペストなどの疫病, 飢饉などが相次ぎ, 人心は荒廃し, 学問は廃れ, これに代わって宗教心が燃え上がり, 人々の頼むのはローマ教会しかなく, 孤立無援の学問や芸術は僧院の中に潜むしかなく, 医学もいわゆる**僧院医学**という時代が続いた. 6 世紀以後, 活動の中心は, イタリアのモンテ・カシノを本山とするベネディクト教団で, 古医書の謄写, 翻訳を行うとともに, 遂には書物の

学問から実地応用に進み，薬草や薬剤で病人を治療した．

　全盛の僧院医学の勢力圏外にあって，古代ギリシャ医学の伝統を守り，それの復興に貢献したのは，イタリアのナポリの南にあるサレルノ医学校であった．この学校の起源は不詳であるが，古代ギリシャ医学の伝統を継ぐサレルノ在住の俗人医師たちを中心に設立され，9世紀の中頃には既に存在していたとされている．やがて，法学者，哲学者もこれに倣って学校を設立したので，事実上，神学以外の学科を総合した一つの大学の形を取るに至り，中世で最も古い大学が11世紀後半にイタリアのボローニャに設立されたのもこの機運に乗じたものと考えられる．

　中世期に，ガレノスの伝統を守ったのは，西欧よりもむしろアラビアの医師たちであって，中でも有名なのはペルシャのアヴィセンナであった．彼はアラビア医学の代表者とされているが，それは新知見や特殊な臨床的手腕によるものではなく，ヒポクラテスやガレノスのギリシャ系医学の本質を巧みに取り入れて体系化したもので，この体系はアリストテレスの生物学と密接に関係しており，9世紀から13世紀にかけて，アラビアの学問はラテン語に翻訳されて西欧に広く普及することとなった．

　その間にあって，先に述べたアレキサンドリア期のヘロフィロスに発する**脳室説**は，中世を通じて長く人々の信ずるところとなった．すなわち，脳の中には3つの脳室があって，その中を精神精気を含む液が流れているという考え方であった．当時は左右の大脳半球に含まれている2つの脳室を合わせて第一脳室と呼んでおり，現在の解剖学では，右半球の脳室を第一脳室，左半球のそれを第二脳室と見なす数え方とは違っていた．ところで，当時の第一脳室には全身の感覚が集まって想像力が生じ，そこから流れてくる精神精気により第二脳室（現在の第三脳室）では判断力と思考力が生じ，同様にして第三脳室（現在の第四脳室）では

記憶と運動が生ずると考えていた．したがって，脳の他の部分は脳室を囲む壁に過ぎないという訳で，荒唐無稽というほかはない．

　西欧で人体の構造を知るために人体解剖が再開されるのは，13世紀以後のことであった．それは異常な死に方をした死体が出た場合にその原因を調べるためとか，法律上の必要から人体を開くということから始まったといわれている．

　それまで解剖学は外科学の一つの分科に過ぎなかったが，14世紀の初めに北イタリアのボローニャ大学教授の**モンディーノ・デ・ルッツィ**が，医学部で人体解剖実習を始めた．用いられた人体は罪人のもので，年に男女1体ずつが市当局によって提供され，解剖に立ち会う学生は20人までで，防腐剤が無いために腐り易い部分，すなわち，内臓，頭部，四肢の順で，4日4晩以上を要したという．ボローニャ大学に次いで，パドヴァ，ヴェネツィア，フィレンツェなどの各大学が相次いで人体解剖が解禁となり，イタリアの地は14世紀以後解剖学の先進国となった．

　フランスでは，イタリアに近い南仏のモンペリエ大学で初めて人体解剖の許可が下り，パリで人体解剖が始まったのは15世紀の初めであった．医学生に対する人体解剖の供覧は，年1回，時には2年に1回で，しかも僅かに数日に過ぎなかったという．実習の際は，ボローニャでもパリでも，教授はガレノスなどの古典を壇上で朗読するだけで，自らはメスを取らず，直接手を下すのは外科医か，当時治療法として広く行われていた瀉血を生業とする床屋医者と呼ばれた人々であった．古典に書いてあることと，解剖の結果が一致しないと，壇上の教授がその死体は間違っているとか，人体は以前よりも退化したのだと決め付けることもしばしばであったという．

　このように，各地で人体解剖が行われるようになると，種々の手引書に用いられている解剖用語の不統一が問題となってきた．源流はガレノ

スであるにしても，長い年月の間にギリシャ語，アラビア語，ラテン語などを介して，人体の同じ構造物に対して異なる名前が付されていることも多く，混乱が相次いだ．それに当時の解剖書に用いられている解剖図はいずれも写実性に乏しく，この点でも大きな変革が必要になって来ていた．

ルネッサンス期

　16世紀，すなわち，ルネッサンス期に入ると，これらの不備を正そうとする動きが急速に芽生えてきた．

　先鞭をつけたのは，医師にあらざる画家にして工学者の**レオナルド・ダ・ヴィンチ**であった．彼の生涯かけての願いは，人間の皮膚の下にはどんな機構が隠されているかを徹底的に究明して，完全な人体解剖図を完成させたいということであった．彼が，教会の庇護の下で，病院から送られてくる約25体の人体を解剖して描き残した多数のデッサンは，長い間殆ど人目に触れずに彼の手元に置かれていた．彼の死後散逸の危機に晒されながら，現在そのうちの200枚が英国のエリザベス女王の所有に帰し，ウィンザー城内に保管されている．

　20世紀後半になって，この稀有な天才の書き残した多方面の遺稿を，日本を含む伊，仏，西，英，独の6ヶ国語に訳して出版し，これまでは入手困難であった彼の原典に則ってこの天才の仕事を再検討しようという機運が，世界中のレオナルド研究者たちの間に生まれ，その事業の一環として，ウィンザー城内に眠るレオナルドの原図のファキシミリによる復刻がなされたのであった（**図5-1**）．彼は医師ではなかったので，当時民間に信じられていた解剖学的誤りをそのまま受け入れたり，解剖用語の使用などについてもいくつも問題があるが，図の放つ迫力は時代

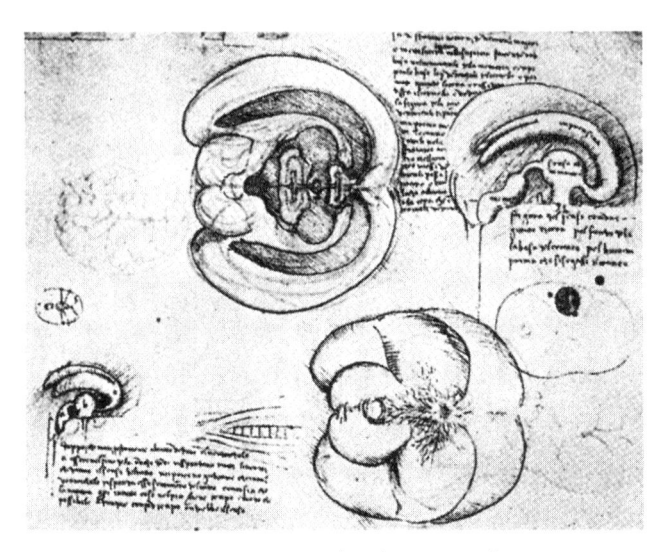

図 5-1　レオナルド・ダ・ヴィンチのデッサン

を超越して人々を感動させる.

　他方,ルネッサンス期の医学者の側からの改革者としては,本業は出版業でありながら解剖学者でもあったパリのシャルル・エティエンヌとその師パリの解剖学者ジャック・シルヴィウス,ベルギー人のアンドレアス・ヴェサリウス(本名,アントン・ヴェザール)の名を挙げねばならない.

　シャルル・エティエンヌはフランスとスイスにまたがる有名な出版業者の家に生まれ,本人も出版業を営みながら,若い頃から自然科学に興味を示し,20歳から医学部に登録せずに,当時のフランスの解剖学を代表とする**シルヴィウス**教授の門下となり,35歳で学士の称号を受け,そして39歳から42歳まで医学部の教授として解剖学の講義を行ったという異色の人物であった.彼は教授になる以前から医学生のための解剖学実習用手引き書として『人体諸部の解剖』と題する本の出版を志し,

現在でも「外科医の父」と称せられているアムブロワズ・パレの友人で，本書のために人体解剖の実技と解剖図の大半を分担したと云われる外科医エティエンヌ・ド・ラ・リヴィエールの協力を得て，多数の解剖図の銅版などを用意していた．丁度その頃，後述するヴェサリウスがパリに留学中であり，彼がこの書の出版の噂を耳にし，これらの銅版図を見る機会があり，これらから自らの将来の大著の出版計画に大きな刺激を受けたろうと類推する向きも少なしとしない．

ところが，1539年，『人体諸部の解剖』の出版の直前に，外科医のエティエンヌ・ド・ラ・リヴィエールがこの書をシャルル・エティエンヌの単独名で出版することに対して宮廷に提訴し，その審査に手間取っているうちに数年が経過し，1543年，バーゼルから厖大な『ファブリカ』が出版され，先を越されたのであった．

若しことが順調に運び，『人体諸部の解剖』が1543年以前に出版されていれば，後世の人々から「ヴェサリウスの影の解剖学者」などと陰口を云われずに，むしろ「終始ガレノスやそれ以前のギリシャ人たちの言に耳を傾けつつ，人体を直接解剖して得た新しい知見を記述した最初の書」と評価されるところであった．結局，この書は1545年にラテン語版が当の外科医エティエンヌ・ド・ラ・リヴィエールに献呈するという形で出版され，翌1546年にフランス語版が出版されている．筆者は後者を通覧したが，量的に『ファブリカ』には及ばないにしても，学生用実習手引き書としては記述，解剖図ともに客観性に富み，ルネッサンス期を代表する資格を十分に具えた書であるとの印象を得た（**図5-2**）．

他方，**ヴェサリウス**はブラッセルで生まれ，オランダを代表する人文学者エラスムスも学んだといわれるルーヴァン大学の医学部を卒業後，当時のフランスで解剖学の第一人者と目されていたシルヴィウスの令名を耳にして，18歳でパリに出て3年間解剖学を学んでいる．シルヴィ

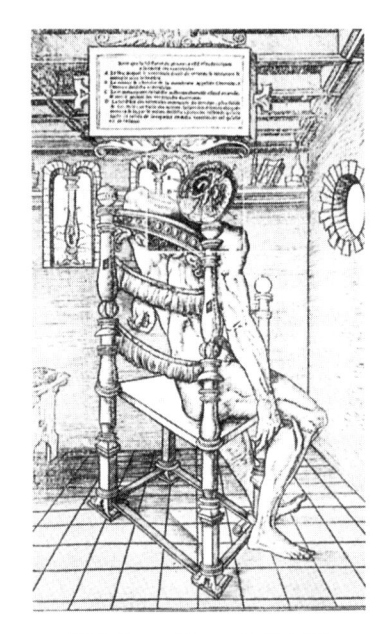

図 5-2　エティエンヌの図

ウスは従来混乱を極めていた筋肉と血管を秩序よく整理し，夫々に名前を付して大きな業績を挙げていたが，教育者としては熱心なガレノスの信奉者であった．内向的で，心中に深く野心を秘めたヴェサリウスは，教授たちや友人たちを低く見ていて，彼らと交際することは少なかったといわれるが，案の定シルヴィウスのガレノス一辺倒の講義に極めて批判的となり，パリを去って一旦帰国した後，解剖学の先進国イタリアのパドヴァ大学に移り，そこで学位試験に合格して，直ちに22歳で外科学と解剖学の教授に任ぜられ，人体解剖に熱中して，主としてサルの解剖に基づくガレノスの記載の誤りを徹底的に究明して，1543年，28歳にして大著『ファブリカ』（人体の構造）をスイスのバーゼルのオポリヌスという本屋から出版するに至る．西欧ではコペルニクスが地動説を

発表した年,わが国では室町時代の末期,ポルトガル人による種子島鉄砲伝来の年に当たっている.この書は近代解剖学のみならず,近代医学の礎を築くことになったが,その意味でシルヴィウスはヴェサリウスにとっての反面教師であったことになる.

『ファブリカ』初版は,縦42 cm,横30 cm のフォリオ版で,重さは5 kg 程の文字通りの大冊である.内容は以下の如く一冊を7巻に分けてある:すなわち,

　第1巻　骨（軟骨・歯を含む）　　　　　　　1〜168頁＝168頁
　第2巻　筋（靭帯を含む）　　　　　　　　169〜353頁＝185頁
　第3巻　血管（静脈・動脈）　　　　　　　354〜414頁＝ 61頁
　第4巻　神経（脳神経・脊髄神経）　　　　415〜454頁＝ 40頁
　第5巻　消化器・泌尿生殖器（腹部内臓）　455〜558頁＝104頁
　第6巻　心臓・肺（胸部内臓）　　　　　　559〜604頁＝ 46頁
　第7巻　脳・感覚器（頭部内器官）　　　　605〜659頁＝ 55頁
　索引　　　　　　　　　　　　　　　　　　　　　　　　35頁

序文その他を入れて709頁である.

　この書の中には多数の木版画が挿入されているが,圧巻は第1巻の3枚の骨格人,第2巻の16枚の筋肉人,第7巻の15枚の脳の解剖図である.特に脳の図（図5-3）では,今日の目から見ても,彼が既に尾状核,レンズ核,内包,視床,分界条,脳弓,脈絡叢などをはっきりと識別していたことが分かる.しかし,この書の出版には謎が多く,これだけ迫力のある解剖図を描いた画家と彫版師が誰であったかは不明のままである.

　ヴェサリウスの生涯もまた謎に富み,『ファブリカ』出版の翌年解剖学から離れ,時の神聖ローマ帝国の皇帝侍医となり,皇帝に従って各地を移動して歩き,皇帝が退位してスペインに移ると,その後継者のフェ

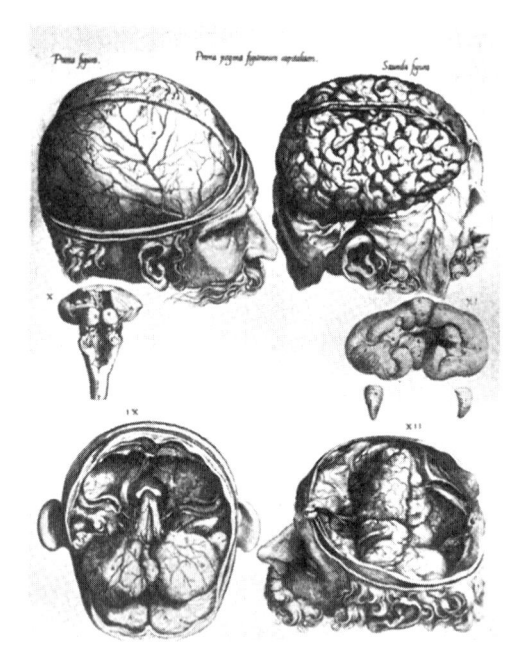

図 5-3　ヴェサリウスの脳解剖図

リペ 2 世に請われて再びその侍医となったが，1564 年 49 歳で辞表を出してスペインを去り，家族をブラッセルに送り返して後，単独でイェルサレムへの巡礼の旅を志し，目的を果たしての帰路，ギリシャ西岸のサンテ島の沖で船が難破して，同年に世を去っている．

　『ファブリカ』は当時の学術語であったラテン語で書かれたために，出版以後 400 余年を経た 20 世紀に至るまで，ラテン語以外の言葉に翻訳されたことがなかった．ところが 20 世紀も末の 1999 年と 2003 年にアメリカのリチャードソンとカーマンによって**英語訳**が，2007 年に故島崎三郎日大医学部生物学教授によって**日本語訳**が出版された．英語訳は全 7 巻の内の第 4 巻まで，日本語訳は第 2 巻までで，いずれもその後は未刊である．島崎教授は生前に全訳を果たしておられ，第 3 巻以後の

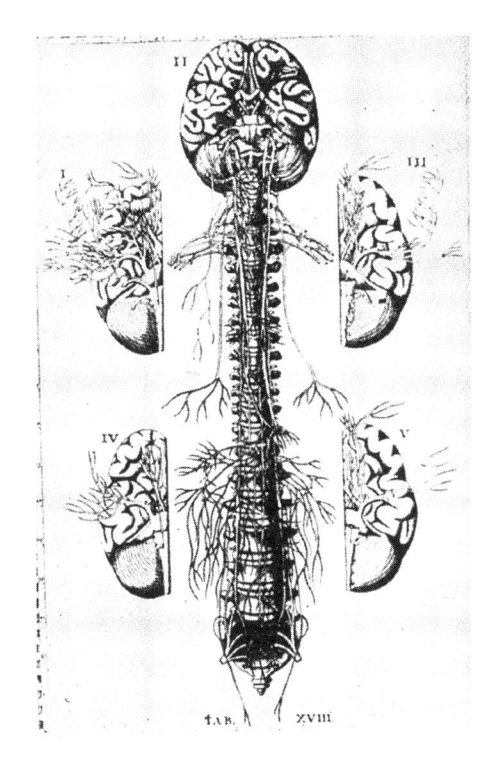

図 5-4　エウスタキオの図

分も目下順天堂大学解剖学教室の坂井建雄教授のもとで整理中であり，一日も早い出版が待たれる．

　『ファブリカ』出版直後の 1545 年，先述のエティエンヌ，次いで 1552 年，ローマの解剖学者**エウスタキオ**が，交感神経と迷走神経を区別し，特にエウスタキオは**交感神経系**と**脳底部**（脳幹）の優れた図を残した（**図 5-4**）．解剖学用語の由来に詳しい 19 世紀のウィーンの解剖学者ヒルトルによれば，交感神経（Nervus sympathicus）の語はガレノスに発するという．ガレノスは迷走神経と第一頚神経節との間に連絡があるのを見て，後者を迷走神経の分枝と見なして，これと働きを分かち合

うと言う意味で「sympathia」(共感)の語を用いたという．ただし，エウスタキオの図には，交感神経幹の起始部が彼の発見した外転神経になっているのは誤りである．しかし，この図のために，脳神経も一層明瞭で正確となり，脳橋も後のヴァロリオよりもむしろ明確に描かれているが，この図が印刷されたのが1世紀以上遅れたために，脳橋には今日ヴァロリオの名が付されている．

その**ヴァロリオ**はボローニャ，後にローマの解剖学教授となったが，大脳葉をそれを覆う頭蓋骨と関係付けて，前頭葉，頭頂葉，後頭葉および側頭葉と名付けたほか，**海馬**，**脳脚**などに彼の名が今日も残っている．

1586年にはローマの**ピッコロミニ**が**大脳皮質**と**大脳白質**を描き分けている．これらは全てイタリアで行われた研究によるもので，当時のこの国の先進国振りが分ろうというものである．

近世

ルネッサンス期半ばの『ファブリカ』の出版を契機に，19世紀初頭に至る250年間は肉眼解剖の最盛期とも言ってよかろう．それに付随して臨床医学も飛躍的に発展することになる．

17世紀半ばの1661年には，イタリアの解剖学者**マルピギー**が幼稚な顕微鏡を用いて初めて脳を観察し，灰白質は濾胞から成り，白質は細い分泌管から成ると述べ，これに続いて，1677年，一般には顕微鏡の発明者といわれているオランダのガラス工**レーウェンフック**は脊髄の断面を観察して，神経組織は細い線維あるいは小さな管から成ると述べている．

17世紀の最も優れた神経解剖学者は英国の**トーマス・ウィリス**（図5-5）といわれている．彼は，脳室説に終止符を打ち，**大脳皮質**，**線条**

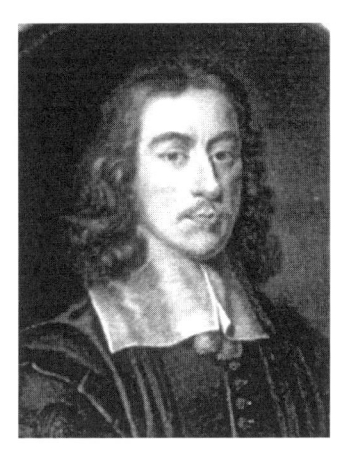

図 5-5　トーマス・ウィリス

体および**脳梁**を重視した．彼は感覚は線条体に，想像力は脳梁に，記憶力は脳回に，本能は中脳に由来すると考えていた．ガレノス以来，脳神経は 7 対とされていた伝統に初めて 9 対とするという改定を加え，第 8 番目の神経とされていた**滑車神経**を第 4 番目と正しい位置に据え，さらに第 11 番目の**副神経脊髄根**を明確に記載した．さらに，**視床**という言葉を初めて導入し，さらに基底核に初めて**レンズ核**と**線条体**という言葉を用い，また，毛様神経節と肋間神経を記述した．ただし，彼の言う肋間神経には，胸部交感神経幹の神経節連鎖をも含み，彼はこれによりこの神経は随意運動と不随意運動を支配するという考え方を導入した．**神経学**（neurology）という言葉も彼に発する．彼はまた内包に生じた傷が**片麻痺**を起こすことを認めた最初の人でもあった．

彼はまた，1664 年に**脳底動脈輪**を発見・記載したと多くの書物に書かれている．ところが，人脳のそれは，ウィリスより先に，ヴェサリウスの弟子でパドヴァの解剖学者**ファロッピオ**が 1561 年に最初に指摘し，パドヴァの教授**カッセリオ**が 1616 年頃に初めて図示したとされている

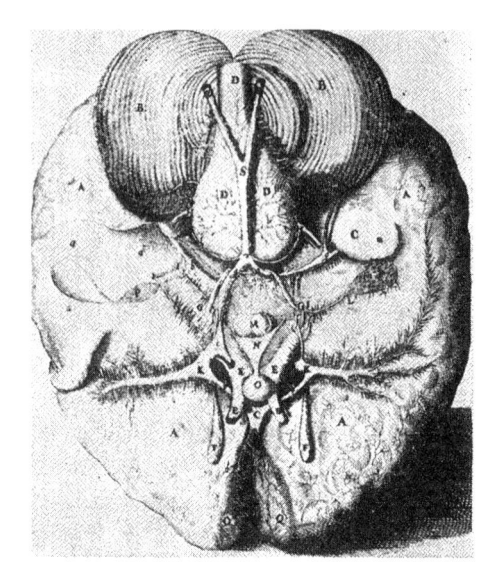

図 5-6　カッセリオの図

(図 5-6).

　この脳底動脈輪という構造は，脳を養う動脈には脳底の前寄りから脳に達する内頚動脈と，脳底の後方から脳に達する脳底動脈の 2 系統があって，この 2 系統から出る枝によって脳底の周囲に 7 辺形の輪を生ずるもので，脳内を灌漑する動脈は全てこの輪から生ずることになる．この輪から発して脳内を流れる前，中，後の 3 本の太い動脈はそれぞれの間に連絡がなく，灌漑する領域は各自独立していて，**終動脈**とも称され，それらに閉塞が起これば脳梗塞が起こることになる．ウィリスの叡智が発揮されたのは，動脈輪がすでに先人が記載していることを知りながら，その臨床的意義付けに重要な示唆を与えたことであった．彼は右の内頚動脈と右の椎骨動脈が閉塞していた患者で，生前には卒中の症状が見られなかったことから，この動脈輪を形成する他の太い血管を介して血液

が供給されたことにより卒中の発生が防がれたのではないかと考えたのであった．

　17世紀の半ば，フランスの哲学者デカルトは，その著『人間論』（1662）の中で，精神の座を脳の中の小さな腺である**松果体（コナリウム）**においた．その理由はこの腺は一つしかなく，この腺を破壊すると死を招くというのであり，医学・生物学領域に問題の一石を投げかけている．

　1685年，フランスのモンペリエの解剖学者**ヴィユサンス**によって，**錐体**，**延髄オリーブ核**，**卵円中心**，三叉神経の**半月神経節**が最初に記載され，**大脳外側裂**，**中脳水道**は，1687年，オランダはライデンの教授**フランシスクス・ド・ル・ボエ，通称シルヴィウス**（先のパリのシルヴィウスとは別人）によって命名された．

　18世紀になると，中枢神経系，末梢神経系ともに，重要な知見が相次いで記載された．

　重要なものを拾って見ると，先ず，**錐体交叉**は，1710年，フランスの解剖学者にして外科医でもあったデュヴェルニーの学生**プールフール・デュ・プティ**によって初めて認められた．彼のもう一つの重要な発見は，頚部交感神経索はエウスタキオがかつて図示したように，中枢神経系から出るものでないことを証明したことであった（1727）．

　次いで，1724年，脳の血管を最も正確に図示したのは，オランダの解剖学者**ルイシュ**で，脳の全動脈系に注入を施し，脳血管がクモ膜下で吻合することを明らかにしている．

　末梢神経領域では，ドイツの解剖学者**メッケル**の三叉神経の翼口蓋神経節と顎下神経節の記載，オーストリーの解剖学者**エーレンリッター**による舌咽神経節の記載，そして先述の**ゼンメリンク**による12対の脳神経の分類などが挙げられよう（**図5-7**）．なお，ゼンメリンクの名は中脳の黒質に残されている．

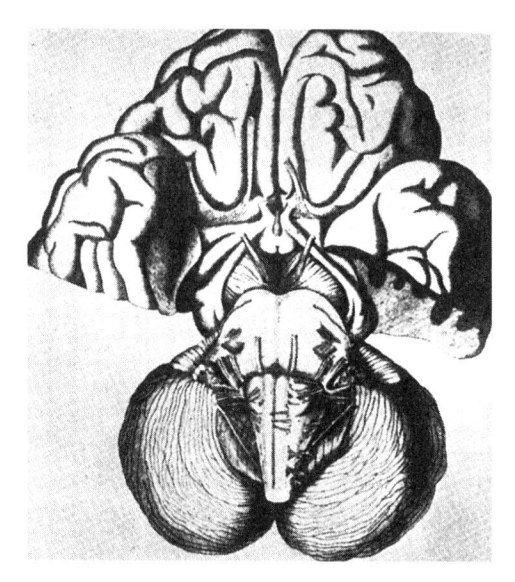

図 5-7　ゼンメリンクによる脳神経の図

　また，側脳室と第三脳室を結ぶ**室間孔**は，1763 年，英国のエディンバラの解剖学者**アレキサンダー・モンロー 2 世**によって記載された．

　古代から知られた**脳脊髄液**を記載し，1774 年，それを調べるため**腰椎穿刺**を試みたのはナポリの解剖学者**コトゥーニョ**（**図 5-8**）であった．

　18 世紀のさらに重要な神経解剖学の発見の一つは，**大脳皮質の層状構造**が明らかにされたことであった．先鞭をつけたのは無名のイタリアの学生**ジェナリ**で，1776 年，彼は凍った人脳を切って後頭葉の皮質に白い線を見出し，これを**白線**と命名した．1786 年，18 世紀を代表するフランスの比較解剖学者**フェリックス・ヴィック・ダジール**は，ジェナリの研究を知らずに後頭葉の**鳥距皮質**（視覚領に当たる）に白い線があるのを発見し，以後この線は彼の名を冠することになった．彼はさらに脳の研究に**アルコール固定**を導入して，多数の脳回や種々の脳内構造物

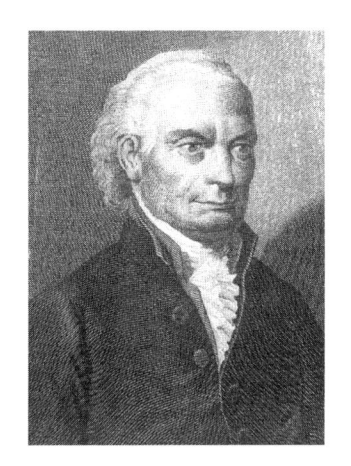

図 5-8　コトゥーニョ

を他に先んじて正確に同定した．例えば，現在でも彼の名を冠する**乳頭体視床路**，ライルやローランドに先立つこと 20 年も前に，**中心溝**と**中心前回**，**中心後回**，**島**を記載している．1779 年には，イタリアの外科医・解剖学者の**スカルパ**は耳神経節と三叉神経の翼口蓋神経節の枝である鼻口蓋神経を発見している．

　19 世紀に入ると，ベルリンの内科・神経科医**ライル**は，アルコール固定した脳の内部構造を研究し，島や**小脳**の**各葉**に名を与えるとともに，中脳から脊髄にいたる線維束を正確に描写し，**レンズ核**，**内側毛帯**（体性感覚路）や**外側毛帯**（聴覚路）を記載した（1807-1809）．同年，イタリアの解剖学者**ローランド**は，脊髄後角に彼の名を冠する**膠様質**，延髄に**灰白結節**を記載している．

　ジェナリ，ヴィック・ダジールに続いて，フランスの精神科医**バイヤルジェ**は，1840 年，新鮮な大脳皮質から薄い切片を作り，それを 2 枚のガラスの間に挟み，その背後に光源を置いて観察し，その結果，皮質

は灰白質と白質が交互に重なり合った6層構造であることを明らかにした．

近代

18世紀後半から19世紀の前半にかけて，脳の肉眼解剖の領域を賑わしたのは，フランス（ドイツ生まれ）の解剖学者**ガル**（**図5-9**）の**骨相学**の提唱であった．彼は小学校時代からの苦い体験，すなわち，他の科目では同僚の誰にも負けないのに，文章や詩の暗誦となると，平素は自分よりもはるかに成績の劣る数人に必ず先を越されるという悔しい思いから，それらの同僚たちを注意深く観察すると皆揃って出目であるのに気付いた．ガルは長じて医学を学び，卒業すると開業のかたわら直ちに脳の解剖に専念した．その結果，言葉を暗記して速やかに話し言葉に転ずる言語能力は，眼球の奥，すなわち，前頭葉の前部（**図5-10**）に局在すると信ずるに至り，その能力が発達している人間ではその部分が肥大して骨を押し出して出目が生ずることになると結論した．

これを根拠に，ガルの骨相学では，脳を知能，感情，性癖など全ての人間の資質の座と考え，人間の精神能力または精神の諸性質を27に分かち，それらを各脳回に割り当てた．

27の精神の諸性質とは次の通りである；

1. 生殖本能
2. 子孫への愛
3. 友情
4. 自己防衛の勇気
5. 肉食獣の本能，殺人傾向
6. 器用さ，利口さ

図 5-9　ガル

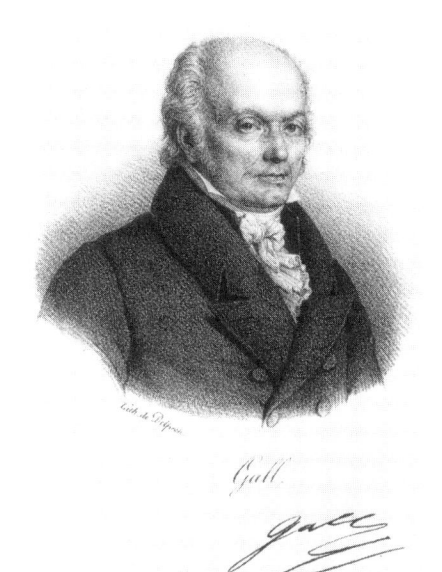

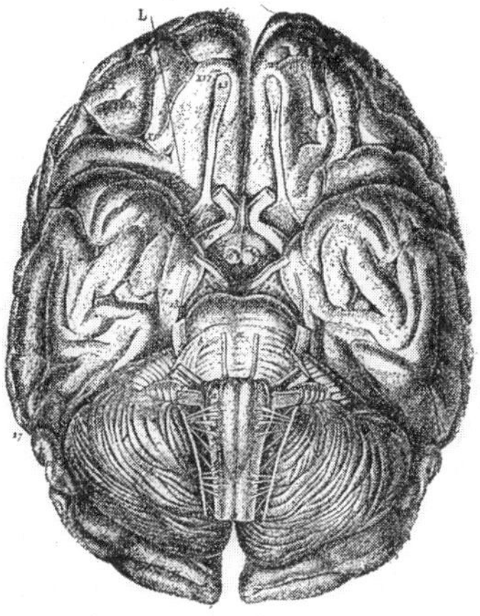

図 5-10　ガルの考えた脳における言語の座

7. 所有能力，貪欲さ，盗みの傾向
8. 誇り，横柄さ，傲慢さ，権威欲
9. 虚栄，野心，名誉心
10. 注意力，深慮
11. 物事や事実の記憶，被教導性
12. 場所と空間の感覚
13. 記憶と人物感覚
14. 言葉の記憶
15. 言語と話し方の感覚
16. 色彩感覚
17. 声，音楽の感覚

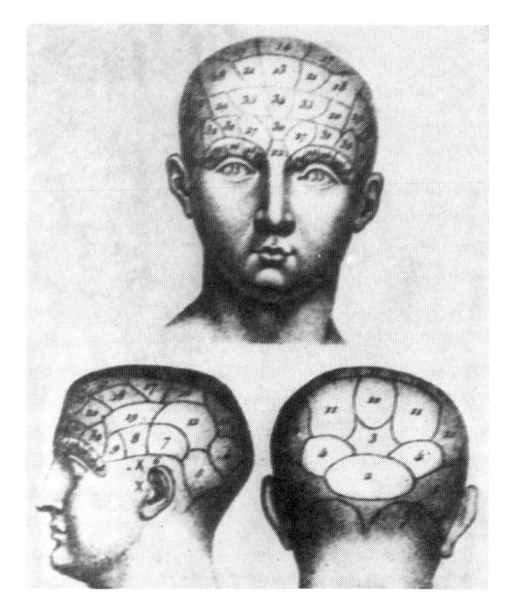

図 5-11　ガルによる骨相学の図

18. 数字，数学の感覚
19. 機械，建築の感覚
20. 賢さ
21. 形而上学的感覚
22. 風刺，洒落
23. 詩才
24. 親切さ，同情，道徳
25. 模倣
26. 宗教心
27. 目的の堅持さ，頑固さ，志操堅固

この考え方に従えば，これらのうちのいずれかの能力が発達していれ

図 5-12　ブイヨ　　　　　　　　図 5-13　ブロカ

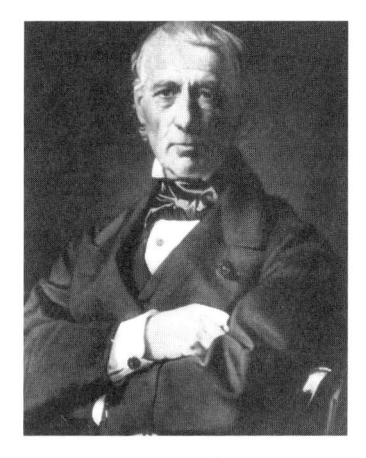

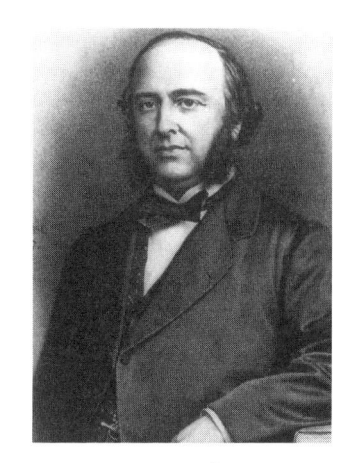

ば，その脳回は肥大し，それを覆っている骨を持ち上げるに至る．従って，頭蓋骨の形を調べればその人物の精神能力が判定出来るというものであった（図 5-11）．例えば，後頭部が飛び出ていれば（1, 2）好色であり，側頭部が膨れていれば（5），殺人傾向のある危険人物であり，頭の天辺が突出していれば（27），頑固者というわけである．

　骨相学は一時は世間でもてはやされたが，やがて衰微して忘れ去られようとする頃，骨相学の体系のうち，前述の話し言葉の能力が前頭葉に局在するという点が，当時のパリの医学部長で言語障害の臨床に多大な興味を持つ**ブイヨ**教授（図 5-12）に高く評価され，学会でも大きな話題となり，1861 年春，ブイヨ教授は「脳の前頭葉に深い傷を持ちながら言語障害のない症例を提供してくれた人には 500 フランを進呈する」とまで発言するに至った．間もなく，ブイヨの教え子の一人であったパリ市立病院外科医**ブロカ**（図 5-13）の外来に，「タン」という言葉しか話せないために同病院の慢性病棟に 21 年前から収容されていた 51 歳の元靴型製造職人の男性患者が，右足全体の炎症で高熱を発して運び込ま

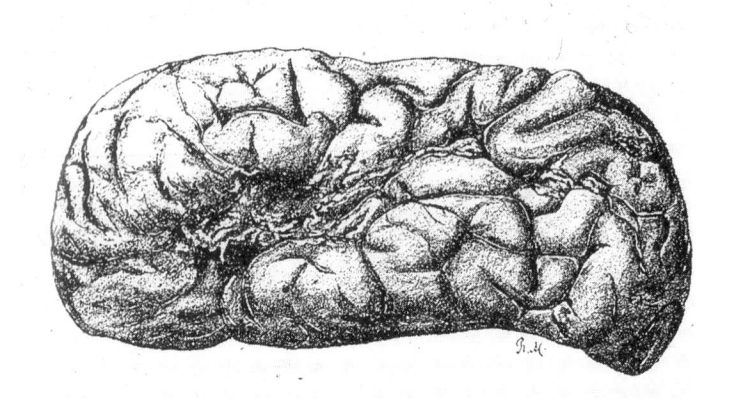

図 5-14　ブロカの報告例の脳

れた．1週間後に死亡，解剖してみると，左の前頭葉から頭頂葉，側頭葉にかけて大きな脳軟化があり，左の下前頭回に最も深い傷が認められた（図 5-14）．同年秋，再び同外来に元土工の 84 歳の男性が大腿骨頸部骨折で運び込まれた．この男も自分の名と「ウイ」，「ノン」，「トワ（3の意？）」，「トゥジュール（いつも）」という言葉しか発しなかった．ブロカは慎重に診察し，前例もこの例も発声器官は無傷なのに，大脳皮質の障害のために話し言葉を失ったこの状態を「**失語症**」と名付けた．この患者も 1 週間ほどで死亡，解剖してみるとこの例の病巣は極めて小さく，前例で最も深い病巣のあった部位に一致していた．これら 2 例の所見を合わせて，ブロカはこの病巣こそが失語の直接の原因であると確信するに至った．そして，学会に発表して賛否両論を浴びつつ思索に思索を重ね，そのうちに 2 例とも右半球は無傷であることを思い起こし，1865 年，ブロカは「我々は左半球で話す」と述べるに至った．これが**大脳の機能局在**と，**その機能の左右差**が指摘された最初である．

　他方，当時の生理学の分野では，末梢神経は電気刺激に応じて筋を収

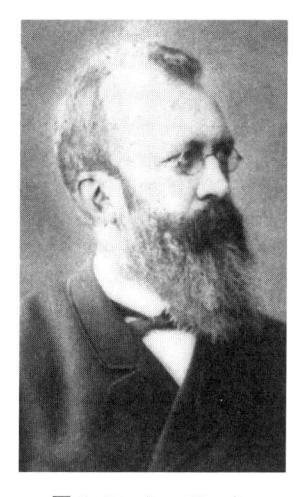

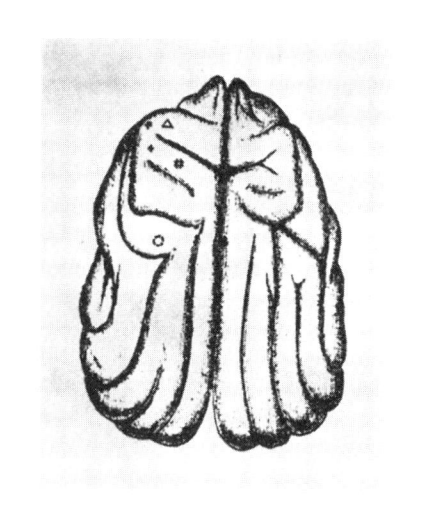

図 5-15　ヒッツィヒ　　図 5-16　ヒッツィヒによるイヌの運動野

縮させるが，中枢神経系，すなわち，脊髄や脳は，電気刺激には応じないというのが定説で，ブロカの発見は臨床の世界の話に過ぎないと，むしろ懐疑的であった．ところが，ブロカの第 1 例目の報告から 10 年目の 1871 年に，ドイツの若い精神科医の**ヒッツィヒ**（図 5-15）が共同研究者の**フリッチュ**とともに，実験的にイヌの頭蓋骨の上半分を除去して大脳皮質を殆ど露出し，隅から隅まで電気刺激を行ったところ，前頭葉のごく一部，今日では運動領と呼ばれている部分（図 5-16）を刺激すると，刺激と反対側にだけ反応が起こり，しかもある点では前肢の筋だけ，他のある点では後肢の筋だけが収縮することを発見した．これが**大脳皮質の機能局在が電気生理学的に証明された最初**である．

　ヒッツィヒたちの研究から 3 年後の 1874 年，ドイツの神経学者**ヴェルニッケ**（図 5-17）が新しい失語症の型を見出した．59 歳と 79 歳の女性の 2 例で，ブロカの症例は人の言うことは理解しても自分では言葉を話すことが不可能だったのに対して，ヴェルニッケの症例では，人が話

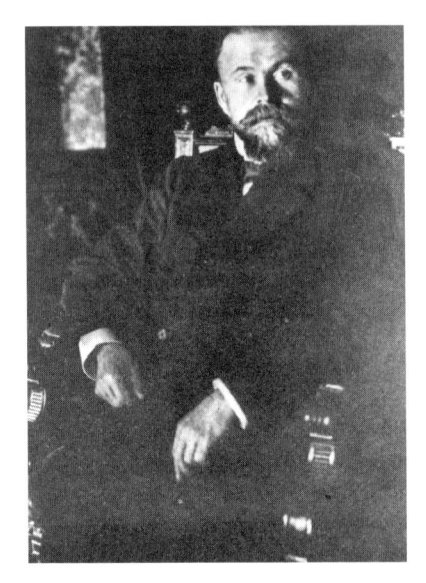

図 5-17　ヴェルニッケ

しかける言葉を全く理解出来ないにも拘わらず，自分では流暢に話すが，言い違いが見られ，復唱も障害され，読み書きも出来なかった．そして解剖の結果，病巣はいずれも左半球の上側頭回に軟化が確認された．

　今日ブロカの見出した左下前頭回は**ブロカ領域**，ヴェルニッケの指摘した左上側頭回は**ヴェルニッケ領域**と呼ばれて，ともに左半球に局在しており，そのため言語機能は左半球優位とされている．このことは脳の機能局在とその機能的左右差にとって揺ぎなき基盤を与え，19世紀の脳の肉眼解剖の最大の成果の一つと言っても決して過言ではない．

顕微鏡による観察 —— 脳を固める，切る，染める

　他面，19世紀は，17世紀のマルピギーに始まる顕微鏡による脳の構

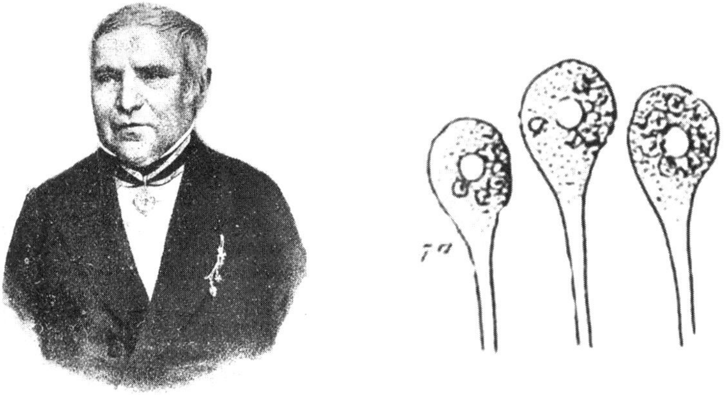

図 5-18　エーレンベルクと彼が描いた神経細胞の図

造の解析が花開く時期にも当たっており，この世紀の前半に神経細胞が発見されている．

　レーウェンフックに始まる顕微鏡技術の発展に伴って，1838年，ドイツの植物学者**シュライデン**が植物で，続く1839年，動物についてドイツ生まれのベルギーのルーヴァン大学生物学教授**シュヴァン**が，生物は全て細胞を単位として作られているとする**細胞説**を提唱して，医学・生物学領域に新しい考え方をもたらしたが，神経細胞はそれより早く1836年（天保7年）に，ドイツの動物学者**エーレンベルク**（**図5-18**）によって軟体動物の神経節から，核を持つ細胞体から1本の突起が出るという姿で分離され，描画された．同年，ドイツの解剖学者**レマーク**によって，神経線維には**有髄線維**と**無髄線維**の2種類があることが識別されている（**図5-19**）．翌1837年には，チェコの組織学者**プルキニェ**がドイツの解剖学者ブルダッハの言に従って「ぬるま湯」の中で脳の一部を薄く切って，小脳のプルキニェ細胞や黒質の細胞などを観察・図示しているが，これらはいずれも固定剤なしで行われている．1836年とい

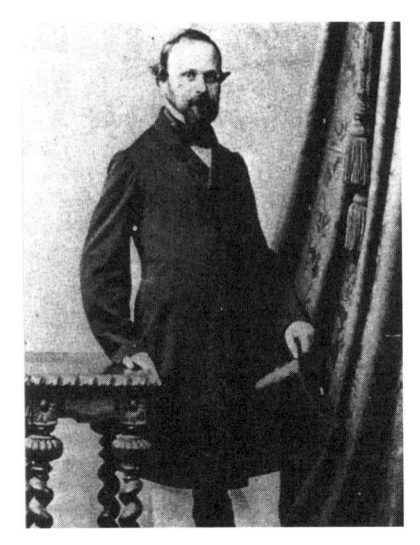

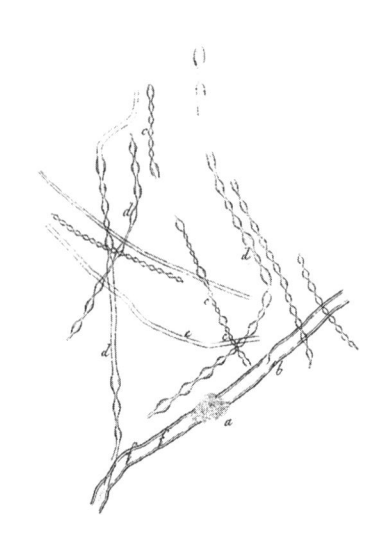

図 5-19　レマークと彼が描いた神経線維の図
（Remak, R.：*Arch Anat Physiol Wiss Med*：145-161, 1836 より）

えば，わが国では，外国船がしきりに来航して幕末もほど遠からず，蘭学者緒方洪庵や帆足萬里などが活躍していた頃に当たり，翌 1837 年には，大阪で大塩平八郎の米騒動が起こっている．

　脳や脊髄は，生体の臓器の中では最も腐敗し易い部類に入るので，時間をかけて観察するには，腐敗しないように先ず防腐剤，すなわち固定液に浸して「固める」必要がある．次に顕微鏡で観察するために組織を薄く「切る」必要がある．そして最後に組織の構成要素をいろいろな色素を用いて「染め分ける」必要がある．すなわち，「脳を固める・切る・染める」という連続操作が必要なのである．

　先ず「**固める**」であるが，19 世紀初期までは腐敗を防ぐ一つの手段として単に「煮る」ことも用いられていたが，固定液としてはヴィック・ダジール以来**アルコール**が用いられて来ていた．所謂固定剤なるものが

登場し始めるのは，1835年（天保6年），フランスの動物学者ドゥジャルダンによる水銀塩の昇汞，1840年（天保11年），デンマークの解剖学者ハノーヴァーによるクローム酸の導入とされている．

クローム酸は，神経研究にとって歴史的に非常に重要な結果をもたらした．すなわち，1865年（慶応元年），その水溶液を用いて固定したウシの脊髄前角から，ドイツの若い解剖学者**ダイテルス**が長い突起を持つ大型の運動性神経細胞，すなわち，前角細胞を掘り出した．そして，細胞体から複数出ている太い突起と，細胞体から一本だけ出る細い突起を区別し，前者を**原形質突起（のちの樹状突起）**，後者を**軸索**と命名した．このことは神経解剖学にとってと同時に，神経科学全般にとっても近代への幕開けとなった極めて重要な出来事であった．この輝かしい結果を残して，俊才ダイテルスは惜しくも29歳で世を去っている．

しかし，神経組織の固定剤として現在でも広く用いられているのは，導入された年代順に重クローム酸塩，四酸化オスミウムおよびフォルマリンである．

重クローム酸カリを導入したのは，1859年（安政6年），ドイツの解剖学教授**ハインリッヒ・ミュラー**である（図5-20）．彼は眼の解剖を得意とし，網膜の杆体と錐体が光の受容体であることを証明した人であるが，たまたま小眼症（Microphthalmus）の眼球を固定するために重クローム酸カリと硫酸ナトリウムの混和溶液を用いて成果を収めたのが最初で，以来ミュラー氏液と呼ばれている．アルコールによる固定は，その強い脱水作用によって組織から大量の水を奪うと同時に，脂質を溶かし去ってしまうのに対して，重クローム酸カリの場合は脂質と結びついて，これをアルコールに不溶性とすることが分かり，一般組織は勿論のこと，特に脂質に富む神経組織の固定に以後広く用いられている．

四酸化オスミウムの水溶液はオスミック酸と呼ばれ，現代では電顕試

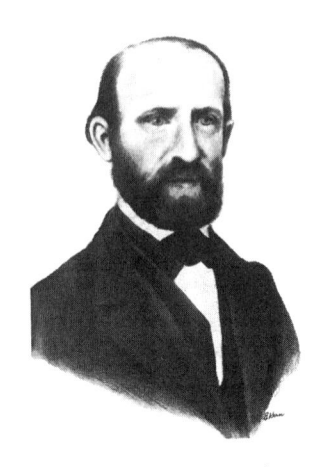

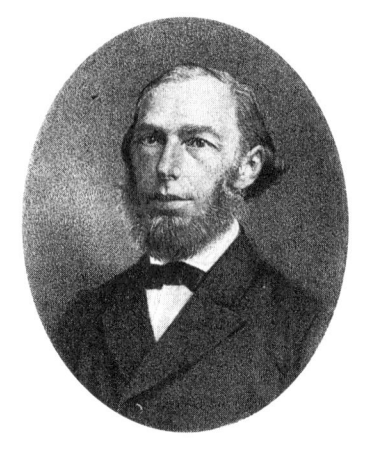

図 5-20　ハインリッヒ・ミュラー　　図 5-21　マックス・シュルツェ

料の固定には不可欠のものとされているが，これを固定剤として組織学に導入したのは，1864 年（元治元年），ボンの解剖学教授**マックス・シュルツェ**（図 5-21）である．彼がホタルの発光器官を研究中に気管の内皮細胞がオスミック酸で黒染するのを観察したのがきっかけであった．

　今日最も多用されている**フォルマリン**が登場するのはずっと遅れて 1893 年（明治 26 年）のことであった．フォルマリンの主剤はフォルムアルデヒドであるが，強い殺菌作用を有することから長い間防腐・消毒剤として用いられていたが，フランクフルトの開業医**フェルジナンド・ブルム**（図 5-22）がフォルムアルデヒドで実験中に自分の指の表皮が完全に硬くなるのに気付き，次いで一晩フォルムアルデヒド液に入れておいた炭疽病マウスの死体が短時間でアルコール漬け標本のようになり，組織標本にして染色して観察すると保存状態も染色性も優れているのを知って，「固定剤としてのフォルムアルデヒド」と題して学会誌に発表したのが始まりで，先の重クローム酸カリや四酸化オスミウムよりも組織への浸透が格段に速く，しかも安価であることも手伝って，忽ち

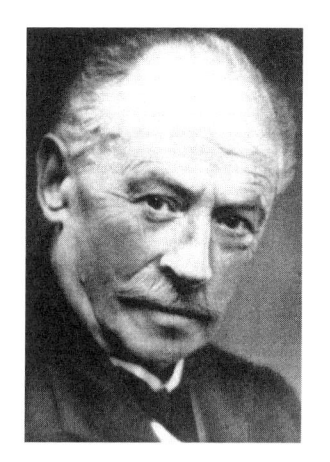

図 5-22　フェルジナンド・ブルム

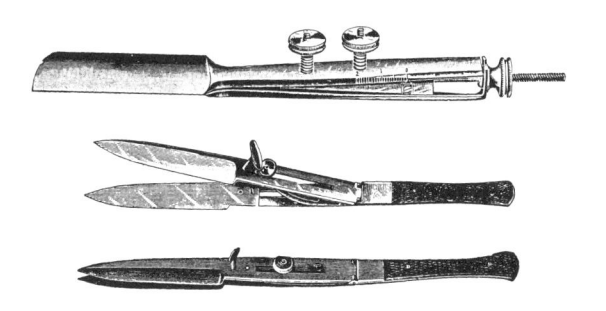

図 5-23　ヴァレンティンの二重メス
(Krause, R. ed.：Enzyklopädie der mikroskopischen Technik. Bd. 1-3, Urban & Schwarzenberg, Berlin, 1926 より)

に広く用いられるようになった.

　次は「**切る**」操作であるが,先述のように,組織を薄く切って観察することを始めたのはチェコのプラハの組織学者プルキニェの学派であって,その門弟らの手によってそのための用具が種々考案され,最初に実用化されたのは,1840 年(天保 11 年),**ヴァレンティン**によって作ら

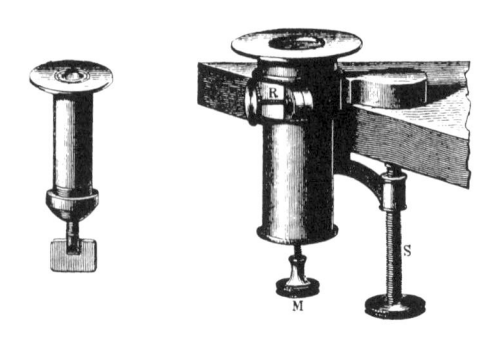

図 5-24　ランヴィエの生物用ミクロトーム
(Dippel, L.: Grundzüge der allgemeinen Mikroskopie. Vieweg, Braunschweig, 1885 より)

れた「二重メス」（図 5-23）と称されるものであった．次は 1875 年（明治 8 年），パリの生理学者クロード・ベルナールの共同研究者であった組織学者の**ランヴィエ**が考案した「**生物用ミクロトーム**」である（図 5-24）．金属の筒の中にニワトコの髄に包んだ試料を入れて，アラビアゴムで固定し，下方のネジでこれを押し上げながら上皿の縁に沿って水平にメスを走らせて切片を切り取るという仕組みであった．

　このような操作では切片が途中でばらばらに壊れる危険があり，この頃から試料を均質で，メスで容易に切り得るほどの硬さのある媒体に埋め込む，すなわち，包埋してメスで切るという方法が登場した．最初に現れたのが「パラフィン」で，化学的に「親和力が弱い」ことを意味するラテン語 "Parum affinis" に因んで "Paraffin" と命名された．これを包埋剤として組織学に導入したのは，1869 年（明治 2 年），スイスのベルンの細菌学者**エドウィン・クレブス**（図 5-25）であった．その後 10 年を経た 1879 年（明治 12 年），パリの組織学者**マチアス・デュヴァル**（図 5-26）が「**セロイディン**」を導入した．本体はニトロセルローズである．これは透明度も高く，大型切片の作成にも適し，現在でも特に脳の研究には不可欠のものである．

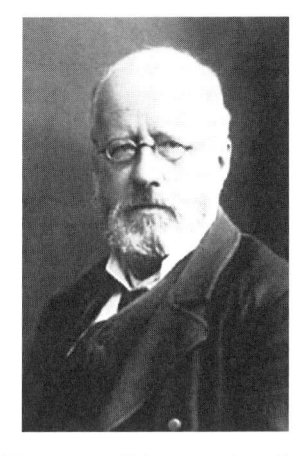

図 5-25　エドウィン・クレブス　　図 5-26　マチアス・デュヴァル

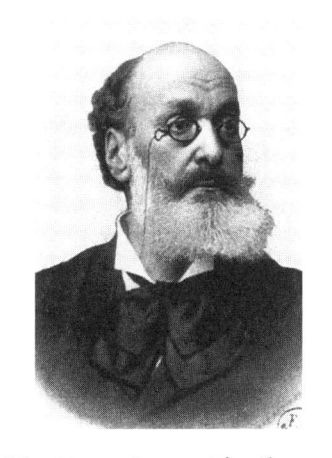

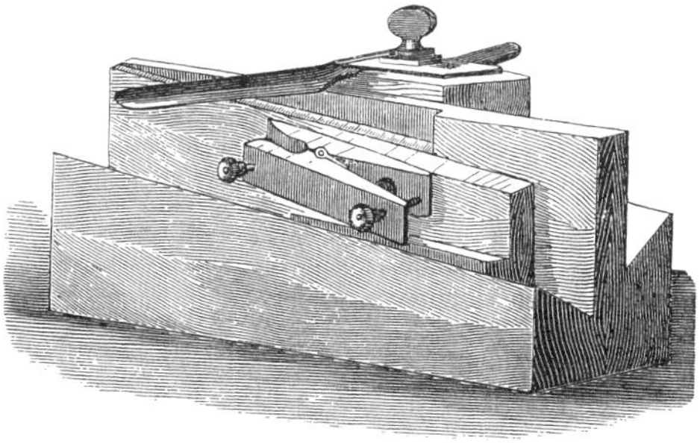

図 5-27　リヴェの木製ミクロトーム
(Grönland, J.：*American Journal of Microscopy and Popular Science* 3：25-29, 1878 より)

　包埋剤の進歩と並行に，ミクロトームの方も進歩した．メスで試料を切るには，試料を固定し，メスを移動して切るか，逆にメスは固定し，試料を移動して切るかの2つの場合が考えられる．前者を通常「**滑走式（スライディング）ミクロトーム**」と呼んでいるが，その最初はフランスの植物学者リヴェが製作した，メス以外は全て「木製のミクロトーム」

脳研究5000年　● 129 ●

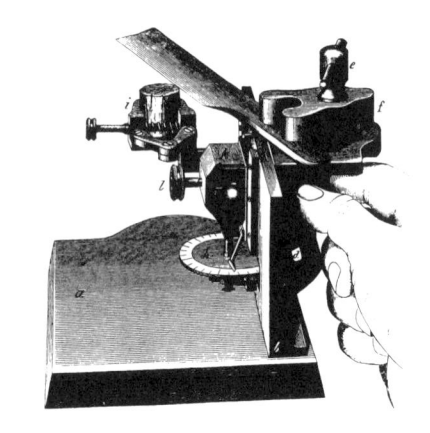

図 5-28　ツァイスの金属製ミクロトーム
(Dippel, L.: Grundzüge der allgemeinen Mikroskopie. Vieweg, Braunschweig, 1885 より)

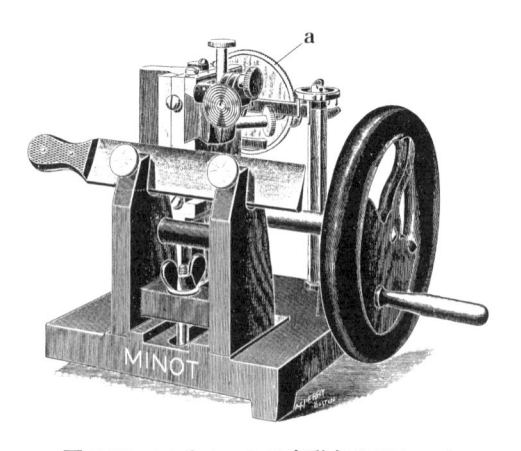

図 5-29　マイノットの自動ミクロトーム
(Minot, C. S.: *Science N* S5: 857-866, 1897 より)

(図 5-27) で，これが 1889 年（明治 22 年）のパリ万国博覧会に出品され，間もなくドイツに輸入されて，全て金属製の**ツァイスやシャンツェのミクロトーム**（図 5-28）に改造された．

　他方，メスは固定し試料を動かして切るミクロトームは，1897 年（明

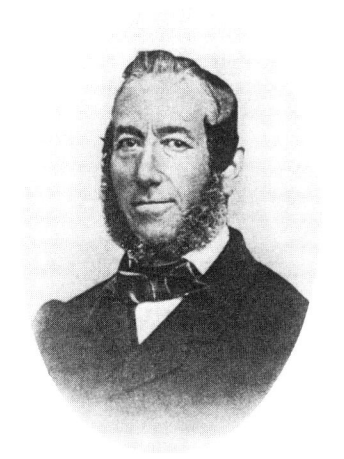

図 5-30　シュティリング

治 30 年），アメリカの解剖学者**マイノット**によって「**自動ミクロトーム**」（図 5-29）として作成され，パラフィン包埋の連続切片の作成には今日でも愛用されている．

　脳の構造を正しく理解するには，連続切片の観察が必要不可欠である．脳や脊髄を連続切片に切った最初は，1842 年（天保 13 年），ドイツ生まれの在野の優れた外科医**シュティリング**（図 5-30）である．彼はその年の 1 月 24 日摂氏 −16 度の寒気を利用して脊髄を凍らせ，外科用メスで程々の厚さに切った切片を 2 枚のガラスに挟み，顕微鏡の 15 倍拡大で観察し，余りの美しさに驚き，「アルキメデスが彼の原理を発見した時に"ユーレカ"（我発見せり）と叫んだと言うが，私がこの光景に接して驚きの声をあげたときの喜びには及ぶまい」と自ら誇らしげに記している．1845 年には延髄や橋の見事な図を残している．

　その後，脳の機能局在の研究が進むにつれて，脳はその一部だけを切り取って調べるだけではなく，脳全体を一挙に薄い連続切片に切って観

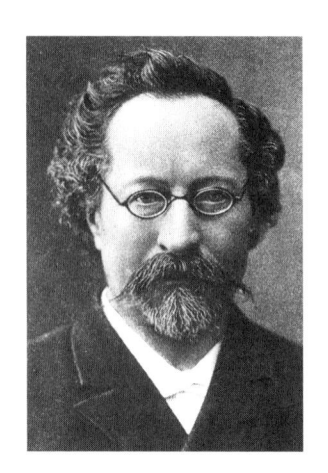

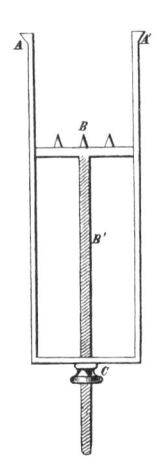

図 5-31　ベッツと彼の大型ミクロトーム
(Betz, V. A. [Betz, W.]：*M Schultze'Arch f mikrosk Anat u Entwicklungsmechanik* 9：101-117, 1873 より)

察する必要に迫られた．その実現に先鞭をつけたのは，1873年（明治6年），ロシアのキエフの解剖学者ベッツ（**図 5-31 左**）であった．ベッツの場合は，脳を重クロム酸カリ水溶液で固定，次いで図のようなミクロトームで切ったのである（**図 5-31 右**）．構造としては**大型のランヴィエ型のミクロトーム**と呼び得るものである．すなわち，円筒の中に同じ直径の木製ないし金属製のツメの付いた円盤（B）を置き，その下面中央に螺旋状の溝を切った棒（B'）を取り付け，その棒の下部に雌ネジ（C）を嵌める．Bの上にツメを隠すまで加温したオリーブ油と黄蝋の混和液を注ぎ，固まるのを待って，その上に脳を載せ，回りをオリーブ油と黄蝋で完全に囲んで固めてから，メスで切るわけである．こうして，彼は1ミリメートルの組織片から油浸でも観察可能な12から20枚の完全な薄片を切り出せると書いている．すなわち，厚さ40〜50ミクロンの連続切片が出来たことになる．因みに，切片の染色にはカルミンを用いて

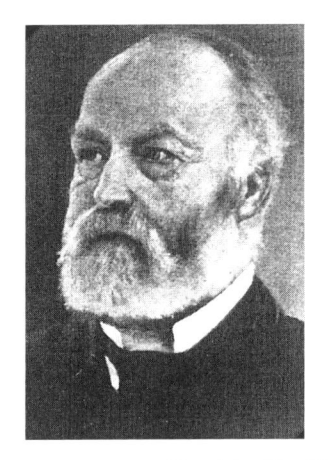

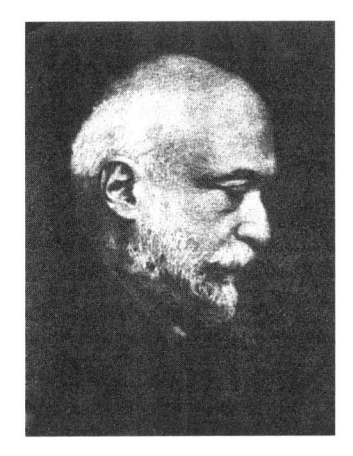

図 5-32　グッデン（左）とフォレル

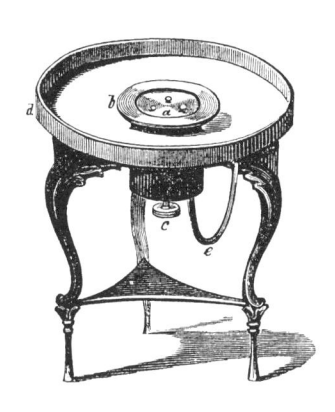

図 5-33　グッデンやフォレルが用いた特殊ミクロトーム
(Gudden, B. A. v. [von Gudden, B.]：
Arch f Psychiat u Nervenkrankh 5：
229-234, 1875 より)

いる．

　ベッツに遅れること 2 年後の 1875 年（明治 8 年），ベッツの方法を参考に，ミュンヘンの精神科教授**グッデン**（**図 5-32** 左）と，その門弟で後のスイスのチューリッヒの精神科教授**フォレル**（**図 5-32** 右）が，**大型試料用の特殊ミクロトーム**（**図 5-33**）を作成した．新しい点は（a）が水槽になっていることである．固定には重クローム酸カリよりも浸み

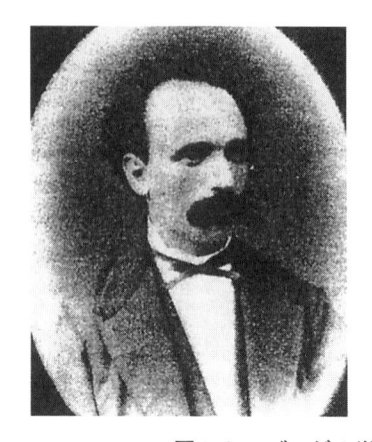

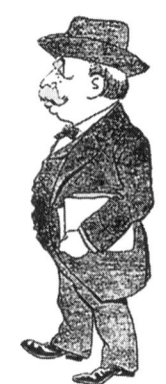

図 5-34　ゴルジの肖像
左：1875年のもの．右：上院議員の頃のもの．
(Bentivoglio, M.：*Trends Neurosci* 21：195-200, 1998 より)

込みの速いアルコールを用い，包埋剤にはステアリン，脂肪およびワックスの混和したものを用い，切片の染色にはベッツと同じくカルミンを用いている．

　以上で「固める」「切る」の操作から，次は「**染める**」段階に移る．

　神経系の染色は大別して**鍍銀法**，**天然染料による染色**および**合成染料による染色**の3つに分類される．ところで，動物組織の組織学的染色に最初に用いられた色素は，先ほどから何べんも名が出ている**カルミン**である．これはサボテンなどに寄生するカイガラムシの雌の体を乾燥し，磨り潰して粉にした天然動物性色素であり，これで優れた成果を挙げたのは，1851年（嘉永4年），イタリアの**コルチ**が最初であり，内耳の蝸牛のコルチ器官にその名が残っている．

　しかし，脳の染色法として極めて重要なのは**鍍銀法**である．最初に現れたのは，1873年（明治6年），イタリアのパヴィア大学の病理学者ゴルジ（**図 5-34**）が開発した鍍銀法であるが，ゴルジ自身はこれを"黒

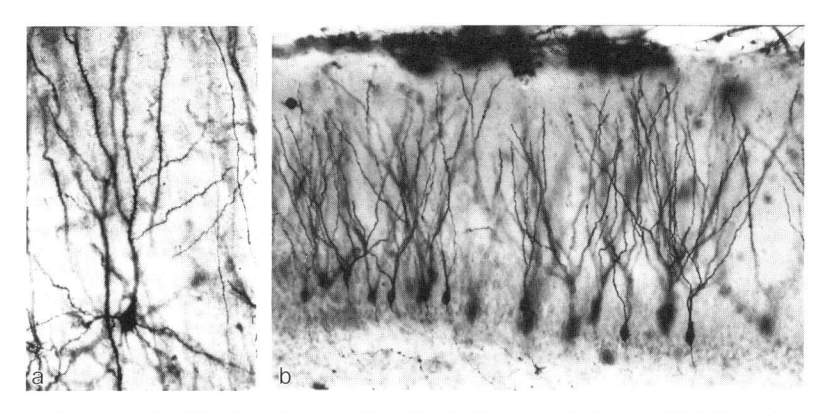

図 5-35 ゴルジ染色による，大脳皮質神経細胞 (a) と海馬の顆粒細胞 (b)

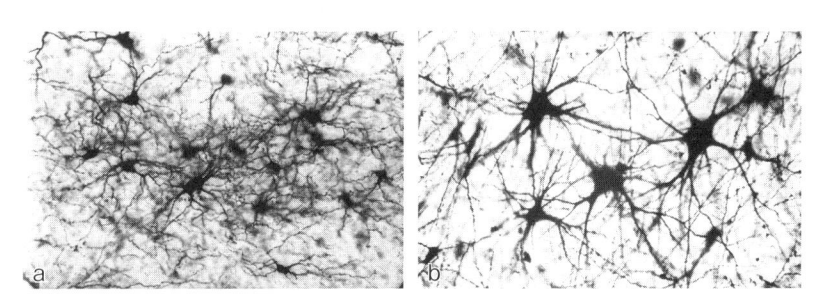

図 5-36 ゴルジ法で見た脳幹網様体 (a) と前庭神経核 (b)

い反応"と呼んでいた．標本で見ると，明るい視野に鍍銀された神経細胞が黒いシルエットとして浮き出ているからであった（図 5-35, 5-36）．図 5-35 左は大脳皮質，右は海馬の顆粒細胞．図 5-36 左は脳幹網様体，右は前庭核の細胞であるが，場所によって神経細胞の形には大きな違いのあることが分かる．この"黒い反応"の出現がいかに画期的なものであったかは，脳の組織学がこの反応の出現以前を"**前ゴルジ期**"，それ以後を"**後ゴルジ期**"に分けられることでも明らかである．

鍍銀法は細胞と細胞の間の境界あるいは細胞間質の表面に金か銀の薄

層を付着させる．すなわち，一種のメッキであって，表面のメッキが剥れると，細胞の内部が見えて来る．ゴルジはこのようにして，1898年（明治31年），**細胞内網状装置，いわゆるゴルジ装置**をも発見・記載したのであった．

ところで，"黒い反応"の出現がいかに画期的とはいえ，原著がイタリア語で発表されたことと，染色結果が不安定で，成功すれば素晴らしい像が得られるが，成功率が低いということで殆ど普及せずに14年間が経過してしまい，1887年（明治20年）になってやっとドイツのヴュルツブルグの解剖学の巨匠**ケリカー**の紹介によって広く世に知られるようになったに過ぎなかった．

この14年の間に，神経組織の**天然染料による染色**および**合成染料による染色**が長足の進歩を遂げることになった．今日，神経系の染色法として重要視されているニッスル染色，ワイゲルトの髄鞘染色，エールリッヒのメチレンブラウによる生体染色，マルキ染色などは全て1884年と1885年に集中的に開発されており，正に神経系の染色の豊年の日々と言ってもよい．わが国の明治17，18年に当たっている．

ニッスルの細胞染色（図5-37）は，彼がミュンヘンの医学部の4年生の時に，神経細胞を鮮明に染め出すための新しい方法の開発を課題として，大学名で公募された懸賞に応募して僅か8ヶ月の間に考案したものであった．当時脳の固定といえば重クローム酸カリに限ると考えられていた時期に，アルコール固定を行い，合成されて間もない**塩基性アニリン染料**で染色したものであったが，なぜか原著は発表されることもなく，方法そのものは専ら人から人へと口伝てに伝えられて広く用いられるようになり，原著は彼の死後，遺品の中から見出されるという数奇な運命を辿った．

他方，**ワイゲルトの髄鞘染色**（図5-38）は，髄鞘のみを**天然植物染**

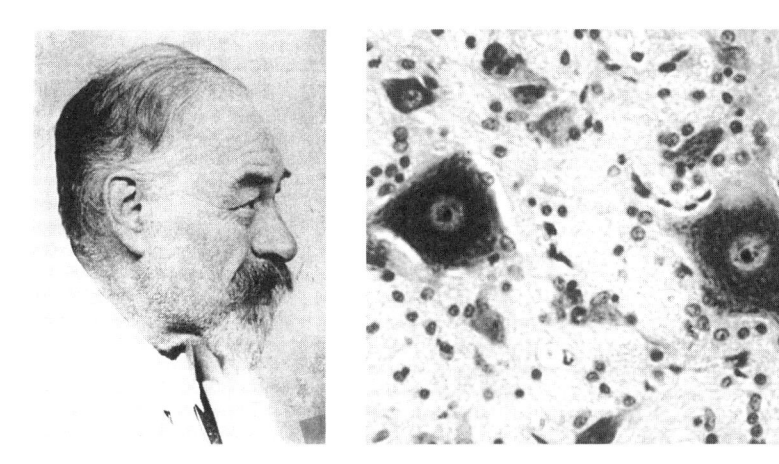

図 5-37　ニッスルとニッスル染色標本

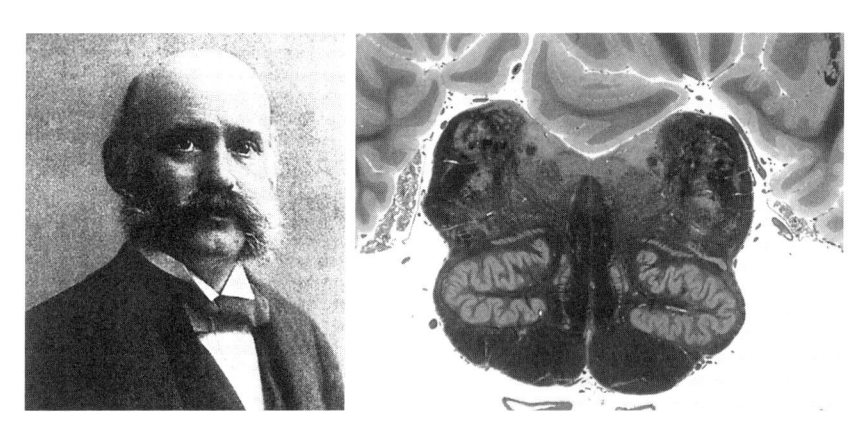

図 5-38　ワイゲルトとワイゲルト髄鞘染色標本

料のヘマトキシリンで選択的に染めるという画期的なもので，先ず，固定に用いる重クロム酸カリのクローム・イオンが髄鞘の主成分である脂質のミエリン，すなわち，リポイドと固く結び付いて，これをアルコールに不溶性とし，これによって切片作成に不可欠なアルコールによる脱

脳研究5000年　●　137

水が不安なく行えることになる．次は，染色の過程で，髄鞘はヘマトキシリンとは直接には結合しないが，クローム・イオンが媒染剤として両者を強力に結合させ，正に一石二鳥の効果を発揮するのである．ヘマトキシリンは髄鞘以外の部分をも染めるが，この余分なヘマトキシリンを除く操作を分色と呼び，過マンガン酸カリなどで酸化すると，髄鞘だけが選択的にくっきりと染め残って鮮明に浮かび上がる．その上で，先に述べた天然動物染料カルミンで核や核小体，軸索，間質などを追加染色したのが，今日脳神経系の基礎構造を学ぶために常用されている**ワイゲルト・パール・カルミン染色標本**である．パールというのは，1886 年，分色に過マンガン酸カリを用いて改良を施したブタペスト生まれのウィーンの内科学教授の名である．因みに，このワイゲルト・パール・カルミン染色法を日本にもたらされたのは，東北大学医学部解剖学の**布施現之助教授**（図 5-39）で，第一次世界大戦直後（1918 年後）のことであった．

　メチレンブラウによる神経の生体染色を開発したエールリッヒ（図 5-40）は，ワイゲルトの甥である．彼は学生時代から染色に異常な興味を示し，最初は内科医として血液学を専攻して，今日でも日常的に用いられている血液の塗抹乾燥標本を初めて作り出し，これにオレンジ G，酸性フクシン，メチルグリーンの 3 つの色素を組み合わせた"3 酸色素液"を用いて，血液の有形成分，すなわち，好中骨髄球，多核好中球，好酸球，肥満細胞，正常芽細胞，巨赤芽球および赤血球を染め分け，貧血や白血球の分類に新たな視野を開いた．

　後に，彼は叔父のワイゲルトの脳研究に刺激されて脳の染色に手を染めることになった．その動機は，叔父の染めているのは死んだ組織ばかりである，自分は生きている脳を染めてみようというのであった．彼は動物の血管内にメチレンブラウを送り込み，しばし時間を置いて脳を取

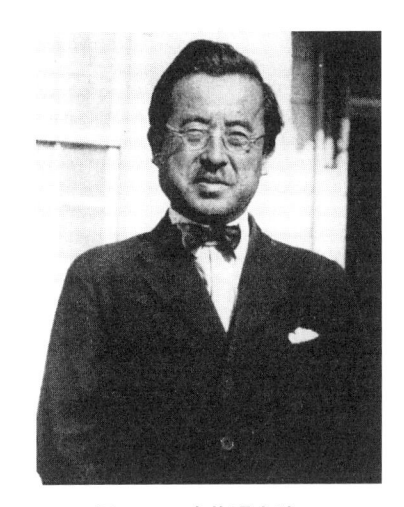

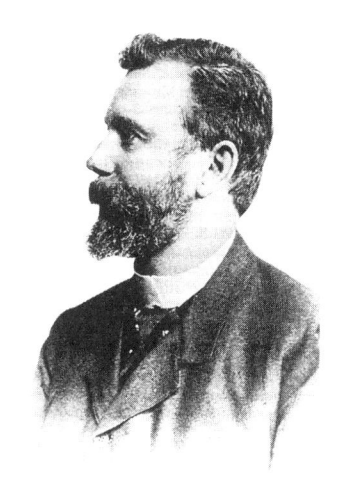

図 5-39　布施現之助　　　　　図 5-40　エールリッヒ

り出して見ると，脳は青く染まり，切片で見ると，神経細胞体，樹状突起，軸索が明るい視野の中に青く浮き出て来る．

　彼はさらに一歩を進め，メチレンブラウは塩基性色素なので，構造式の異なる酸性色素ではどうかとトリパンブラウで試して見ると，脳は全く染まらないのであった．彼は，メチレンブラウの構造式と似た形をしている塩基性色素チオニン，ジメチルチオニン，メチレンヴィオレット，メチレンアズールは，程度の差はあるものの脳を染めることを確かめる一方で，化学者ビンドシェドラーが合成した同じ塩基性色素のビンドシェドラーグリーンでは染まらないことを知った．このことから，彼はメチレンブラウ系の化合物の3連のベンゼン核の中央にフェニールスルフィドの形であれ，フェニールスルフォンの形であれ，硫黄Sが存在することが必要であり，血管壁にはその微細な構造式の差を見分け，一方は通過させるが，他方は通過させないという機構が存在するのではないかと示唆し，このことから後に**脳血液関門**の概念が生まれることに

脳研究5000年　● 139 ●

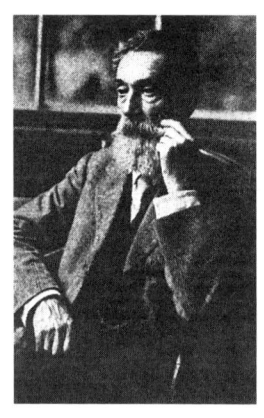

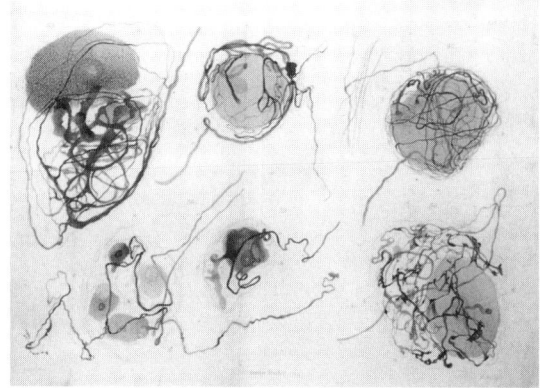

図 5-41　ドジールとメチレンブラウ染色で見た脊髄神経節細胞
(Dogiel, A. S.: Der Bau der Spinalganglien des Menschen und der Säugetiere. G. Fischer, Jena, 1908 より)

なった．
　エールリッヒはその理論化には成功したものの，図示はしていない．セント・ペテルブルグの組織学者**ドジール**（図 5-41）は，1890 年（明治 23 年）以後，このメチレンブラウ法を駆使して，脊髄神経節などで見事な成果を挙げている．
　ところで，時代はやや遡るが，1850 年（嘉永 3 年），イギリス人の**ウォーラー**（図 5-42）がカエルの舌咽神経（延髄から出て舌根や咽頭に分布する神経．感覚線維，運動線維および副交感線維を含む）を切断して 3～4 日目に，その末梢端の乳頭神経の軸索と髄鞘が顆粒状に変化しているのを見出して以後，**ニューロン損傷による変性現象**が注目されるようになった．
　軸索が切断され，切断部より末梢の軸索と髄鞘に変性が起こる現象が，いわゆる**ウォーラー変性**（図 5-43）である．7 日から 10 日後には中枢端の起始細胞に，細胞体の膨化，ニッスル顆粒の融解，核の細胞の辺縁

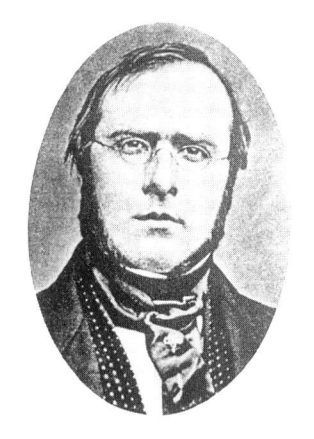

図 5-42　ウォーラー

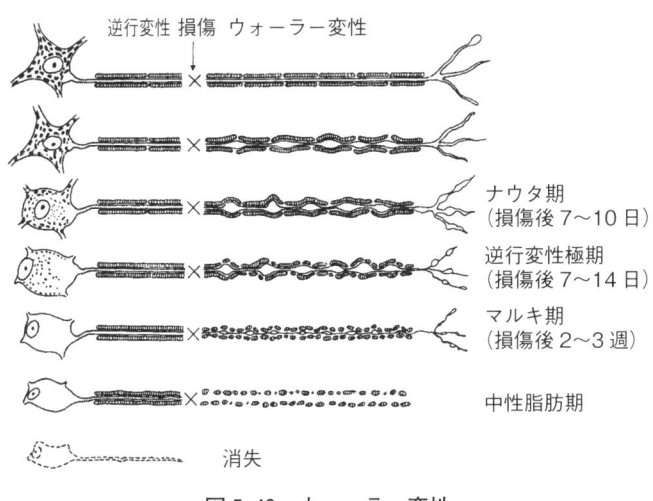

図 5-43　ウォーラー変性

への移動という 3 徴候の揃った状態が生じ，これを**逆行変性**と呼んでいる．次いで 2～3 週後には髄鞘のリポイドが分解して細かな顆粒状になる．この状態を後に述べる**マルキ変性**と呼んでいる．この時期を過ぎると，ウォーラー変性を起こした部分は中性脂肪で置き換えられ，1 年以

上経つと最終的にそのニューロン全体が消滅するに至る．

　上述のニューロンの変性を目安にして，脳研究にとって重要な**伝導路の探求**が始まった．ウォーラー変性が記載されて間もない 1853 年（嘉永 6 年）以後，各種の病変でウォーラー変性を起こした人の病的材料を利用して伝導路の解析を志した最初の人物がウィーンの神経科医にして喉頭鏡の発見者でもある**テュルク**（図 5-44）であった．彼はいろいろな高さで脊髄を傷害された患者の臨床症状と病理解剖所見を詳細に調べ，二次変性を起こして消滅した線維束の痕跡をたどって，その方向性を探索したのである．彼によれば，変性が上行性であれば求心性，下行性であれば遠心性であり，従って後索と側索周辺部は求心性，側索背内側部と前索内側部は遠心性，残りは混合性というわけである．こうして，彼は脊髄に 6 つの神経線維束が存在することを明らかにした．すなわち今日の錐体側索路と錐体前索路（テュルク束），後索と後脊髄小脳路，前脊髄小脳路，そして前索と側索の固有束を区別している．

　伝導路の探索は別の面からも行われた．テュルクの研究後 20 年ほど経った 1872 年（明治 5 年），後にライプチッヒの精神科教授になる**フレキシヒ**（図 5-45）が医学部を卒業して間もない 27 歳の時に，病理学教室で新生児や胎児の脳を切って調べているうちに，成人の脳では灰白質と白質がはっきり分かれているのに，胎児や新生児では，何処もかしこも灰白色であるのを不審に思い，教授に質問したところ，「最近フィルヒョウ大先生が新生児脳炎というものを発表された．この例はそれに該当し，白く見えるはずの白質に炎症による細胞浸潤が及んだために，灰白質と同じように見えるのである」という答が返ってきた．その頃フィルヒョウの名は病理学の領域では殆ど神格化されていた．しかし，若い駆け出しのフレキシヒが，他の胎児や新生児の脳を切って見ても同じことだった．それでは，人間は生まれる前後に必ず脳炎を患うのか？　全

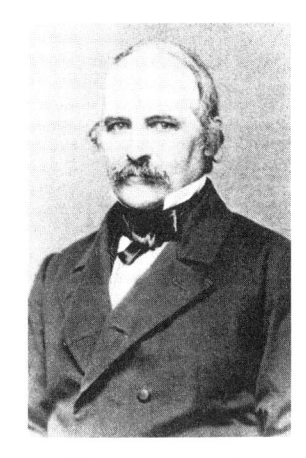

図 5-44　テュルク

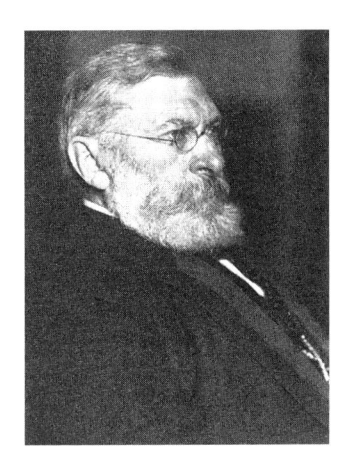

図 5-45　フレキシヒ

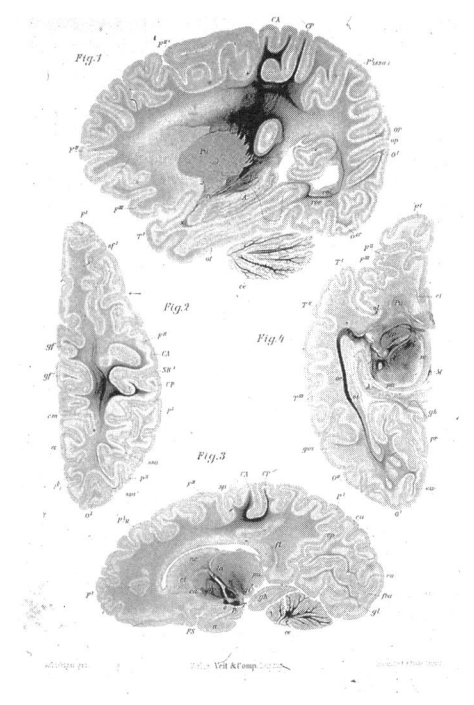

図 5-46　髄鞘発生：フレキシヒによる新生児の大脳髄鞘染色標本

脳研究 5000 年

ての人生は脳炎で始まるのか? と訝りつつ観察を続けるうちに，脊髄の側索の背側部の表層，すなわち，今日の後脊髄小脳路，いわゆるフレキシヒ束の部分が最初に白くなることに気付き，そこから白質が生ずる，すなわち，軸索が髄鞘で覆われ始めることを発見したのであった．彼はこれを**髄鞘発生**（Myelogenese, **図 5-46**）と呼んで，この現象を系統的に調べているうちに，髄鞘は最初細胞体に近いところから発生し，次第に末梢に向けて進み，髄鞘が完成するとその細胞や線維は伝導を開始する．さらに脳内の伝導路は無秩序に髄鞘化するのではなく，それぞれの伝導路は一定の時期に髄鞘に覆われ始めることを証明した．彼はこれを頼りに，脳内の多くの主要伝導路の起始，走行および終止を明らかにした．

フレキシヒの髄鞘発生現象の発見の 13 年後の 1885 年，ゴルジの門下の一人であった**マルキ**（**図 5-47**）が，サルやイヌを用いて実験的に大脳皮質を切除し，しばらく生かしておいて二次変性が起こった頃に，ゴルジの原法，すなわち重クローム酸カリで固定し，次いで重クローム酸カリとオスミック酸の混和液に浸し，最後に硝酸銀に入れるという操作を行っているうちに，ある日この最後の操作を行わないで切片にして観察したところ，正常線維は薄い黄色に染まるだけなのに，二次変性を起こした髄鞘が真っ黒に染まっているのに遭遇した．この現象は脳損傷後 2～3 週で最も顕著であることが分かり，爾後**マルキ期**（**マルキ染色法**）と呼ばれることになった．これは変性線維を陽性像として追跡することを可能とするもので，20 世紀前半において伝導路の研究には不可欠のものとなり，大きな成果をあげた．わが国における小川鼎三教授の赤核の研究，久留勝教授による痛覚伝導路の研究は，マルキ法による優れた成果である．

先述のように，ゴルジ法は発表後 14 年後の 1887 年に漸く市民権を認

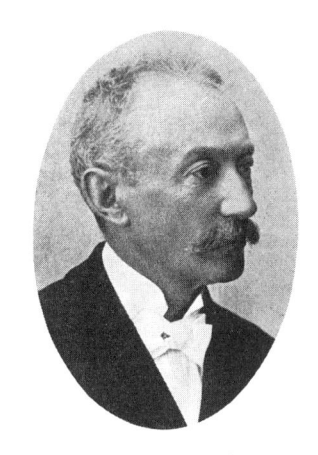

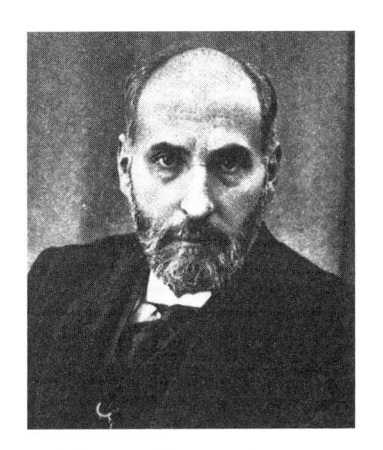

図 5-47　マルキ　　　　図 5-48　ラモニ・カハール

　められたが、奇しくもその年にバルセローナの解剖学教授に就任したばかりの**ラモニ・カハール**（図 5-48）が、マドリッドの友人の家でゴルジ染色標本を観察して大きな刺激を受け、35 歳にして神経系の研究に専念することになった。彼は数年のうちに、同じゴルジ染色法を用いながら、ゴルジの唱える**網状説**、すなわち、神経細胞の軸索は脳内で相互に吻合して網を作るという考え方に対して、これに真っ向から反対する**ニューロン説**、すなわち、神経細胞は独立の存在で、相互の連絡は吻合にあらずして接触によるという考え方を生み出した（図 5-49）。爾来、網状説とニューロン説は鋭く対立することになったが、主としてカハールの努力により、次第にニューロン説の優位が認められるに至った。

　ニューロン説の成立については、先にもミクロトームの項で名が出た**ランヴィエ**（図 5-50）が先駆者的役割を果たしたことは、とかく忘れられ勝ちである。ランヴィエと言えば**有髄線維のランヴィエの絞輪**の発見者として余りにも有名であるが、カハールは修行時代からランヴィエの書をバイブルとして愛読したと自叙伝に記しているように、事実、ラ

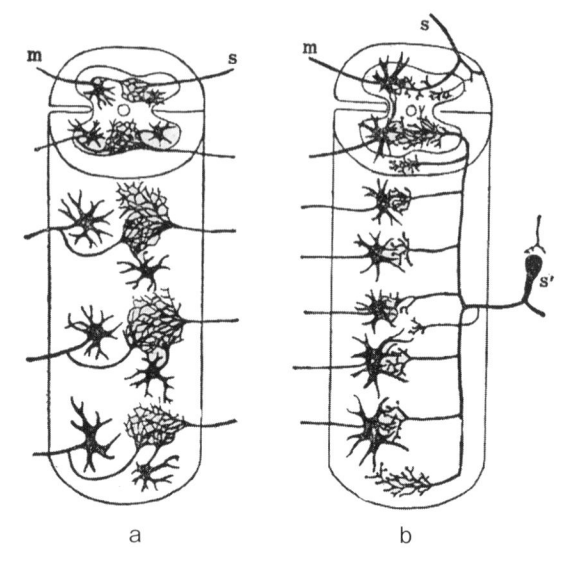

図 5-49　網状説 (a) とニューロン説 (b)
a：ゴルジの網状説を示す脊髄の模式図.
b：カハールの接触説を示す脊髄の模式図. m は前角細胞から出る運動線維. s は後根から入ってくる感覚線維. s' は脊髄神経節の細胞.　　　　　　　　　（カハールによる）

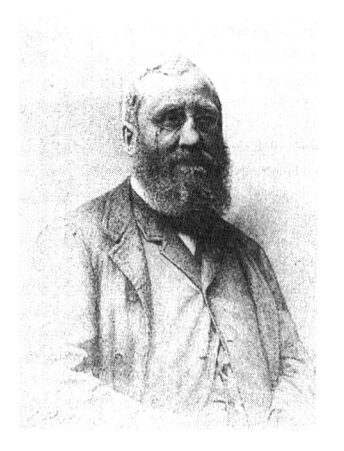

図 5-50　ランヴィエ

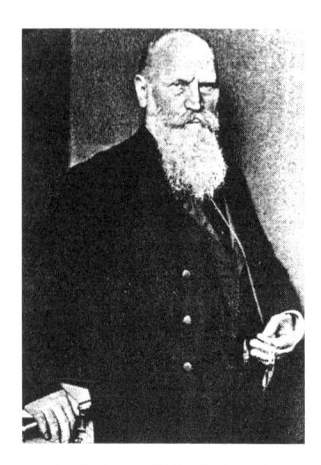

図 5-51　ワルダイエル

ンヴィエの著書を味読してみると，神経が自由終末で終わること，樹状突起が求心性の伝導を行い，軸索が遠心性伝導を行うことを，彼は既に1882年以前に明記しており，カハールがこれを読んで，強い影響を受けていたことは明白だからである．

1891年（明治24年）には，当時の組織学界に君臨していたベルリンの**ワルダイエル**（図5-51）も，カハールの主張を認め，神経細胞を神経系の構成単位と見なして，これを**ノイローネン**（Neuronen：ドイツ語，英語ではニューロン，語源はギリシャ語の νεῦρον〈腱，筋，紐の意〉，ラテン語の nervus〈神経の意〉）と呼ぶことを提案するに至った．

世紀末の1899年（明治32年）には，アメリカのジョーンズ・ホプキンス大の臨床医学の教授で，熱烈なニューロン説の支持者であった**バーカー**が，いろいろな染色法による所見を総合して，有名な**ニューロンの模式図**を発表している（図5-52）．

20世紀に入っても，網状説とニューロン説の対立が続く中で，脳の組織学の技術面での大きな進歩といえば，第一に1903年（明治36年）の**カハールの鍍銀法**を挙げることができよう．これは脳の小片を直接硝酸銀に浸し，暗所でピロガロールで還元して，ニューロンの神経原線維を染める優れた方法であり，彼の主張するニューロン説を一層強固に支えることになった．因みに，**神経原線維**という言葉は，1870年代にドイツの解剖学者マックス・シュルツェによって提示され，神経細胞は細胞体にも樹状突起にも軸索にも，微細な線維が含まれ，これが基本構造を形成していると述べた．これが1897年，ブダペスト出身の動物学者**アパティの昇汞・塩化金法**で証明され，さらにこれがカハールの新法で追試されたことになった．

同じく1903年，ドイツの神経病理学者**ビールショウスキー**が，フォルマリン固定材料を用い，切片をアンモニア銀に漬けた後，フォルマリ

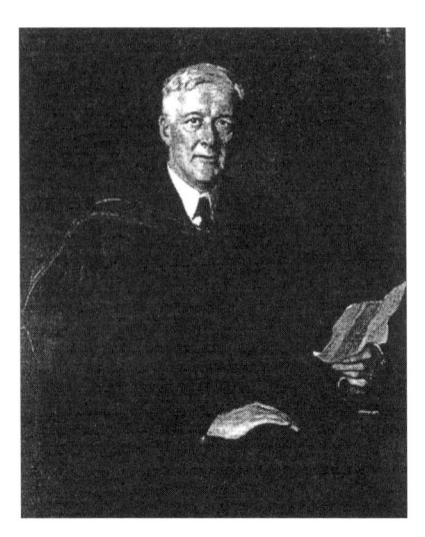

図5-52　バーカーと彼の描いた
ニューロンの模式図

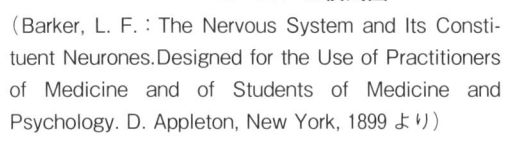

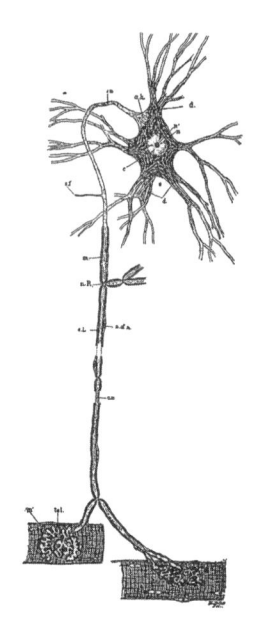

(Barker, L. F.: The Nervous System and Its Constituent Neurones.Designed for the Use of Practitioners of Medicine and of Students of Medicine and Psychology. D. Appleton, New York, 1899 より)

ンで還元して神経原線維を染める鍍銀法を発表した．彼は1908年（明治41年）にはこれを改良して，**ピリジン銀法**とし，病理学領域で鍍銀法といえばビールショウスキー法を指すというほどに広く用いられるようになった．

　ところで，19世紀と20世紀の前半において開発されたこの「脳を固める・切る・染める」という技術が，何時，誰によって，如何にして，わが国に渡来したかについて，筆者の知る範囲で，一言触れておきたい．

　その人物は，明治13年（1880年），北海道の小樽生まれの**布施現之助**（図5-39）東北大学医学部教授である．札幌一中，金沢の旧制四高を経て，日露戦争が集結した明治38年（1905年），東大医学部を卒業

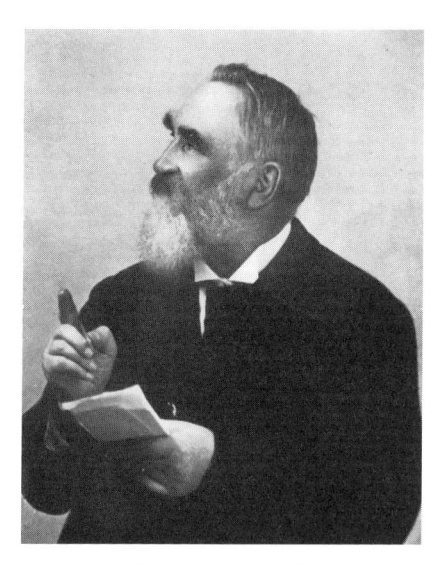

図 5-53　モナコウ

した.先生の気性の激しさ,熱血漢ぶりは早くも医学生の頃から発揮され,かつての足尾銅山鉱毒事件の折,東京で抗議の街頭演説会が開かれたとき,小柄の若者が演壇に上がり,"諸君,諸君"と呼びかけただけで言葉が続かず,やむなく滂沱たる涙を流しながら演壇を下りたが,この若者こそ布施先生の若き日の姿と伝えられている.

当時の西欧では,脳研究に対する関心が高く,殊に1906年のゴルジとカハールのノーベル賞受賞を契機に,一層の高まりを見せていた.それを察知した布施先生の脳研究への情熱はやみ難く,早くも明治40年(1907年)には文部省の外国留学生に選ばれて渡欧,当時の脳研究の中心の一つであったスイスのチューリッヒ大学の**コンスタンチン・フォン・モナコウ教授**(1853-1930,図 5-53)のもとで,4年間にわたり神経解剖学を専攻した.

このモナコウという学者は,ロシアの富裕な家の出であったが,父の

勤務のために早くから国を離れ，16歳の時からチューリッヒに定着し，その地で医学部に学んだ．神経学に興味を抱いた彼は，卒後の研究について相談するために，ミュンヘンのグッデン教授を訪ねた．そこでグッデン自身が開発した新しい研究方法を見せられた．それはグッデン変性法と呼ばれるもので，幼弱な動物の眼球を除去した後，長く生かしておくと視神経が萎縮し，これに伴って視覚に関係するいろいろな場所の神経細胞が萎縮あるいは消滅して小さくなるという現象を発見したことに基づくものであった．モナコウはこれに強い刺激を受け，チューリッヒに戻って孜孜として研究を続け，40歳代で母校の教授になり，グッデン法で得た成果は，1897年（明治30年）に大著『大脳病理学』にまとめられ，大脳皮質と視床に関する現代の知識の基礎を築き上げ，モナコウの学会における地位は不動のものとなった．

モナコウ教授は個性の強い，研究心に燃えた，それでいて包容力に富んだ人と伝えられているが，布施先生はそれに劣らぬ勤勉と情熱の人であったので，両者の呼吸は完全に一致したものと推量される．モナコウの研究室では午後5時になると消灯するのに，布施先生は深夜まで残って，蝋燭の明かりで顕微鏡を覗いていたと，スイス人の間でも語り草になったと伝えられている．

4年間の留学中に，布施先生は主として脳幹の構造を研究され，数編の優れた論文を発表されている．例えば，視床前域では，今日でも布施の名を冠する前四丘体オリーブ核の発見・記載，橋の上部では，ドイツのヴュルツブルクの解剖学者ケリカーが最初に発見し，後に布施先生がチューリッヒでその存在を確認したために，ケリカー・布施の核と呼ばれているものがあり，延髄では，これまた布施の名を冠する三角介在線維束の発見・記載は不朽の業績であり，前四丘体オリーブ核は現在は瞳孔反射中枢と考えられており，ケリカー・布施の核は今日では呼吸調節

中枢として重要視されている．三角介在線維束の機能は残念ながら未だに不明である．その他，前庭神経核や蝸牛神経核の精密な解析なども発表され，いずれも非常な力作で，先生独特の筆致の附図の緻密さとともに，師匠のモナコウをはじめ，多くの脳研究者の注目を集めた．

布施先生は，明治44年（1911年）帰国され，直ちに新潟医学専門学校教授に任ぜられたが，席の暖まる暇もなく，大正2年（1913年）に2度目のスイス留学に出発され，大正4年までチューリッヒに滞在され，その間に東北大学医学部教授に任じられた．

なぜこんなに慌しく2度も渡欧されたかは現在でも謎に包まれているが，筆者の推測によれば，2回目の渡欧はモナコウ教授からの強い要請によるものと考えられる．その理由は，大正元年（1912年），すなわち，布施先生が1回目の留学から帰国された1年後，ドイツのフランクフルトで国際脳協会が開かれ，その際，世界の神経学者が標準にすることが出来るような人脳図譜を作ろうとの話が持ち上がり，オランダのウィンクラー教授とスイスのモナコウ教授が図の試作を依頼された．モナコウ教授には延髄が割り当てられ，彼はその原図を作る最適任者として，かねてから嘱目していた布施先生を選び，協力を強く要請し，布施先生としても事の重大さを深く認識されて，直ちに渡欧を決心されたというのが真相ではなかったかと想像している．

この仕事は1913年（大正2年）の秋から始まって1915年（大正4年）の7月までかかった．描かれた脳は満1歳の子供のもので，ウィンクラーがその連続標本を作って，チューリッヒの研究所に貸し出したもので，また一部はモナコウ教室で作成された生後11ヶ月の子供の脳標本が用いられた．そして，その成果は1916年（大正5年），師匠のモナコウと共著で『人脳図譜』（縦60 cm，横50 cm，7枚）としてチューリッヒで出版された（図5-54）．最初は国際的事業として始まったこの図譜

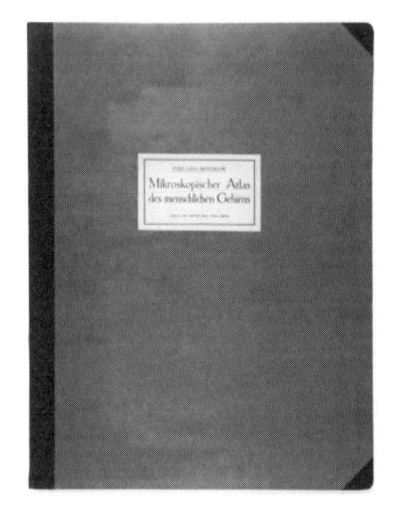

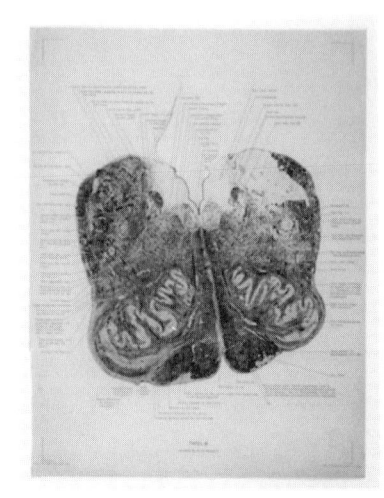

図 5-54　モナコウと布施の『人脳図譜』

の出版も，折悪しく第一次世界大戦（1914〜1918）と重なったために，十分な解説と数多くの略図を付することが出来ず，事業そのものが不幸にも途中で挫折してしまった．

　大正4年（1915年）9月に帰国され，仙台に定着されてからの布施先生は，その未完に終わった人脳の『脳幹図譜』を独力で完成させることを強く念願され，解剖学教室の画家の協力を得て日本で出版する目的で人脳の写生図を多数作られた．チューリッヒの時のような大型ではなく，出版にも好都合な手ごろのものだったと伝えられているが，極めて残念なことに今日現在行方不明である．

　この種の図譜の作成と並行に，布施先生は世界中の珍しい動物（主として哺乳類）の脳を集められ，先生の26年の長きに亘る在職中に厖大な数の主としてワイゲルト・パール・カルミン染色による連続標本を作成され，多くの優れた後進を育成された．その意味で仙台こそは，わが国の神経解剖学の発祥の地と言ってよい．

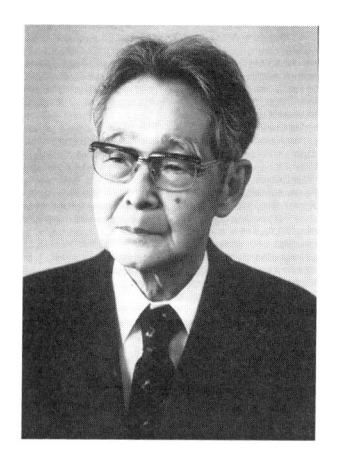

図 5-55　小川鼎三

　布施先生の門弟の一人である故**小川鼎三教授**（**図 5-55**）は筆者の師匠であった．明治 34 年（1901 年），大分県杵築市の生まれで，布施先生より 21 歳若かった．大正 15 年東大医学部を卒業後，神経解剖学を学ぶため仙台に直行された．2 年後には助教授に任ぜられ，昭和 11 年までの 10 年間，布施先生のもとで教育と研究に従事し，同年東大医学部に脳研究施設が開設されたのを機に母校に戻られた．

　小川教授の東京への異動に際して，布施先生の教室所蔵の連続標本の一部が東大の新設の施設に移された．その間の詳しい事情は不明であるが，仄聞するところによれば，仙台の教室から熟練の技術者が一人東京に派遣され，1 年ほど染色に従事したと言うことであり，仙台の教室で保存してあった人脳や動物脳の切片を，布施先生の了解のもとに譲り受けたものと思われる．そのお陰で，我々後進は最初から多数の素晴しい連続標本のコレクションに囲まれて勉学することが出来たのであった．

6

ニューロンの真景を求めて

第二次世界大戦後 ── カハールの標本との出会い

　これから，第二次世界大戦終了後，我々の研究結果をも含めて，ニューロンの形態の探求が今日どんな段階にあるかについて，概略を述べてみたいと思う．

　筆者は，戦後4年目に脳の解剖学研究に参加することになった．最初は，専らワイゲルト・パール・カルミン染色およびニッスル染色で染めた数百枚の連続標本の観察と描画に明け暮れた．勉強をはじめるにあたり，小川鼎三先生から「書物というものには多くの場合嘘が書いてある．それに対して標本は絶対に嘘のない書物である．先ず標本を徹底的に観察せよ」と指示されたからである．そして描画した図の夫々の構造物に解剖学名を書き入れて，脳の立体構造を一応理解するのに1年以上を要した．その基礎勉強も終わろうとする頃，不思議に思ったことは，どの脳解剖学教科書にも描いてあるニューロンの突起というものが見当たらないことであった．

折りしも 1954 年の早春，フルブライト資金によるアメリカ留学から帰国した東大医学部の 1 年先輩の解剖学教室助教授の故細川宏氏が渡米中にゴルジ法を習ってきたと聞き，早速教えを受けた．細川氏が教えてくれたのは，四酸化オスミウムという当時としては超高価な薬品を用いるゴルジの原法ではなく，その代わりに比較的安い昇汞（塩化水銀）を使うゴルジ・コックスの変法と言うものであった．都合の良いことにこの方法のほうが軸索よりも樹状突起が染まり易いと言う話であった．若い個体ほどよい結果が得られると聞き，最初に染めたのは新生児の脳であった．これまで見慣れていたワイゲルト髄鞘標本やニッスル標本では神経細胞は，他の臓器の細胞と同じように円いか星形の細胞体しか見えなかったのに，ゴルジ標本で見ると，淡い黄金色の背景の中にどの神経細胞からも黒々と長短様々の突起が伸び出て互いに錯綜し，さながらジャングルに分け入った感じがして，思わず嘆声を漏らした．それからは無我夢中で寝るのも惜しい思いで，殆ど毎日朝の一番電車で研究室に通い続けた．見るもの全てが新しく，目に飛び込んでくる神経細胞のすべてを描き留めずにはいられなかった．
　無我夢中の数ヶ月が過ぎ，やや冷静を取り戻して，ある日ふと研究室の本棚の片隅で埃を被っていた"カジャール"（Cajal）という聞きなれない人の書いた分厚い 2 冊のフランス語の本を何気なしに開いて，強烈な衝撃を受けた．2 巻とも辞書のように分厚い本の全体がゴルジ法で染めた神経細胞の図と詳細な説明で満ち満ちているではないか．第 1 巻が 1909 年，第 2 巻が 1911 年に出版された本にこんなに書いてあるのに，僅か四十数年後の今日，ゴルジ法も突起の存在も学会では殆ど問題にもされず，むしろ無視されているのは何故かと不思議でならなかった．間もなく"カジャール"はスペイン人で，正しくは"カハール"と読むこと，そしてゴルジとカハールは神経系の解剖学の発展に寄与したとして

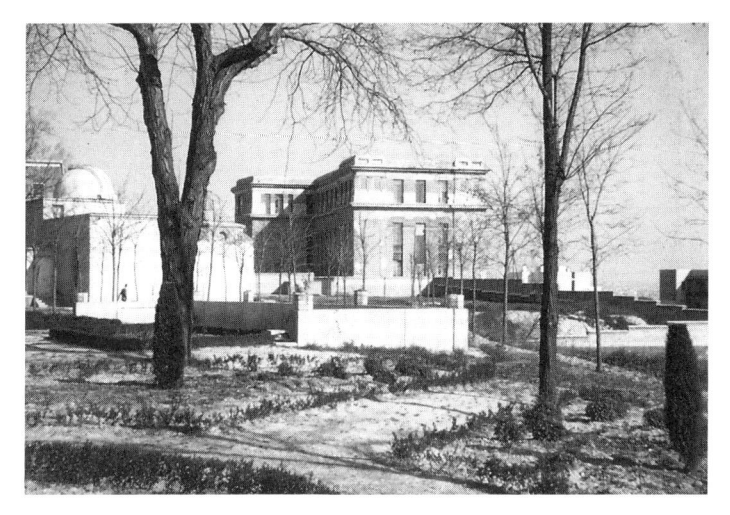

図6-1　カハール研究所

1906年には2人揃ってノーベル賞を受けたことなどを知った．それ以後その書を座右に置いて標本を見ているうちに，次第に自分の描いている図が極めて貧弱に思えてきた．カハールの素晴しい図は一体どんな標本を用いて描かれたのであろうか．カハール自身の作った標本が是非見たい．否，なんとしてでも実物を見なければならないと思い詰めるようになった．

　幸い筆者は1955年の秋からフランス政府給費留学生として渡欧出来ることになった．その翌年の3月末，復活祭の休暇を利用して，飛び立つ思いでスペインへ旅立った．マドリッドについてから地図を求め，カハール研究所の所在を確かめ，起伏の多い石畳の道をひたすら歩いて，有名なプラド美術館の脇を抜け，アトーチャ駅の近くの丘の上に，ようやくカハール研究所を見つけた（図6-1）．東大の脳研究施設の10倍以上はあろうかという壮大さと，大玄関の豪華な扉が錆付いているなど，主亡き後の寂れた外観の対比に意外な感じを受けた（現在のカハール研

究所はマドリッド市内の別の場所に移ったと仄聞している）．やっと見つけた通用口のベルを何べんも押してやっと出てきた門衛らしき男はスペイン語しか話さない．身振り手振りでやっと分かったことは，今日は復活祭で休みの一点張りであった．こちらも負けてはならじと，日本からわざわざ来たのだ，カハール先生の標本を見せて欲しいと必死で粘った．相手も根負けしたのか，ようやく中へ入れてくれた．ひんやりとした天井の高い広々とした建物を2階まで上り，"カハール記念室"に導かれた．中は2つに分かれ，最初の部屋には彼の礼服，ノーベル賞をはじめ彼が受けた数々の賞状やメダルが所狭しと飾られ，次の部屋には彼の実験室の再現らしく，実験机，標本製作用の器具や薬品類，顕微鏡，標本棚，彼の手による多数のスケッチなどがぎっしりと並べられていた．スケッチは全て見事で，彼の著書で親しんだものが次々と目に留まり，ペンや鉛筆のあとが生々しく，圧倒的な迫力で迫ってきた．渡欧直前まで自分でもゴルジ標本をスケッチし続けてきたので，これだけのものを仕上げた努力のほどをいくらかでも追体験でき，細い軸索やそれから枝分かれするさらに細い側枝を追ってゆくカハールの息吹すら感じられて深く感動した．

　肝心なのはカハール自身の作った標本である．案内人に頼んで標本棚から数枚出してもらい，顕微鏡で覗く前に，先ず標本を窓の光にかざして見た．標本にはラベルも何も記されておらず，ラットかウサギの脳らしい．切片を覆っているバルサムは古びて褐色と化し，乾ききって一部にはひび割れすら見える．これでは神経細胞などはすでに色褪せてもう何も見えないのではと訝りつつ，こわごわと顕微鏡を覗き込んだ．不安は一瞬にして驚きに変った．なんという繊細さであろうか．切片全体がほぼ一様に染まり，染色時に起こりがちな不定沈殿なども全く見当たらない．カハールの晩年に作ったものとしても既に20年以上は経ってお

り，その初期の作とすれば50年以上は経っているはずだ．そんな時間の隔たりを寸毫も感じさせない網膜に焼け付くような迫力であった．自分の作った標本が到底その足元にも及ばないことを思い知った瞬間であった．

研究所を辞して，その近くのレティーロという大きな公園の新緑の木々の下のベンチに思わず座り込んだ．しばらくは放心した状態で，周囲で闘牛士の真似をして遊ぶ子供たちをただ呆然と目で追っているばかりであった．気が付くと，今見てきたばかりのカハールの標本が目の前にちらついて，冷めやらぬ興奮と同時に，やり場のない虚無感がつのり，この偉大なる先人の跡にはもう何も残っていないという思いだけが残った．

その後，スペインの他に，スウェーデン，ノールウェイ，西ドイツ，オーストリー，オランダ，ベルギー，スイス，イタリアの著名な脳研究施設を訪問したが，少なくも私の回った範囲で，ゴルジ染色をやっている研究者には一人も会えなかった．帰国の船中，自分はどういう道を歩むべきかに思い悩む日々を過ごした．

帰国すると，何よりも先ず，カハールに関する伝記的資料を集め，彼の人となりと研究者としての系譜を調べてみた．誠に意外だったのは，彼が研究者としては外国留学など一切せずに，スペイン国内だけで自力独行で自らの学問を築き挙げたことと，彼が初めてゴルジ染色標本にめぐり合ったのが35歳の時で，それから本格的に脳の研究を始めた誠に晩学の人であるということであった．彼の自叙伝によれば，彼も脳の研究を始めて間もない頃，次のように漏らしている．「不幸にも，私は第一級の発見をするにしては少々遅きに失した．何人かの人々が，私より以前に延髄や橋の諸核の構造分析にゴルジ法を用いて成功し，第一級の発見をやり遂げてしまっていた．こうして私は既に刈り取りの済んだ畑

で落ち穂拾いをせねばならなかった．それでも何ほどかのものを集め得た．それはこまごまとしたことを完成させ，一層詳細に記載するという，輝かしいというよりもかなり骨の折れる仕事であった」．こう漏らしつつ，彼は忍耐強く研究を続け，やがて幼弱動物の脳で非常に厚いゴルジ切片を作り，神経細胞から出る樹状突起，軸索および側枝を長い距離にわたって追跡し，それらの相互関係から独自に"ニューロン説"を創設して，神経科学に不朽の業績を残すことになったのである．

このことを知るに及んで，カハールほどの巨匠にしてもこの言ありかと感じ入り，それなら自分はどんなことでもよい，カハールの落ち穂拾いに徹しようと意を決して，再びゴルジ法に立ち戻ることになった．

樹状突起図譜の作成 ── 閉鎖核と開放核

カハール以後，ゴルジ法による報告は決して数多くはなく，なかでも樹状突起や軸索から出る側枝について充分な考慮を払ったものはごく限られている．この点に関して，カハールの最後の門弟ロレント・ド・ノーは，1933年，ゴルジ法による大脳皮質，ことにアンモン角についての，現在我々の知る限りの最も精細な記載を行いながら，次のように述べている．

「ゴルジ法にたずさわっていない人々は，恐らく我々の細胞の分け方を人工的で余りにも極端だと思うかもしれない．しかし，逆の方が真実である．この分け方では余りにも不完全である．ゴルジ，サラ，シャッファー，ルガロ，ケリカー，そして主としてカハールならびに私のこの拙い努力にもかかわらず，アンモン角に関する現在の記載は精々まだ予報程度のものに過ぎない．ところでこの論文に記載した細胞のタイプのおのおのは完全に証明されたものである．もし2つの細胞が同種の軸索

を持っていても，樹状突起の広がりが異なるならば，それは異なるタイプに属するのである．なぜならば，それらは異なったインパルス（神経線維の活動電位）を受けるからである．もし2つの細胞が同種の樹状突起を持っていても，軸索の分かれ方が違うならば，この場合も異なったタイプに属するのである．なぜならば，それぞれのインパルスを違う方法で伝えるからである．我々がここで記載した細胞は全て異なる軸索，異なる樹状突起をそなえているからである．」

　筆者はこの厳しい言葉を胸におさめて，再び，不定沈殿などに悩まされるなどの苦い失敗を繰り返しながらゴルジ切片を作り続けることになった．そのうちに，カハールにはまだ遠く及ばずながら以前よりは描画に耐え得る標本が作れるようになり，カハールの落ち穂の中にいくつかの未解決な問題が潜んでいることに気付くようになった．

　先ず気付いたことは，カハールやゴルジ時代の図はいかに見事であっても，何処にも尺度が入っていないことであった．カハールのニューロン説によれば，樹状突起は細胞体とともに，それらの表面に他の細胞から来る軸索やそれらの側枝と接触してシナプスを作る重要な刺激受容表面であると考えられている．

　手始めに，筆者は樹状突起の形や機能の異なる5種類の細胞を選び，それぞれの100個の細胞について，細胞体と樹状突起の表面積と体積とを比較測定してみることにした．選んだ対象は感覚性の前庭核細胞（ダイテルス細胞），運動性と考えられる脳幹網様体の大細胞，アンモン角（海馬）の錐体細胞と顆粒細胞，聴覚性の内側膝状体の細胞である．

　その結果，前庭核細胞と脳幹網様体の直線状長突起型の細胞では，数値には少々の差はあるが，傾向はほぼ同じである．すなわち，表面積は細胞体を1とすると，樹状突起のそれは3〜5倍，体積ではその逆である．そして細胞体が大きくなるにつれ，樹状突起の総長，表面積，体積とも

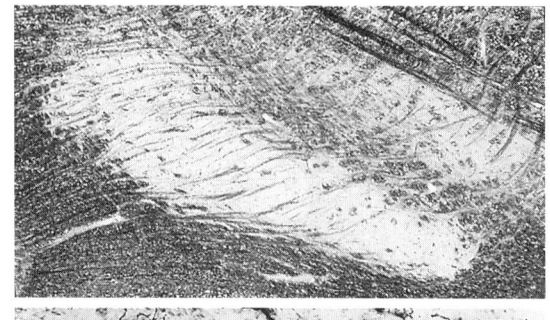

ワイゲルト標本

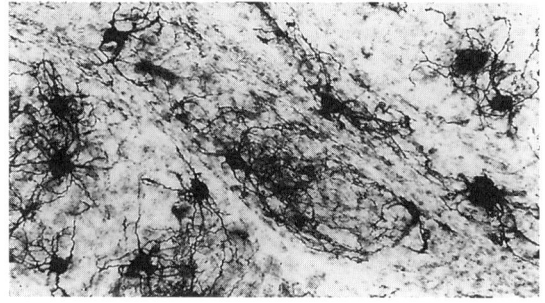

ゴルジ標本

図 6-2　延髄オリーブ核

ほぼ直線的に増加する．つまり細胞体が大きくなるにつれ，樹状突起の枝振りは豊富となり，受容表面が増大することが分かるとともに，樹状突起は細胞体を中心にほぼ半径 300 ミクロンの球状の空間に分布することも明らかとなった．長突起型の一変形であるアンモン角の錐体細胞は，頂上樹状突起（皮質の表面に向かうもの）と基底樹状突起（逆に白質に向かうもの）の複雑化によって細胞体に対する樹状突起の受容表面としての比率は著しく増大する．これに対してアンモン角の顆粒細胞では，細胞体の表面を 1 とすると樹状突起のそれは 5～8 倍に達する．また，視床の大部分を占める短突起型の代表格である内側膝状体細胞では，樹状突起の表面積は細胞体のそれを 20 倍以上も凌駕するのが普通である．

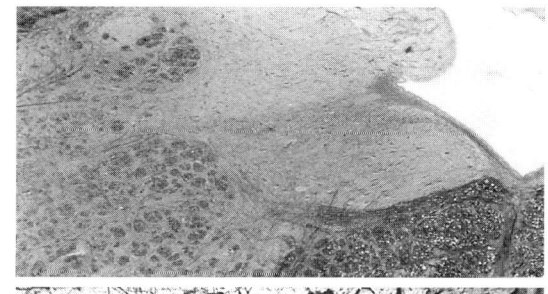

ワイゲルト標本

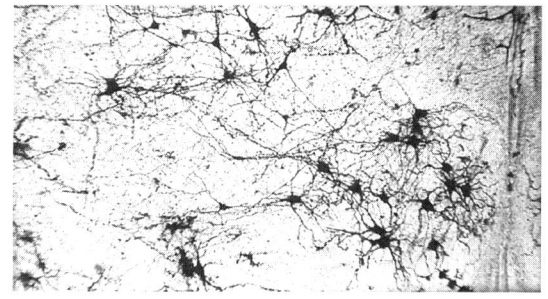

ゴルジ標本

図 6-3　舌下神経核

　ところで，脳幹部にはいろいろな細胞集団や線維束が入り混じって存在し，これら各構造物の間は，ワイゲルト染色標本やニッスル標本での所見に基づいて，一線を以って明確に区別されている．しかし，ゴルジ染色標本で樹状突起の広がりを系統的に調べ，前二者の標本での所見とつき合わせて見ると，境界付けはそのように単純ではないことが分かる．

　例えば，延髄オリーブ核をワイゲルト標本で見ると（図 6-2），その境界は明らかであり，この核の場合には，ゴルジ標本で見ても，細胞は曲線状短突起型で，樹状突起はこの境界内に留まっている．しかし，舌下神経核では事情が異なる（図 6-3）．ワイゲルト標本では，境界は比較的はっきりしているが，ゴルジ標本では，樹状突起が核の境界を越えて，周囲ことに網様体の中に伸び出ている．これは既にカハールが核外樹状突起として記載しているものに相当する．さらによく見ると，網様

体の細胞の樹状突起がこの核内に侵入している．ニューロン説が云うように樹状突起が受容器であるとすれば，樹状突起の広がっている範囲がそれぞれの核の真の守備範囲となるわけで，舌下神経核と網様体についてみれば，ゴルジ標本以外の標本によって引かれている境界よりはもっと広いことになる．すなわち，舌下神経核と網様体の間には相互の樹状突起による重なり合いが存在することになる．

　このような見方からすれば，延髄オリーブ核のように樹状突起が従来のワイゲルト標本やニッスル標本による核の境界から外へ出ないものと，舌下神経核のように核の境界を乗り越えるものとが区別されることになる．筆者は前者を樹状突起についての**閉鎖核**，後者を**開放核**と呼ぶことにした．

　このような観点に立つと，閉鎖核同士が隣り合う場合は，境界は従来通りでよいが，開放核と閉鎖核が隣り合う場合には，両者の間に相互の樹状突起によって覆われる共通の場が存在することになる（図 6-4 右）．すなわち，閉鎖核の範囲の灰色部分に，出血，軟化，炎症などの病巣が生じた場合，あるいは動物実験で破壊や刺激を加えた場合には，ワイゲルト標本やニッスル標本で調べたのでは，開放核には直接の傷害はないと判定されるだけであるが，ゴルジ標本での所見を加えれば，開放核の樹状突起は直接影響を受けるわけであって，何らかのそれによる症状の発現を想定しておく必要がある．また，開放核の中に終わる線維束の終末は，閉鎖核の樹状突起ともシナプスを営むことを考慮しておかねばならない．開放核同士が隣り合った場合も同様で，その場合は両核の境界外でも，両核の樹状突起は重なり合うことになる（図 6-4 左）．2 つの開放核の間の重なり合いは 500 ミクロンから 1 ミリメートルぐらいのものであるが，1 ミリメートルというといかにも小さいように思われるが，人の延髄の横径，縦径ともに 2 センチメートルに満たないことを考え合

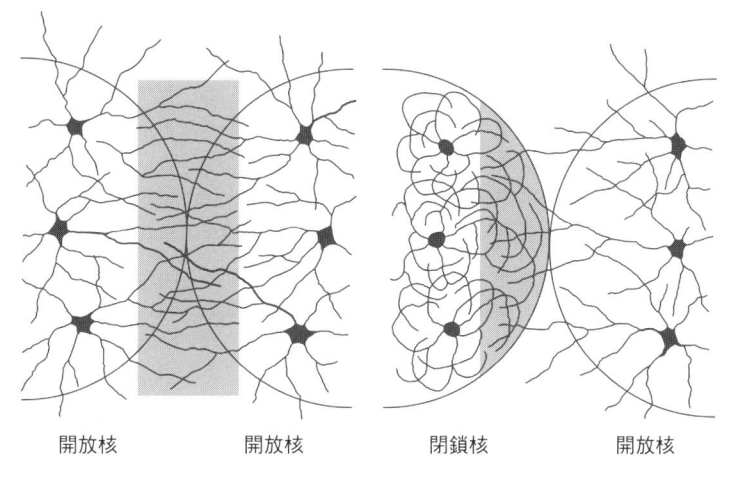

図 6-4　開放核と閉鎖核
説明は本文.

わせれば，決して看過できない大きさである．

　脳幹では，脳神経起始核は，顔面神経核と三叉神経運動核を除き，全て開放核に属し，感覚核は，三叉神経脊髄路核は除き，全て閉鎖核に属する．また，視覚系の上丘は開放核，聴覚系の下丘は閉鎖核である．延髄オリーブ核や橋核を含み，小脳に線維を送る諸核は，側索核を除き，全て閉鎖核である．

　さらに，注意すべきは，正中線近傍の細胞の或るものは，正中線を越えて反対側へ数百ミクロンにわたり樹状突起を送っていることである（図 6-5）．これはベルギーの解剖学者ヴァン・ゲフーフテンが記載命名した**原形質交連**に相当し，正中線も明解な一線ではないことになる．ある線維束の終末がこの正中線近傍に達して終わったとしても，単にその側，その場所に終わるとは結論出来ぬことになる．若し対側の細胞の樹状突起とシナプスにより連結すれば，それは直ちに他側の細胞の興奮を惹き起こすと考えられるからである．

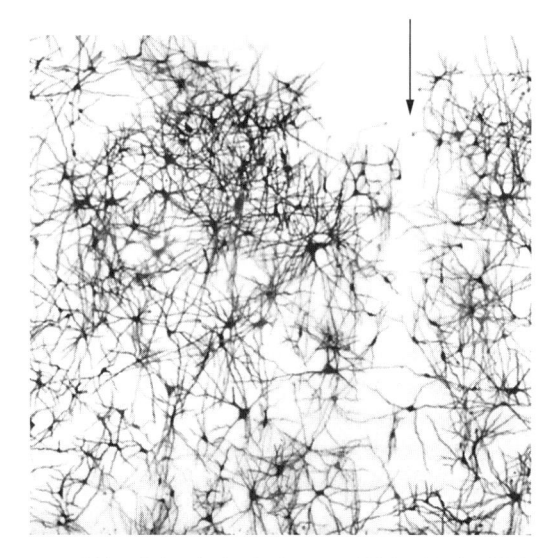

図6-5 脳幹正中部（↓）を越えて反対側に伸びる樹状突起

　筆者は，こうした機能上の意義も含めて，樹状突起の分布様式から見た"閉鎖核"と"開放核"の区別を提唱した以上，延髄のみにとどまらず，脳幹，間脳，大脳核および大脳皮質の一部（特に海馬）にわたり，樹状突起の正常分布図が是非必要であると考え，ネコ脳を用いて，約30年かけて作成した．

　その製作過程の概略を説明すると，先ず，描き残すに耐えるよく染まったゴルジ・コックス法連続標本を作るのに15年を要した．ゴルジ図の作成には，延髄から終脳までの連続切片の中から等間隔に31枚を選び出し，各切片の全面にわたり顕微鏡の視野を少しずつずらして連続写真を撮り，それらを引き伸ばし，順序に貼り合わせた上で，ベニヤ板に貼りつける．カハールの多数のスケッチには一切尺度（スケール）が記されていないので，その欠を補うために，各図には尺度を明示した．描画のためには，写真の上に，常温で伸び縮みしない，精密機械や航空機の

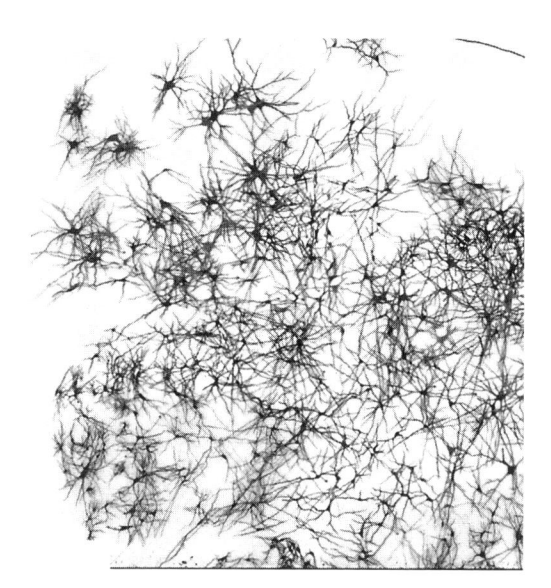

図 6-6　ネコ脳の樹状突起分布図
本書扉にカラー写真を掲載している．

設計に用いるプラスティックの薄紙を載せ，その上に顕微鏡を載せ，神経細胞の細胞体から出る樹状突起を一本ずつ追ってゆくことになる．最初のうちはトレースには黒鉛筆を用いたが，突起が錯綜すると，どの突起がどの細胞のものか分からなくなるので，最終的にこれを避けるために，8色の色鉛筆を用いることになった．そのうち，赤，橙，褐および桃色の暖色系統は細胞体が40ミクロン以上の大細胞を，紫，緑，濃青および淡青色の寒色系統はそれ以下の中および小細胞を表すことにした（図 6-6）．

　最大の難関は8色のゴルジ図の印刷用の版を作ることであった．下絵だけで700枚近い図が必要であった．この作業は家内の直子が担当した．細く長い樹状突起のトレースには，テンの毛で作った面相筆が墨の含みもよく，長い突起を一気に引けることも幾多の苦労の末に会得し，

この作業には足掛け7年を要した.

　長期に亘った家内の作業中,アメリカのセントルイス大学の解剖学者カウワン（W. Maxwell Cowan）夫妻やフランスのリヨン大学の生理学者ジュヴェ（Michel Jouvet）氏などが拙宅まで見学に訪れてきたりした.ジュヴェ氏などは,自分の亡くなった夫人を共同研究者として散々苦労させたことも忘れて,「日本の研究者は女性の労力を酷く搾取する」と言って私をからかったりした.

　ゴルジ図が出来上がっても仕事が終わったわけではなかった.先にも繰り返し述べたように,ゴルジ染色では一枚の切片の中に存在している細胞のごく一部しか染まらない.したがってゴルジ標本だけ見たのでは染まっている細胞集団の場所を正確に理解することは困難である.このためには細胞集団や線維集団の境界が鮮明に分かるワイゲルト標本とニッスル標本との対比が必要である.ワイゲルト標本図の作成には,その大部分を舎弟の萬年徹（元東大神経内科教授）と石塚典生氏（現東京都医学総合研究所）,一部を原一之氏（元埼玉医大助教授）の協力を受けた.ニッスル標本図はゴルジ標本図と同じように,モンタージュ写真を作り,私が描画を担当して,染まった全てのニューロンと血管を選別してトレースした.完成までに足掛け3年を要した.題名も"A dendro-cyto-myeloarchitectonic atlas of the cat's brain"（『ネコ脳樹状突起-細胞-髄鞘構築学的図譜』）と決まって,ようやく岩波書店から出版にこぎつけたのは,東京医科歯科大学を停年退職する1年前の1988年のことであった.出版部数は210部,国内では110部が流布し,残りの100部は旧制府立高校の知人太田清藏氏（元東邦生命社長）からの基金提供のお申し出があり,日本学術振興会の名で,世界各国の大学や脳研究施設に寄贈された.部数が少ないために多くの方々の目に触れにくいが,現在その一揃いが東京湾の埋立地にある日本科学未来館に開設以来展示さ

れている．（※編集部注．2013 年現在，展示は終了している）

　残念なことに，この図譜は前頭断図だけで，矢状断図も水平断図も含まれておらず，また伝導路を形成して重要な役を果たすべき軸索や側枝は殆ど描かれていない．しかし，そのことを十分承知の上で私が強調したいのは，この図譜に接して感ずる脳という臓器の不思議さとそれの持つ限りない迫力である．筆者はそれに魅せられて脳の謎に挑む若人が一人でも増えることを切に望んでいる．というのも，ここでは影を潜めている軸索や側枝のために，将来，さらに詳細を極めた別の脳地図が編まれるべきだからである

単一神経細胞の細胞体の三次元的再構築

　前項で述べた『ネコの脳図譜』の作成は，ほぼ 30 年を要したとはいえ，筆者自身の研究の一つの枝に過ぎない．

　図譜を作るために，ゴルジ切片で数多くの神経細胞の細胞体や樹状突起を描写しているうちに，いろいろな疑問が湧いてきた．その一つは，ゴルジ標本ではニューロンの細胞体は顕微鏡の明るい視野の中に黒々と浮いて見え，そのシルエット，すなわち，その輪郭は円かったり，楕円であったり，三角形であったりと千差万別である．それらの体積や表面積を算定する場合は，従来はそれらの輪郭に応じて，球と見なしたり，楕円体と見なしたり，三角錐と見なしたりして，その大径と小径を測り，数学の公式に当てはめて値を出して事を済ませてきた．いずれにせよ，立体であろうから，たとえどんなに形が不規則でも，地図で山を表すようにそれらの表面に等高線が描ければ，それを頼りに実際の形に即して体積や表面積を測定できるのではなかろうかと夢想しながら日々を過ごしていた．

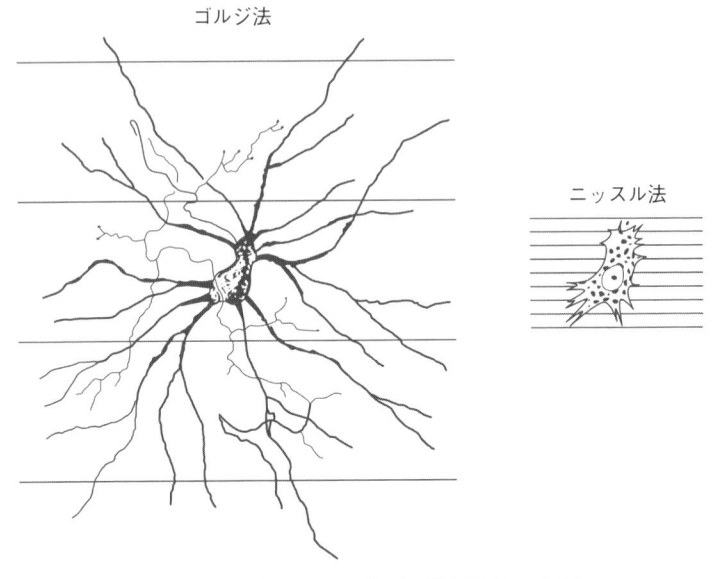

図 6-7　切片を越えて伸びる神経細胞の突起
2 本の横線の間が各切片となる．

　もう一つの疑問は，細胞体から出る樹状突起の走行を顕微鏡でトレースしているうちに,その連続切片のミクロトームによる断面に達すると，その続きは隣の切片に逃げていってしまうことであった（**図 6-7**）．理屈の上では，元々は繋がっていたのがミクロトームのメスによってやむなく切断されたわけであるから，隣り合う 2 枚の切片を元通りに重ね合わせればいいだけのことであるが,実際には大きな対象ならいざ知らず，細い突起の座標をぴたりと探り当てることは技術的には至難の業で，過去にいろいろな試みが企てられたが，全てが無効に帰している．

　1963 年 2 月のある日，岩波書店の『科学』の編集者から"脳の特集"のために脳のゴルジ染色写真の提供を依頼された．その人と話しているうちに，神経細胞の細胞体に等高線を描きたいのだが，何かいい情報が

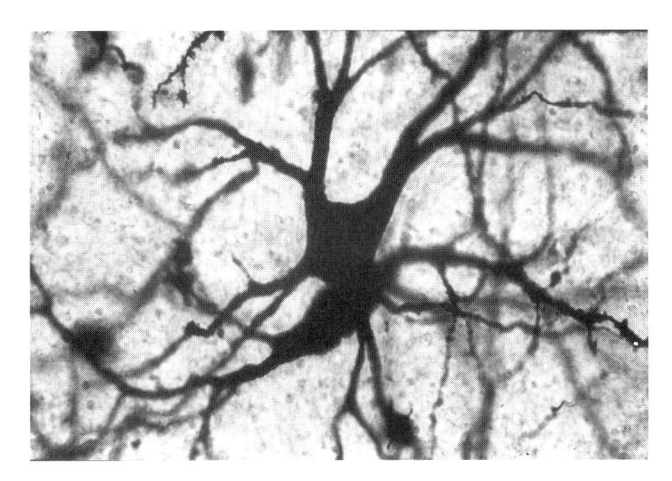

図 6-8　通常の顕微鏡観察で見たゴルジ法切片

ないかと聞いてみた．すると，等高線のことなら東大の生産技術研究所に航空写真や写真測量の専門部門があるという返答を得た．早速電話して翌々日には多くの資料を抱えて，期待に胸をふくらませて丸安隆和教授室を訪れた．写真測量の顕微鏡分野への応用には興味を持たれたようであったが，ゴルジ法の影絵ばかりの写真を眺めながら，「どれもこれもこう真っ黒ではどうにもなりませんな」と気の毒そうに言われ，こちらもなるほど無理もないと諦めてすごすごと引き下がった（**図 6-8**）．

しかし，諦め切れず，帰りの電車の中で考えた．丁度ソヴィエットのスプートニクが月の裏側の写真を撮ってきた頃のことであった．素人考えで，地球からは見えない裏側の写真が撮れるとあれば，何処からか光が当たって光っているのだろう．ゴルジ法のニューロンが真っ黒といっても，顕微鏡観察では下から照明しているから細胞体の裏側は明るく，我々観察者の目には影絵しか見えないのだ．それなら標本に斜め上から光を当ててみたらどうかと思いついた．研究室に戻ると，中庭に捨てられていた大型の冷蔵庫の厚紙のケースを拾ってきて俄か暗室に仕立て，

ニューロンの真景を求めて　● 171 ●

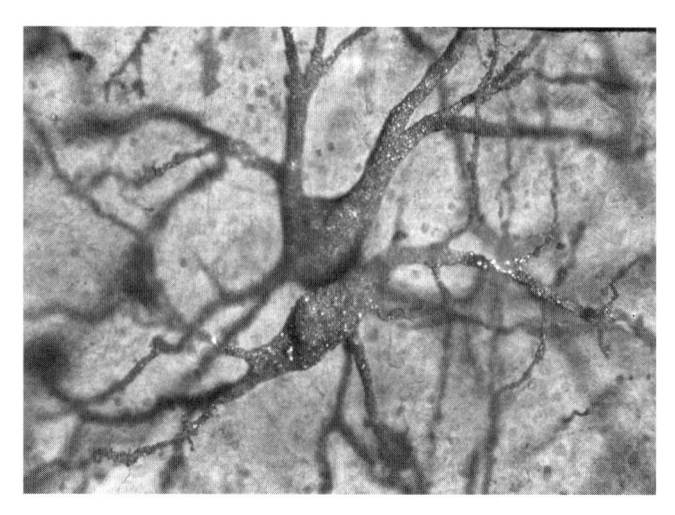

図 6-9　落射照明で見たゴルジ法切片

　戸棚に眠っていた旧式の照明装置を引っ張り出して，標本を斜め上から照明してみた．いわゆる落射照明をやってみたわけである．顕微鏡を覗いてみて思わず嘆声を発した．影絵とは全くこと代わり，鮮やかにニューロンの鍍銀された表面がきらきらと輝いて見えるではないか．それに，これまでの下からの照明だけでは，細胞体の影絵の中を突起が走っている場合，果たしてこれがその細胞から出たものか，あるいは他の細胞から出たものが単にその傍を通過しているだけなのかを判定することが殆ど困難であったが（図 6-8），落射照明ではそれらのことが一目瞭然だった（図 6-9）．

　早速この写真を生産技研に持ってゆくと，これなら使いものになりそうだということになり，そこで紹介された国際航業の中村貢治氏に技術的な詳細を伺うとともに，自分でも勉強しつつ，全く未知の写真測量という分野と取り組むことになった．

　ところで，顕微鏡による写真測量には，それに即した機器が必要なこ

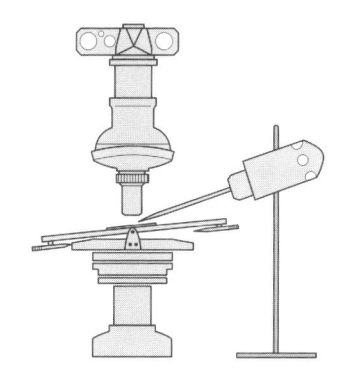

図 6-10　落射照明装置と傾斜可能載物台

とが分かってきた．普通の航空写真の場合は目標の上を航空機が航跡を変えて 2 度飛行し，広角のしかも焦点深度の極めて深いレンズで写真を撮り，その際 1 回目の撮影範囲と 2 回目のそれが大幅に重なり合うようにするのが鉄則である．しかも，この重なりの大きいことが立体視ならびに等高線の描画に重要である．ところが，顕微鏡写真の場合は，カメラは固定されており，同じ対象を異なった 2 方向から撮影するには標本を水平移動するしかない．しかも，顕微鏡の視野は極端に狭く，ねらう細胞を 1 回撮影し，立体視に必要な重なりを取るために標本を動かしてゆくと，忽ち視野から消えてしまう．この問題を解決するために，日本光学の研究室に技師の上野正氏を訪ね，事情を説明して援助を要請した．

やがて 3 ケ月も過ぎた頃，上野氏から連絡が入り，駆けつけると，試作品ですがと口ごもりつつ，出来上がったばかりの顕微鏡による立体写真撮影装置が示された．

それは，落射照明専用の照明装置と左右に 6 度ずつ傾斜可能な顕微鏡載物台をくみあわせたものであった（**図 6-10**）．前者は顕微鏡照明装置のコンデンサーの焦点に，細いガラス棒を接着したもので，焦点に結ん

ニューロンの真景を求めて　●　173

だ強い光を途中で弱めずに，しかも標本を傷める恐れのある熱を伝えぬ利点を具えていた．後者は顕微鏡の載物台は水平なものと言う常識を破る独創的なもので，左右に 6 度ずつ傾けることによって立体視に必要な重なり合いを十分に確保してくれるものであった．その上，航空写真用レンズに比して普通の顕微鏡用レンズはいかにも焦点深度が浅く，倍率が高くなればなるほど浅くなることに対する策として，対物レンズには金属顕微鏡用の絞りつき長焦点レンズが用いられていた．

　これらの新しい機器を駆使して撮った立体写真を持って，三度生産技研に足を運び，これなら航空写真用図化機にかけて実際に等高線が描けるだろうというところまで漕ぎ付けた．最終的に，生産技研の等高線描画装置で 2.5 ミクロンの間隔でニューロンの細胞体に等高線を描き入れることが出来た（図 6-11）．ところで，細胞には裏側がある．そこで標本を裏返して，その側についても同じ操作を繰り返す必要がある．同じ細胞でも表と裏では凹凸の違ったものが多く，最初のうちは裏から目的の細胞を探し当てるのに苦労した．こうして 1 個のニューロンの細胞体の全面に等高線を描き入れることが出来て，かねてからの夢が現実のものとなった．用いられた装置はスイスのウィルド社のステレオオートグラフ A7 という当時の最も精度の高い機械であった（図 6-12）．

　この図に基づいて，各等高線によって囲まれる平面の面積をプラニメーター（面積計）で測り，その総和に標高差 2.5 ミクロンを乗ずれば，形がどんなに不規則でも，体積が算定でき，さらに相隣る等高線にはさまれる台形の面積を測ってその総和をとれば表面積が算定出来ることになった．

　試みに，脳幹網様体という生命の維持に不可欠な場所に存在する大型神経細胞のうち，夫々形の異なる 5 個（図 6-13）について，先にも述べた神経細胞の細胞体の体積と表面積の従来の計算法，すなわち，影絵

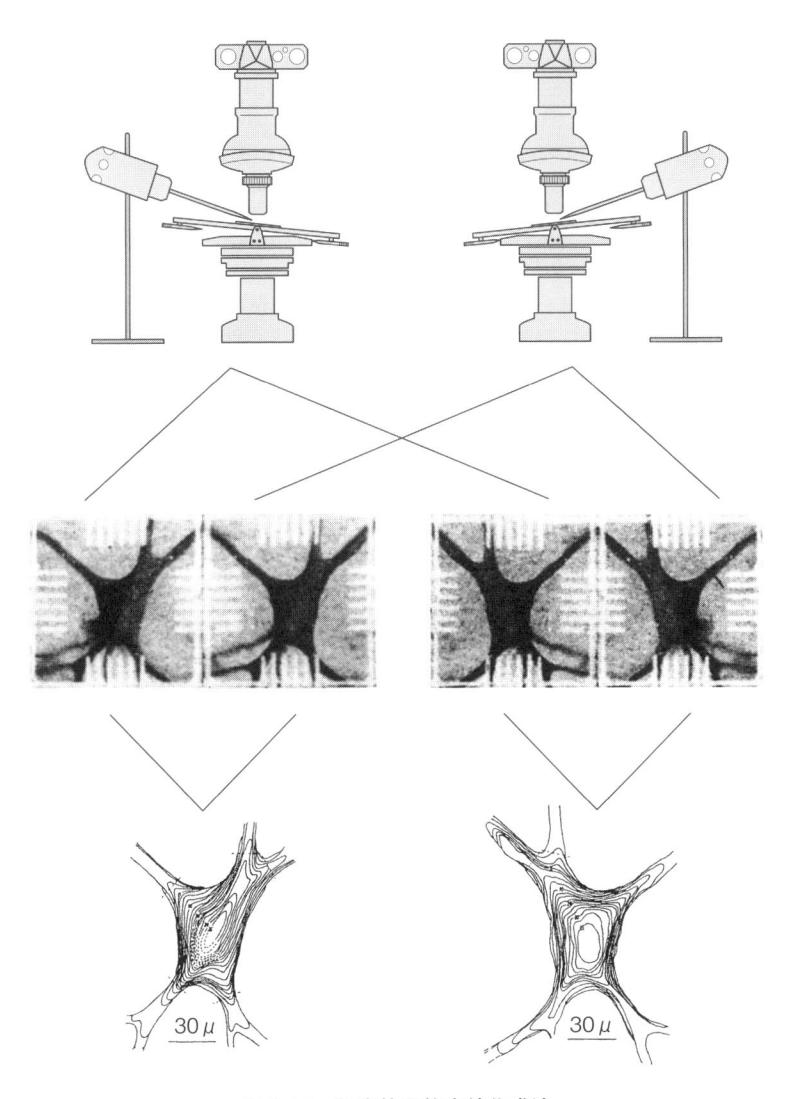

図 6-11　細胞体の等高線作成法

ニューロンの真景を求めて　　175

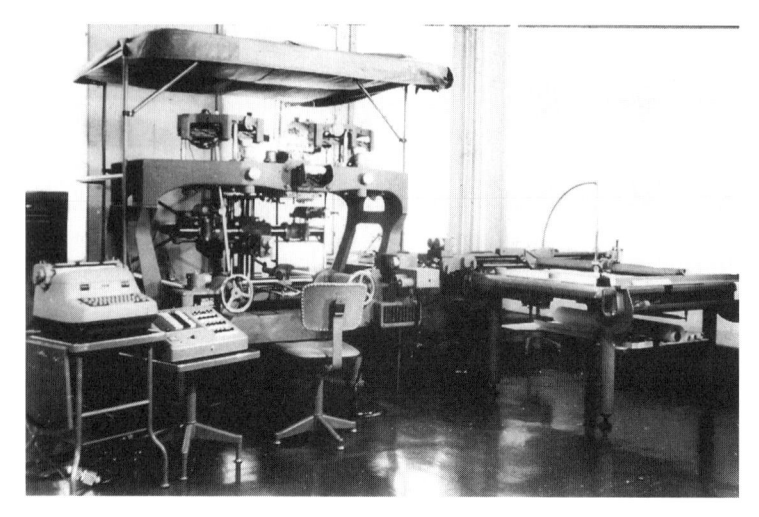

図 6-12　等高線描画装置

の輪郭に応じて，その大径と小径を測って数学の公式に則って得た体積と表面積の値と，上記の等高線図に基づいて算定した値とを比較すると，前者は輪郭と径の選び方によって値が甚だしく変動するのに対して，後者では値が接近して変動が極めて少ない．5個の平均値は表面積が80,000平方ミクロン，体積は180,000立方ミクロンであった．こうして見ると，脳の同じ場所の同じ種類の細胞は，見掛けの形が異なっても，大きさは殆ど等しいと推定出来る．

　こうして，顕微鏡による写真測量に見通しがつくと，立体写真をもっと簡単に撮れる装置があればと考えるようになった．顕微鏡の載物台を傾斜させる方式では，液体に浮んでいる細胞などを撮影する場合には，傾斜することによって対象が動いてしまうので不適である．そこで，載物台は水平のままで対物レンズやカメラを含む撮影に必要な部分の方を傾斜させることと，それに尺度をもっと簡単でしかも確実に写真に写し込む工夫はないものかという2つの問題を持って再び日本光学の上野正

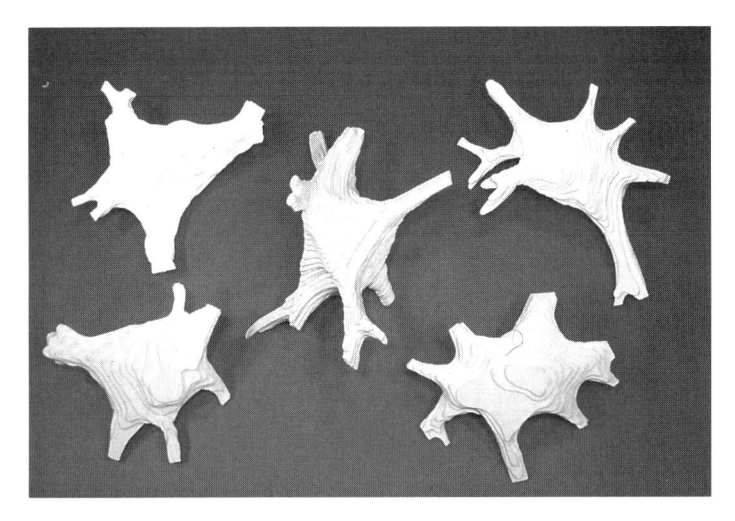

図 6-13　等高線によって作成されたニューロンの立体モデル

氏を訪ねた．いろいろ検討した結果，撮影に必要な部分は相当に重いので傾斜させるのには無理がある．そこで対物レンズを最初から 6 度傾斜させたらどうかという結論になった．この傾いた対物レンズに入った光は，組み合わせプリズムによってふたたび元の光軸に戻されてカメラに入る．この状態で写真を撮り，次いでこの対物レンズを傾けたままで 180 度回転させ，そこでもう 1 枚写真を撮れば，たちどころに一対の立体写真が出来上がる．これで第 1 の問題は解決出来た．第 2 の尺度の問題は，上野氏によって巧みに処理された．すなわち，縦横だけでなく，深さも加えた三次元の尺度も一度に写真に写し込もうというのである．1 枚の円いガラス板には 1 辺が 3 ミリメートルの正方形の 2 次元の尺度を刻む．上下の 2 辺の中央部は空白にして残す．他の 1 枚にはこの 2 辺の中央部にあたるところに 2 つの球形を刻む．この 2 枚のガラス板を 6 ミリメートルの間隔をおいて組み合わせて尺度板とし，光源の前におく．次いで顕微鏡の載物台の下の集光用コンデンサーの代わりに対物鏡を逆

ニューロンの真景を求めて　●　177　●

さにおき，これを通して標本の中で測定しようとする細胞の周りに尺度を結像させる．その時尺度は正方形の 1 辺が 150 ミクロン，球形の面とこれの左右にある直線の面との上下の隔たり，すなわち，深さの差が 15 ミクロンになるように予め計算されてあり，対物鏡は縮小系コンデンサーとして作用するわけである．この 2 つの全く新しい工夫によって，三次元の尺度を具えた一対の立体写真が極めて速やかに撮影できることになった．

樹状突起の切片越え追跡

細胞体はこれでよいとして，次は樹状突起の広がりの全貌を捉える番である．切片を作るためやむなく分断された断端同士を元通りに繋ぎ合わせれば，これらを全部捉え得るわけである．切片を下方から照明するだけでは断端を正確に捉えることは困難であったが，この場合も斜め上からの落射照明が実に有効なことが分かった．この照明下に 1 枚の切片の最上面に焦点を合わせるとその面上の突起の断端がはっきりと識別できる．そこでその面全体のモンタージュ写真を作る．次にこの面と隣合う切片を裏返して先の面と相対する面を上にして，同様のモンタージュ写真を作る．こうして出来た両面の写真の上に方眼を書き入れたトレーシング・ペーパーをおき，顕微鏡で標本を覗きながら夫々の神経細胞の突起を記録して行く．その後で方眼を頼りに両面の断端を照合すればよい（図 6-14）．もし突起が長くて数枚の切片に及ぶ時は，同じ操作を忍耐強く続けなければならない．その上で各突起の太さや長さをマイクロメーターで測定する．しかし，こうして得られる長さの値は平面への投射長に過ぎない．ところが，標本の中では突起は様々な角度で走っているのが普通であるから，各枝の切片内における断端の初めと終わりの高

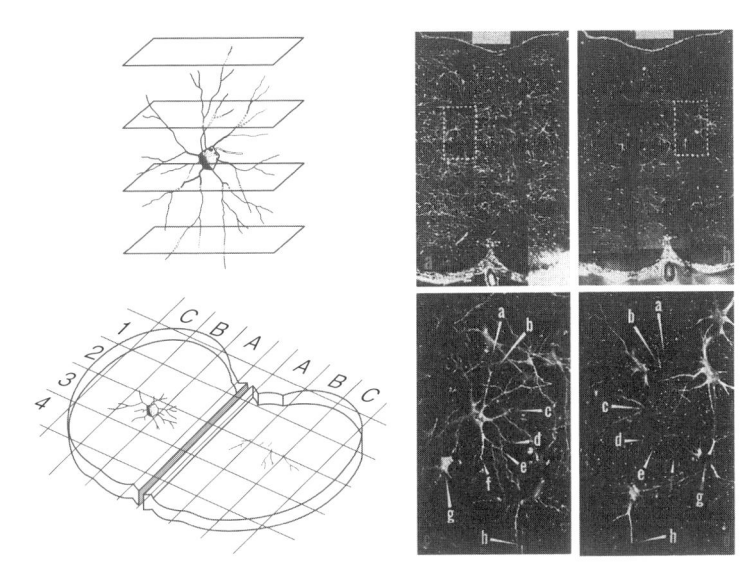

図 6-14　ニューロンの立体写真撮影法

さの差を顕微鏡の微動装置の目盛りから読み取り，その値と投射長の値とから実長を計算して細かい修正をほどこさねばならない．ここまでくれば，後は突起を円筒とみなし，夫々の枝の体積と表面積を計算して，その総和をとればよいわけである．この作業には隣接切片の上下面のモンタージュ写真の撮影から始まって1個の神経細胞の樹状突起の全体を計算し終わるまでに大分時間が掛かり，大きな細胞では1ヶ月くらいは必要である．

　以上でまがりなりに，神経細胞の細胞体と樹状突起の全貌を捉えることが可能となった（図 6-15）．等高線図と尺度を頼りに，ボール紙を裁断して貼りあわせて，細胞体の拡大モデルを作り，樹状突起のほうは針金を用いてそれぞれの突起の走行中の太さも考慮に入れて全長を作成し，細胞体とつなぎ合わせる．こうして等高線図による単一神経細胞の

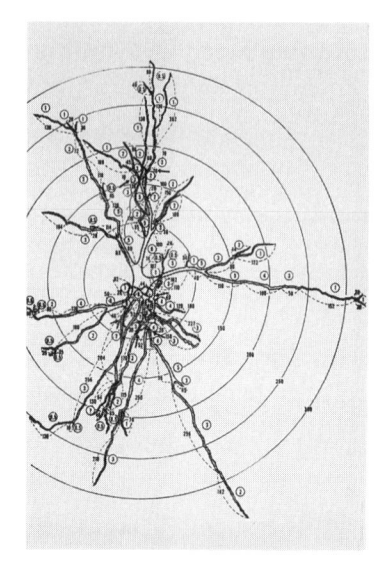

図 6-15　切片越え追跡によって立体化された樹状突起の全貌

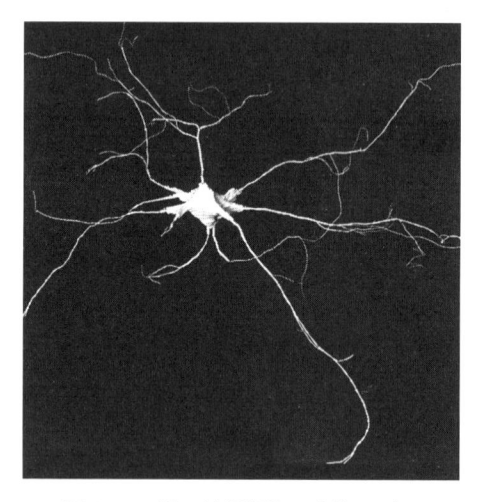

図 6-16　単一神経細胞の実体モデル

実体モデルを作ることが出来た（**図 6-16**）．元の細胞の大径が 90 ミクロン，実体モデルの大径が 18.6 センチメートルであるから，長さにして約 20,600 倍拡大したことになるわけである．

　1973 年の夏，ゴルジの母校，イタリアのパヴィア大学で開かれた"ゴルジ法発見 100 年記念シンポジウム"に演者の一人として招かれた折に，このモデルを持参，口演の後，大学に寄付して来たが，人伝てによると現在は同大学ゴルジ記念室の天井から吊り下げられている由である．

軸索の切片越え追跡

　残るのは軸索の切片越え追跡である．従来，軸索の追跡には，脳に限局的な出血，炎症，腫瘍などが起こった場合とか，動物を用いて実験的に脳に限局的な外傷を与えて，それらによって生じた変性した軸索群を，通常マルキ法や第二次世界大戦後開発されたこれに類するナウタ法（変性した軸索を鍍銀法で染色する方法）などで染色して追跡するのが普通であった．但し，これらの場合は，一定の機能を持った軸索の集団，すなわち，各種の伝導路の経路を定性的に調べるには有効な手段であるが，個々の細胞の軸索やそれから出る側枝の走行を精細に追跡するには適しない．第二次世界大戦が終わっても，この種の目的のためには依然としてゴルジ法が唯一の手段として残されていたのである．そしてロレント・ド・ノーをはじめ，欧米諸国の少数の学者たちによってゴルジ法による優れた業績が積み重ねられたが，いずれもゴルジやカハールの時代と同じく，一枚の切片内の記載に止まっていたに過ぎなかった．

　上述のように，筆者は，原理は簡単なのに，操作に手間と時間を要するために，これまで誰も手がけたことのなかった樹状突起の切片越え追跡を可能にした．これを足場に，次に，軸索や側枝の切片越え追跡を試

みた．そのためにはこれまで筆者が常用してきたゴルジ・コックス法ではなく，高価な四酸化オスミウムを用いて軸索や側枝を良く染めるゴルジ原法を用いる必要があった．たまたま，幼弱ネコの脊髄でゴルジ原法による100ミクロンの厚さの連続切片100枚が染まった．これらの切片の全てについて，樹状突起の場合と同じく，各切片の上面と下面のモンタージュ写真を作り，個々の神経細胞から出る軸索を切片を越えて追跡したが，樹状突起の場合と異なり，軸索や側枝は細くてかつ長く，走行も複雑で，一枚の切片から出た後再び元の切片に舞い戻ったり，意外なところから細い側枝が出て，それがまた意外な方向に走り出したりして，その追跡には多くの時間と忍耐を要したものの，スリルに富んでむしろ興味津々たるものであった．

　従来，脊髄内細胞は**介在ニューロン**とも呼ばれ，正式の組織学用語では，軸索およびその側枝が脊髄の一側だけに分布するいわゆる**非交連ニューロン**と，正中線を跨いで反対側の脊髄に分布するいわゆる**交連ニューロン**の2種だけが区別されていた．ところが，切片越え追跡を行ってみると，その両者の性質を兼ねるニューロンが存在することが分かった．一例を挙げると，細胞体と樹状突起が一側の脊髄前角にある中等大ニューロンの軸索の走行で，22枚の連続切片で追跡出来たものである（**図 6-17**）．右が前額断図（中心管を通る前額に平行な切断面），左が横断面投射図である．軸索は正中線を越えて反対側に渡った後2分し，1本の側枝は対側の側索の中を100ミクロン上行して途中で追跡不能になる．終末ボタンが見えないのでこれ以上は染色されなかったと推測される．ところで，他の側枝は一旦対側を600ミクロンも下行した後，再び正中線を越えて元の細胞体のある側の前角の中に数本の側枝を出して終わる．つまり，**両側分布性ニューロン**とも呼ぶべきものが存在することが明らかになったわけである．

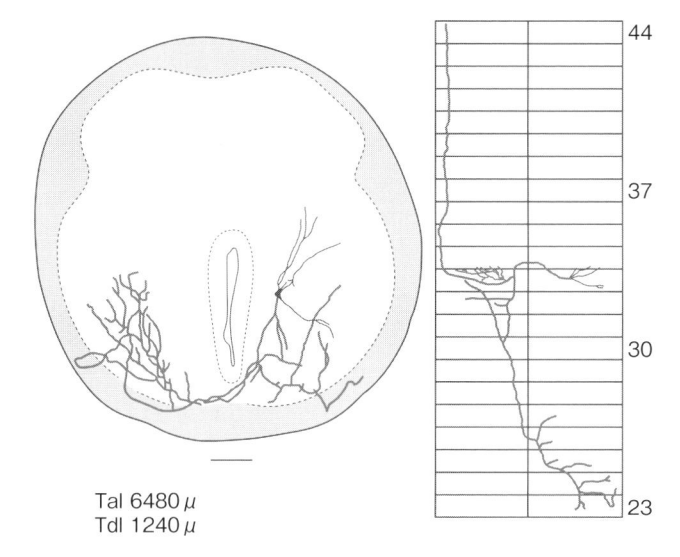

Tal 6480μ
Tdl 1240μ

図 6-17　脊髄前角ニューロン軸索の切片越え追跡

　この種のニューロンに，上位の中枢から下って来た運動性伝導路のニューロンの終枝がシナプスを形成した場合は，そのインパルスは対側の同じレベルの前角細胞に伝わると同時に，さらに側索を上行する側枝を介して，さらに上位のレベルの前角に達することが想定される．他方，下行性側枝が再び正中線を越えて元の母細胞のある側に戻り，母細胞よりもかなり低いレベルの同側の前角内にインパルスを伝えることが可能と推定される．このようないわば迂回路の機能的意義，ひいては臨床的意義については俄かに結論を下すわけには行かないが，さしずめ，その下行性運動性伝導路がその両側性ニューロンのレベル以下で傷害された場合の緊急代償路となる可能性もあろう．いずれにせよ，将来，単一神経細胞のレベルで軸索や側枝の走行を切片越え追跡によって再吟味する必要があると考えられる．

標識物質の細胞内注入による単一ニューロンの三次元的再構築

 万能な研究方法というものはなく,ゴルジ法とても弱点を持っている.第一に何故限られた数の細胞しか染まらないのか,染め出された細胞がどのような性質を持ち,どのような機能を有するかが全く不明なことが決定的な欠点とされてきた.そして,ゴルジ法の原法を以ってしても,細胞体,樹状突起および軸索と側枝を含む全体像を完全に染め上げることは至難の業であることが分かっておりながらも,1960年代までは他に代わるものがなかったのが実情であった.

 ところが,1940年代の戦時中に端を発し,戦後間もない頃から,この問題の解決に非常に役立つことになるいくつかの手法が,神経細胞の研究とは関係の薄い領域で開発されつつあった.

 それは,先ず最初に,戦時下のアメリカで一部の生理学者たちが筋肉細胞を研究するためにガラス管微小電極というものを作りだしたことに始まる(**図6-18**左).これは高温で熱した細いガラス管の先端を鋭く先細りにしたもので,いわばミクロン単位の極めて細い注射針である.これにいろいろな薬品を詰めて電極として用い,単一筋細胞の細胞体の膜を貫いて細胞の内部に差込み,細胞を刺激して興奮させたり細胞膜電位を測定したりすることが可能となった.

 1950年代になると,これが脳や脊髄の単一神経細胞の生理学的研究に盛んに用いられるようになった.しかし,脳や脊髄のように多数の神経細胞が錯綜している場合は,それによって単一神経細胞の細胞内で起こっていることの生理学的記録が取れても,その細胞が脳の中の何処に位置し,どんな形をしているかが分からなければ折角の記録も宙に浮い

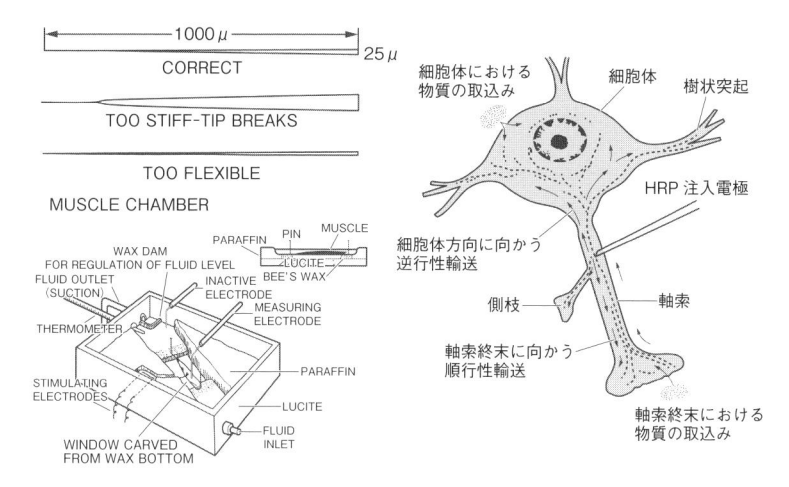

図 6-18　ガラス管微小電極（左）と微量物質注入標識法（右）

てしまうことになる．必要に迫られて，ガラス管電極で細胞内記録をとった後，その電極に詰めた金属イオン，色素，放射性アミノ酸などを細胞内に注入する試みがいくつかなされた．最初のうちは，細胞体の位置は知り得ても，突起を含めた全体像を十分に染め出すことは出来なかった．

　1970年代に入ると，最初は腎臓の機能検査に用いられた西洋ワサビ（horseradish）から抽出したペルオキシダーゼ（過酸化水素を還元する酸化還元酵素〈HRP〉）がこの目的に適することが発見され，細胞内記録をとった後，電極内に詰めた微量のHRPを細胞体あるいは軸索内部に注入してからしばし時間をおいて除脳し，連続切片を作成した後，ジアミノベンチジンという薬品でHRPを黒く見えるように可視化して，その細胞の形態の細部を解析するという方法が確立された（図6-18右）．これによって，ゴルジやカハールの時代から夢想されてきた"形態と機能の同時探求"が曲がりなりにも実現されることになった．

筆者は1977年，ストックホルムのカロリンスカ研究所でクルハイム（S. Cullheim）とケラート（J. O. Kellerth）氏らのこの方法による脊髄前角細胞の見事な標本を見て深い感銘を受けた．帰国後，この種の研究には生理学者と解剖学者の緊密な協力が極めて重要と考え，筑波大医学部生理学教室（本郷利憲教授）や東大医学部脳研究施設生理学教室（島津浩教授）と共同研究を行うとともに，自教室内でも独自に，脳幹や脊髄のニューロンについて研究を行って来た．

　ここではその一例として，筑波大の生理学教室の方々との共同研究の結果である「ネコの下肢筋に由来する固有受容系の一次求心性線維の脊髄内分布」の結果を紹介しておきたい．

　固有受容系の一次求心性線維というのは，脊髄神経節の感覚性神経細胞から出る1本の軸索が出ると直ぐに2股に分かれて，そのうちの1本は末梢性突起（この場合，樹状突起に当たる）として下肢の筋肉に向かい，他の1本は中枢性突起（この場合，軸索に当たる）として脊髄内に入る神経線維のことである．筋肉に由来する線維とは言っても決して単純ではなく，生理学的には，①筋紡錘由来の**Ｉa群線維**（以下Ｉaと略記）と，②**Ⅱ群線維**（Ⅱ），③腱紡錘由来の**Ｉb群線維**（Ｉb）の3種が区別されており，夫々機能が異なっている（**図6-19**）．**筋紡錘**とは横紋筋の中に多数存在する紡錘形の小囊で，その中に数本の筋細胞が入っていて，特に**錘内筋細胞**と呼ばれているが，この他に**筋紡錘中央部**と呼ばれている特に鋭敏な筋細胞が存在する．これらの錘内筋細胞と中央部の筋細胞の伸展を感受する感覚神経線維がＩa群線維であり，それ以外の**錘内筋細胞の錘外部**と呼ばれるものの伸展を感受するのがⅡ群線維である．両群の神経線維はともに筋伸展度に比例する頻度の衝撃（インパルス）を表すほかに，Ｉa群線維の衝撃は筋の長さの変化速度にも敏感に反応すると言われている．これに対して，**腱紡錘**は筋と腱の移行部に

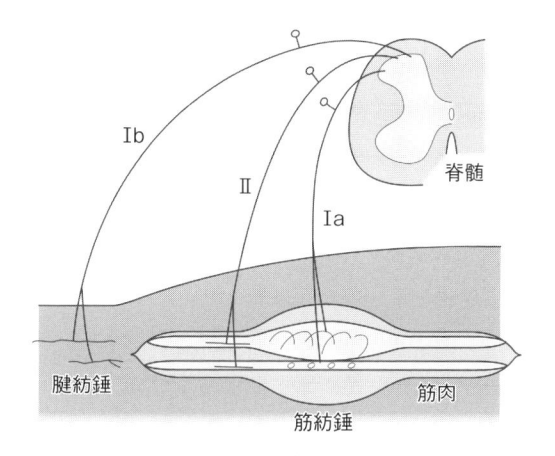

図 6-19　固有受容系の一次求心線維

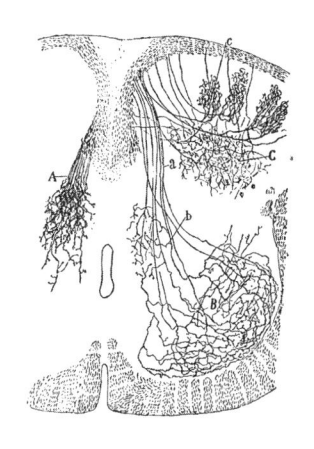

図 6-20　カハールによる一次求心
　　　　線維の脊髄内分布

近いところに数本の線維が小嚢に包まれたもので，これも筋の伸展を感知する受容器の一種であり，それに由来する感覚神経がⅠb群線維で，これの伝える衝撃は筋を単に伸展した時よりも，収縮した状態で筋を伸展した時に高い頻度になるという．

　これらの線維が脊髄に入ってどのような形で終わるかについてははっ

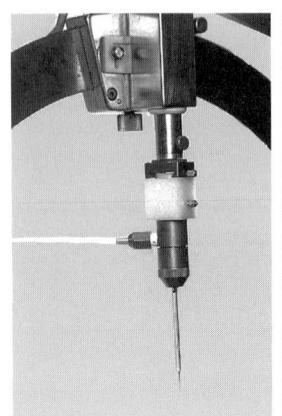

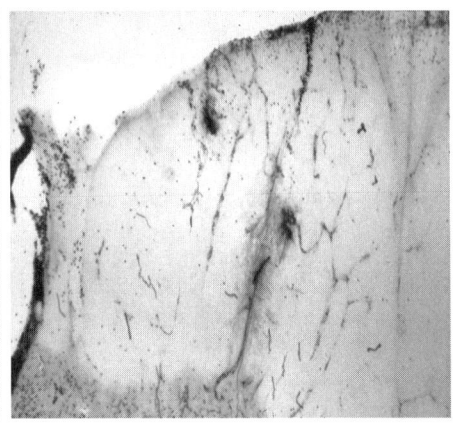

図 6-21　脊髄後索内への HRP 注入

きりしたことが分かっていないので，そのことを明らかにするのが我々の研究の目的であった．勿論，脊髄神経節の神経細胞の軸索が脊髄に入ってどのように終わるかについては，カハール（図 6-20）以来多くの人々が解剖学的に精細に分析して来てはいるが，どの線維が皮膚から来たか，どの線維が筋肉に由来するかは勿論のこと，どの線維が I a, II, I b に属するかなどの委細は，いずれも推測の域を出ていなかった．

我々は HRP を詰めたガラス管微小電極を脊髄の後索内に刺入して，1本の軸索に挿入した．次いでそれが下肢のどの筋に由来するか，そしてI a か II か I b かを生理学的に鑑別した後，その軸索内に HRP を注入した（図 6-21）．軸索は後索から後角に入って，枝分かれを繰り返して（図 6-22），途中通過ボタンを作りながらやがて終末ボタンに達する（図 6-23）．最終的に動物の血管を介して固定液を灌流した後，脊髄を取り出して連続切片を作り，先述のようにジアミノベンチジンで HRP を黒く可視化して，軸索の走行を終末まで切片越え追跡を行った．

先ずは I a の脊髄灰白質内の分布を調べてみると，**内側腓腹筋**（足首

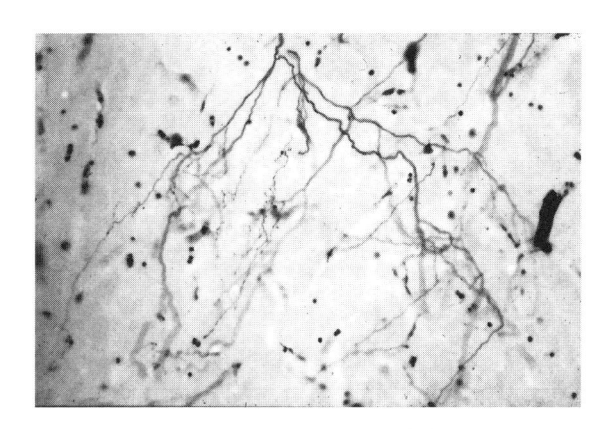

図 6-22　枝分かれする軸索

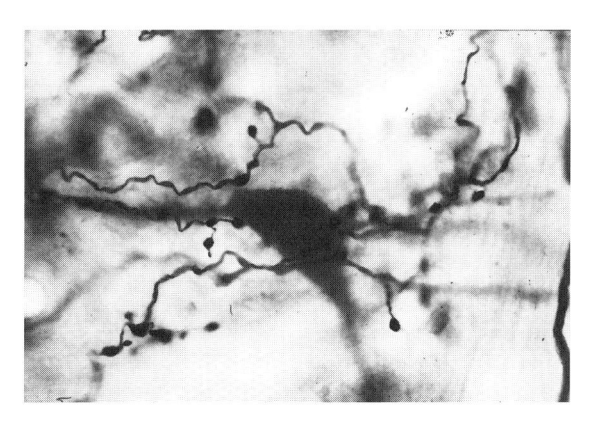

図 6-23　終末ボタン

を底屈したり,膝を曲げたりする筋)由来のIaを例に取ると(**図6-24**),後根を通って脊髄に入ると,軸索は後索内で太い上行枝と細い下行枝に分かれ,夫々から出た側枝は灰白質に入り,上行枝と下行枝はさらに上行と下行を続ける.灰白質内では後角の根元のⅤ～Ⅵ層に側枝を出した後,Ⅶ層にも細い枝を出しながらⅨ層にある内側腓腹筋の運動を支配する運動性神経細胞群に向かい,そこに終わる.Ⅸ層では1本の側枝あた

ニューロンの真景を求めて　189

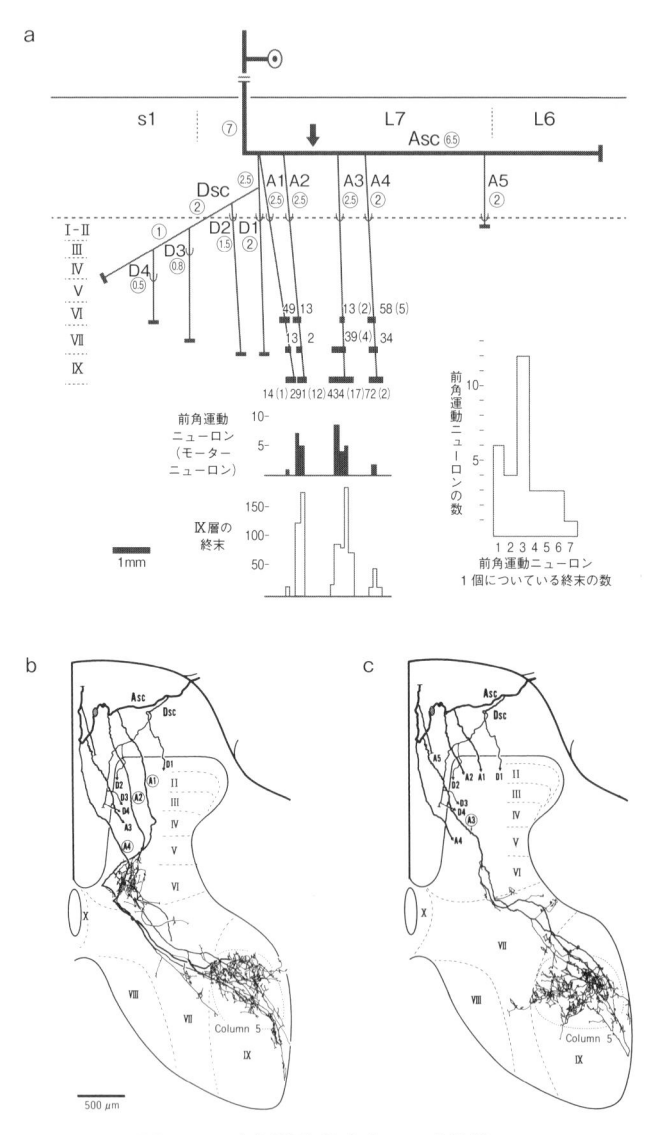

図 6-24 内側腓腹筋由来 Ia 群線維

(Ishizuka N ら, 1979/萬年甫, 原一之:脳解剖学, p238, 南江堂, 1994 より許諾を得て転載)

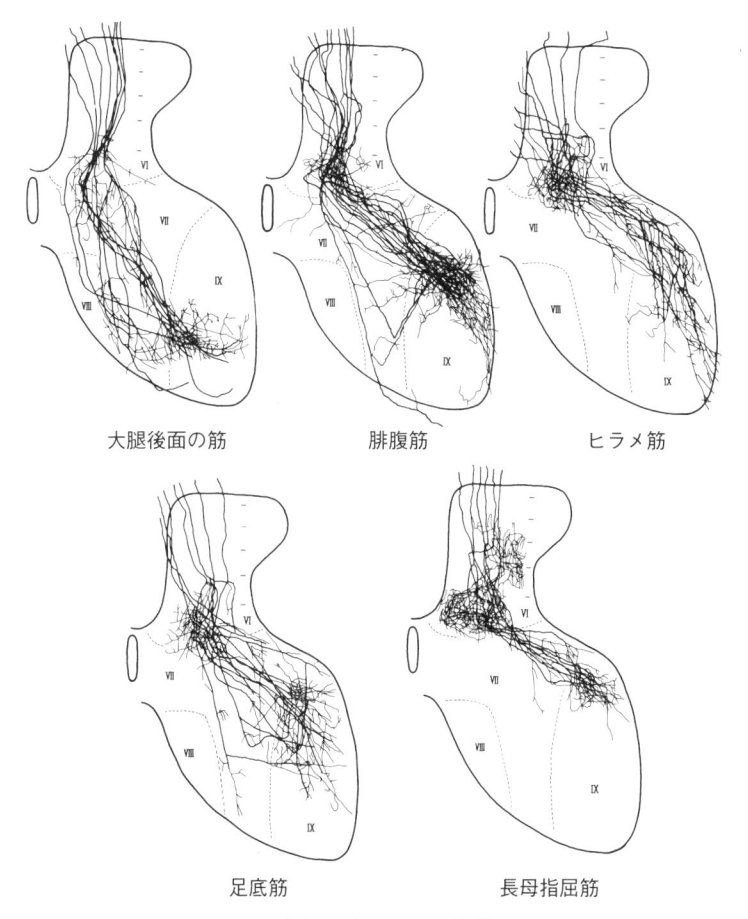

図 6-25　各筋由来の Ia 群線維の分布
（IshizukaN ら，1979/萬年甫，原一之：脳解剖学，p239，南江堂，1994 より許諾を得て転載）

り，100〜400 の終末が認められる．場合によってはこれらの終末と接触する二次神経細胞が超神経元性（transneuronal；シナプスを乗り越しての意）に染色されることもある．

　下肢のいろいろな筋（**図 6-25**）に由来する Ia 群線維の分布を夫々

何本も重ね合わせ，体の正中線（体幹）に近い筋から遠い筋へと順序に並べて見ると，**腰筋**（股関節の運動に関係する），**内側腓腹筋**，**ヒラメ筋**（足の底屈），**足底筋**（足の底屈），**長母指屈筋**（足の母趾の底屈）ということになる．こうすると，体の中心に近い筋では脊髄灰白質の内側寄りを通って目的の運動細胞領域に達するが，遠いものでは段々に外側に移ってゆく傾向が見られ，それとともに長母指屈筋では他の筋と異なり，後角内の浅い層，すなわちⅢ〜Ⅳ層にも側枝を出していることが分かる．

次に**Ⅰb群線維**については，**長母指屈筋由来のⅠb**を例にとると，後索内の走行はⅠaとほぼ同様であるが，後角に入ってから出る側枝はⅤ層からⅦ層に分枝し，一部がⅨ層に達している．主な終始場所はⅤ〜Ⅵ層であるが，長母指屈筋では内側から外側にかけて広く分布しているのに対して，内側腓腹筋とヒラメ筋では，Ⅴ〜Ⅵ層およびⅦ層の内側半分の背中側にほぼ限局しており，Ⅸ層に対してはごく少数のものが僅かな側枝を送るに過ぎず，Ⅸ層には枝を出さないものも認められる．筋によって分布形式に差のあることを示唆している（図 6-26）．

残る**Ⅱ群線維**については，これも**長母指屈筋由来のⅡ群線維**を例にとれば，後索内の走行はⅠaおよびⅠbと異なることはないが，後角内の終止はⅠaやⅠbよりやや背側寄り，すなわちⅤ層を中心にⅣ層からⅥ層にわたっており，後角のみでなく，一部はⅨ層内の運動性細胞に接触しているのが認められた（図 6-26）．

以上を要約すると，**Ⅰa群線維，Ⅱ群線維およびⅠb群線維の終末**は，脊髄灰白質内で夫々部位を異にして分布していることが分かる．Ⅰaでは後角のⅥ層を中心に，Ⅴ層からⅦ層の内側部とⅦ層の外側部およびⅨ層，そして体の中心に近い筋由来のものは腹内側部寄りに，遠いものは背外側寄りという形での**体部位局在**が認められる．ⅡはⅤ層中心にⅣ

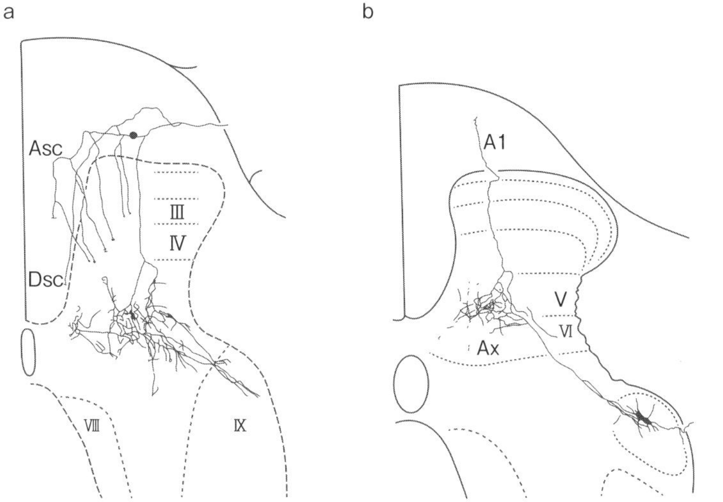

図 6-26　長母指屈筋由来の Ib 群線維（a）と II 群線維（b）
(a：石塚典生：脳と神経 35：1163-1175,1983；b：石塚典生ほか：神経研究の進歩 26：579-595,1982 より)

〜VI層とIX層で，Iaと同様な体部位局在を示す．これに対して，IbはVI層中心にV-VII層に分布することが分かった．

さらに，この後角内の終わり方にも差のあることが判明した．すなわち，Ia，II，Ibの夫々同じ太さの枝を選んで，それ以後の**枝分かれの回数**と**終末ボタン**（boutons terminaux，真の終末の膨大部）と**通過ボタン**（boutons en passant，終末より手前の膨大部）の付き方を比較してみると，Iaでは最大3回の分岐を行って終末枝に達し，ボタンはいずれも終末枝にのみ付着している．Ibでは最大5回の分岐を行い，ボタンは終末枝だけでなく，手前の枝にも付着している．IIになると，最大7回の分岐を行い，終末枝以外の枝に付着するボタンははるかに多数となる．**終末ボタンと通過ボタンの割合**は，Iaでは50％：50％，I

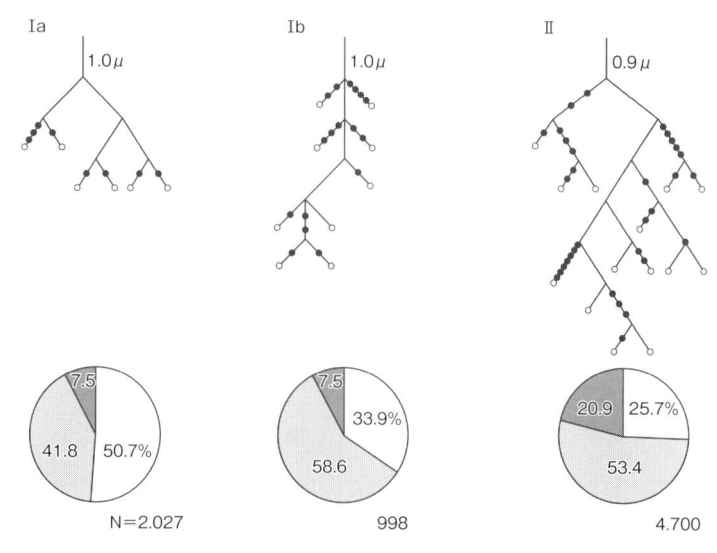

図 6-27　各群の終末ボタン（○）と通過ボタン（●）とその割合
（石塚典生ほか：神経研究の進歩 26：579-595,1982 より）

bでは 34％：66％，Ⅱでは 25％：75％となる（図 6-27）．このような差は恐らく夫々の線維が終末に達する以前に髄鞘を脱いで軸索が露出される距離の長短によるものと推測される．

　上述のように，従来均一な線維の束と見なされてきた神経伝導路を，近年導入された細胞内および細胞外注入法を用いて，単一神経細胞のレベルで再吟味して見ると，実態は想像をはるかに上回る複雑なことが明らかになりつつある．現在のこれらの方法を以ってしても，主として注入する標識物質の量がニューロンの広大な突起の広がりを満たすにはあまりに微量に過ぎるという技術的制約から，我々が研究した脊髄に入ってくる求心性一次ニューロンでさえも，その全体像はいまだに捉えられていないのであって，これらと接続するはずの二次ニューロン，三次ニューロンのこととなると，その解明への道のりははるけくも遠いので

ある．脳の神経回路の委細を解明する仕事は，先人たちの血のにじむような仕事を踏まえて，今ようやく緒についたと言っても決して過言ではないのである．嘗てわが師小川鼎三教授は「ニューロンの真の形が分からない間は，神経学の全体が宙に浮いている」と喝破された．正に至言と申すべく，その全面的解析は，今後の研究技術の進歩と相俟って，これからの幾世代とも知れぬ人々の弛まぬ努力に期待する以外に道は無いと信ずるものである．

結び　脳を透視する技術

　現代の医学の特色は，生体にメスを加えることなしに生体内部をいろいろな角度から透視する複数の技術を持ち，それらが臨床医学領野で縦横に駆使され，診断や治療に大きく貢献していることである．それらの頂点に立つのが，1970年代から登場したコンピューター断層撮影法である．

　この新時代の幕を切って落としたのは，1895年11月8日，ドイツのヴュルツブルクの物理学教授**レントゲン**（図7-1）であった．彼はその1年ほど前から陰極管から出る放射線について実験していたが，その日偶然未知の放射線に遭遇し，この放射線が未感光の写真の感光板も感光させたことを発見したのであった．彼がこの「新種光線」で初めて透射撮影したのは指輪をはめた夫人の手であった．この正体不明の放射線は彼によって「X線」と名付けられた．

　「X線」と聞くたびに，直ちに筆者の脳裡に浮かぶのは，1968年（昭和43年）5月26日の毎日新聞の日曜版に掲載された，当時同紙のボン特派員であった塚本哲也氏による「レントゲン線・現代物理学の出発点」と題する一文である．内容は，高齢ながら当時なお存命で，この歴史的

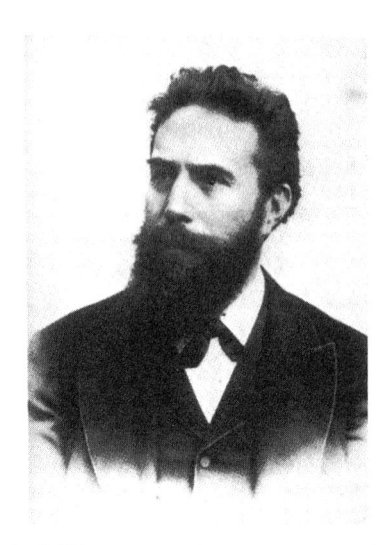

図 7-1　レントゲン Wilhelm Conrad Röntgen（1845-1923）

瞬間に居合わせた唯一人の生き証人であったレントゲン博士の養女に直接面接して収録した生々しい証言の数々である．恐らく，氏は，養父に似て寡黙であったこの婦人に面接し得た唯一人の日本人であった．

『中世風の古い石だたみの中庭を横切って，静かな養老院のうす暗い階段を登り，とある一室を訪れると，小柄で上品な老婦人がソファに身をもたせかけていた．
「私，ドンゲス・レントゲンです．昨年主人に先立たれ，なつかしい故郷に帰ってきました．私ももう 86 歳です…」
　レントゲン博士には子供がなかった．研究に没頭するあまり家庭は二の次になり，寂しがったベルタ夫人が兄の 6 歳の子供を養女に引きとった．多くのレントゲンの伝記に「博士が可愛がった美しい少女」と出てくるかつての乙女が，いまヴュルツブルク養老院に身を横たえているド

ンゲス・レントゲン老婦人である．話がレントゲン線発見のころのことに及ぶと，老婦人の静かな声はおやと思うほど張りを帯びてきた．

「私はあの時 14 歳でした．研究に夢中の父は秋ごろから帰宅もおそく，朝晩のあいさつ以外に言葉をかわすこともない毎日でした．ところがある夜，父が階段をダッダッと駆足で上がってきて，荒々しくドアをあけるなり，「お母さんはどこだ．悪魔を追い払ったぞ」というのです．いつもの静かな父とは別人でした．父は奥の部屋にいた母の手を引っぱって，ころげるように階段を降りて行きました．父がはじめて X 線で母の手を撮影したのがその時でした．忘れませんとも，あの時のことを…」

あの日，73 年前の 1895 年 11 月 8 日，ドイツのヴュルツブルク大学総長レントゲン博士によって人類がはじめて物体を透かしてみることに成功した歴史的な日の情景をただ一人の目撃者ドンゲス夫人はこう語るのである．

ヴュルツブルク大学物理学研究所は，駅を左に歩いて 5 分，旧ブライトヒャー・リンク（現レントゲン・リンク）の見捨てられたように寂しい灰色の 3 階建ての建物の中にあった．2 階の実験室と 3 階にある博士の家族の住居は 20 メートルぐらいしか離れていないが，そのころ博士は研究が白熱化してくるにつれ，ついにベッドを実験室に持ち込むというすさまじい研究ぶりで，何も知らない大学の小使いさんは「先生もとうとう夫婦仲が悪くなったか」と嘆いたという．

当時，博士が取り組んでいたのは，そのころ物理学者の注目を浴びていた陰極線の研究だった．真空管の中での放電は常に新しい色彩変化を伴う．気体の種類，希薄度，電圧に応じてちがった色が現れる．その日，陰極線放電管の内部のからくりを明らかにしようと，レントゲン博士は，たまたま真空管を黒い紙で完全に包み，暗室の中で実験していた．とこ

ろが，偶然同じ机の上にあったシアン化白金バリウム板の上に1本の弱い蛍光の線が映っていた．いままで同じような実験を重ねてきたが，明るかったのでわからなかったのだ．

長年，実験と観察にきたえられてきたレントゲン博士の鋭い目は，この一条の光を見のがさなかった．この光線は何か．追究がはじまった．真空管は黒くおおってあるので光がもれるはずはない．とすれば物体を透過する不思議な放射線が出ていることになる．蛍光板をいろいろな位置に変えて実験を試み，2メートルの距離にまで離してみたが，やはり映っていた．

正体不明の放射線なので，とりあえず「X線」と名付けた．何事も徹底せずにはおかないレントゲン博士は，彼が見つけた「X線」をあらゆる物質にあててみた．そしてしまいには研究室のドアを透射撮影し，ドアを分解して構成要素を調べ，写真の結果と比較してみたりした．

「うちの先生はとうとう気が狂った」

この時の小使いさんの嘆きと悲しみ．そして「このドア」は後年世界的に有名になった．こうして博士は偶然なことからX線がよく透射する物体と透射しない物体があることを確認し，同年12月「新種光線」と題する論文を発表した．あとになってわかったことだが，既に世界中の何人かの物理学者が同様の現象を経験していたが，深い疑問を持たずに素通りしてしまっていたのだ．だが，科学に偶然はなく，偶然は用意のできたところに宿る（パスツール）．当時欧州中に有名な同大学医学部の解剖学者ケリカー教授の手がその実験として透射撮影され，驚嘆したケリカー教授は人類科学史上，最大事件が持ち上がったと，レントゲン教授の業績をたたえた．

人間の身体の透射写真などを見たことがなかった人々は，魔法にかかったように仰天した．レントゲン博士の名はたちまち世界中に広がっ

てセンセーションをまき起こし，世界中の新聞記者がヴュルツブルクに集まったが，俗世間の名声を嫌悪した無愛想で無口な博士に会えたのは米国の雑誌記者一人だけだった．

1901 年，第 1 回ノーベル賞がレントゲン博士に与えられたが，彼は賞金全額を大学にポンと寄贈してしまった．当時，ドイツ最大の電気会社 AEG は共同開発と特許を申し出たが，これも「私の発見は全人類のものだ．一個人の利益を求むべきではない」と断固拒否した．貴族の称号も断った．彼は 1923 年 2 月，第一次大戦後のドイツ敗北の混乱を心配しながら，ミュンヘンで貧窮のうちに 78 歳の生涯を閉じる．

ドンゲス夫人は回想していう．

「父は自分自身にも私にも何一つ残さなかった．それだから，私は感謝しているのです．父は立派な教育者，立派な人間でした．私にみずからを捨てて人間のために生きるという人生の生き方を身をもって教えました」

こう語る時の老婦人の誇らかに自信に満ちた表情は，養老院で余生を送る人のそれではなかった．』

このような感動的な出発点にもかかわらず，上記のように，X 線による単純撮影では，骨と指輪は明瞭に写るが，筋，腱，血管，神経などの軟部組織は観察の対象とはならない．骨と空気を含む部分しか写らないため，二次元のフィルム上では各部分の像が重なってしまい，相互の関係が判別不能で，得られる情報が少ない欠点がある．

脳の場合，その欠を補うため，1918 年，アメリカのジョンズ・ホプキンス大学の脳神経外科教授ダンディによって**脳室撮影法**あるいは**気体脳室撮影法**が開発された．これは腰椎穿刺によって髄液を排出し，これと同量の空気を注入して髄液と置き替え，これを何回か繰り返して脳室

内に空気を注入するという操作の後，頭部のX線撮影を行う方法である．この手技によって透過度の増加した脳室の形態を写真上に写し出すことが可能になり，重大な神経学的後遺症を残すことなしに，脳室内の腫瘍をも安全に摘出することが可能になった．

　脳室撮影法が神経外科領域で画期的な成果を挙げつつあった頃，ポルトガルのリスボン大学の神経学教授エガス・モニスによって，**脳動脈撮影法**が導入された．彼はかねてより脳腫瘍の局在を的確に診断するために，X線による脳血管の影像化を志し，いろいろなヨード化合物を用いて動物実験を重ねていたが，造影剤が組織内に流入して痙攣や麻痺を起こしたり，油性の懸濁液の使用によって血栓が生じたりして，なかなか成果が得られなかった．ところが，1927年，ヨウ化ナトリウムを用いて目的を達した．

　脳室撮影法がコンピューター断層撮影法や磁気共鳴画像法の出現によって殆ど姿を消してしまったのに対して，脳動脈撮影法は今日でも神経学の各領域で賞用されている．

　繰り返し述べているように，従来の頭部レントゲン線検査では，脳は殆ど何も鑑別できない灰色の塊でしかなかったが，1972年，英国の医師にあらざる―コンピューター技師ハウンズフィールドによる**コンピューター断層撮影法（CTスキャナー）**の導入によって，脳の灰白質，白質，脳脊髄液を含む脳室の断面像が明瞭に見得るようになった．さらに，脳だけでなく，人体のあらゆる臓器の臨床的検査にも利用されるようになった．その結果，被験者に何らの苦痛も与えることなしに，病巣の正確な三次元的所在を知り，X線が透過する物質の個々の密度を定量的に測定することにより，脳梗塞と脳出血の鑑別が可能になり，ガンの早期発見も可能になるなど，コンピューター断層撮影法の出現によって医学の研究は全く新しい次元にはいることになった．

最近ではさらに鮮明な画像が得られる検査機器である**磁気共鳴画像法（MRI）**が日常検査として用いられるようになり，実体顕微鏡で観察する程度の高い解像力で，生体脳を無侵襲で観察することができる．これらの機器の改良によって，単一ニューロンの観察が可能となる日もそう遠くはないかもしれない．従来我々が用いた方法の限界を超える新たな道が開けて来そうな予見すら漂う今日このごろである．

付　録

ヨーロッパの脳研究施設を訪ねて

萬年甫

本稿は，雑誌「神経研究の進歩」2巻3号613〜623頁および3巻1号219〜236頁（いずれも1958年刊/医学書院）に掲載されたものを再録しています．（文中の明らかな誤り（変換ミスやタイプミスと思われるものなど）につきましては原文の意図を損なわないと思われる範囲内で編集させていただきましたが，それ以外は原文のままとしています）

私は1955年度のフランス政府給費留学生として同年10月渡仏し，滞欧14ヵ月，フランスの外10ヵ国を巡歴し，1957年2月中旬帰国した．フランスをはじめ，各国各地で接した脳研究施設及び学者について，思いつくままに記してみよう．

パリにて

　パリでの10ヵ月，私が通っていたのはサルペトリエール病院である．セーヌの左岸，植物園に程近い．サルペトリエールとは「火薬製造所」の意味であるが，その名の如くこの建物は，ルイ13世の時に火薬庫として造られた．次のルイ14世治下でフロンド乱後の難民救済のため，病院として用いられるようになり，主として婦女子及び孤児を収容した．慈善家として有名なサン・バンサン・ド・ポールがその組織化に努力したのである．この病院を医学史上名をなさしめた最初の出来事は，精神病患者を鎖から解き放したフィリップ・ピネルの英断である．それ迄精神病患者は牢獄に於ける重罪人同様に鎖につながれていたのを，ピネルは彼等は心を病める人としてそのいましめを解き，精神病治療に新紀元を劃した．その場所も今なお病院内に残って居り，歴史的瞬間を描いた壁画が，数々の名神経学者達を生んだ病院内のシャルコー講堂の壁に飾られている．更に病院前のあまり大きくない広場に，患者にひざまづかれ，鎖を手にしたピネルの像が建っている．

　更にジヤン・マルタン・シヤルコーが出るに及んでこの病院の名は不動のものになった．

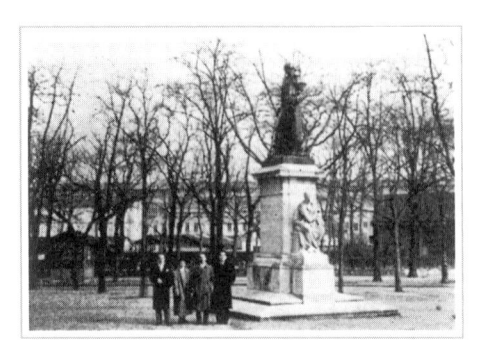

サルペトリエールの門前の広場に立つフィリップ・ピネルの像．4人の人物の右端は筆者，他はスペインとアルゼンチンからここへ留学している医師たち．一人は女医．

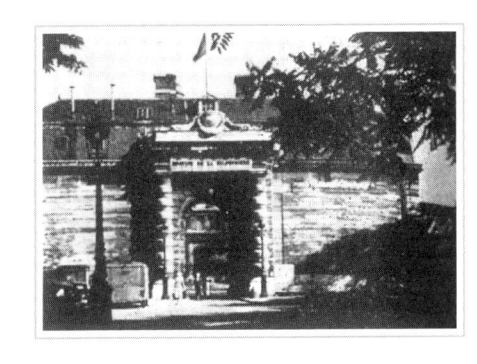

サルペトリエールの門．
左手の台の上にシヤルコーの像があったらしい．

　シヤルコーは丁度明治維新の頃に当る 1862 年から 1870 年の 8 年間に多発性硬化症，梅毒性関節症，筋萎縮性側索硬化症，シヤルコーマリー型進行性筋萎縮症の発見等，次々に大きな業績を残し，これにより集まってきた，内外の俊材を育成して近代臨床神経学の基礎をきづいた．フランス人の門弟にはブーシャール，アノー，ピエル・マリー，ブールヌヴィーユ，ババンスキー，スーク等があり，ロシアからは脳解剖に不朽の名を残したベヒテレフ，ダルクシェビッツ，ルーマニアからはマリネスコ，ウィーンからは精神分析で名をあげたフロイド，ニューヨークからはザックス等が次々とシヤルコーの門をたたいた．東大医学部の大先輩，故三浦謹之助先生も門下生の一人であられる．病院内にはシヤルコー講堂，シヤルコー研究室，シヤルコー図書館等，シヤルコーの名を冠したものが多く，その偉大さがしのばれる．サルペトリエールの入口の左手に建てられていたシヤルコーのブロンズ像は，1942 年独軍の手によって撤去され，熔鉱炉に送られたという．われわれ他国人にとっても決して快くは思われぬ仕打である．シヤルコーの一生については 1955 年ギランが一書を著している．

　その後，ピエル・マリー，デジェリーヌ夫妻，ギラン等が出て，次々に大きな業績を残している事は周知の事である．

　人の面におけるサルペトリエールの象徴がシヤルコーであるとすれば建物としてのそれは，そびえ立つ八角形のドームで現在は礼拝堂として使用されている．経過の長い神経疾患の為殆んどその一生をこの病院で過ごす人も少なくな

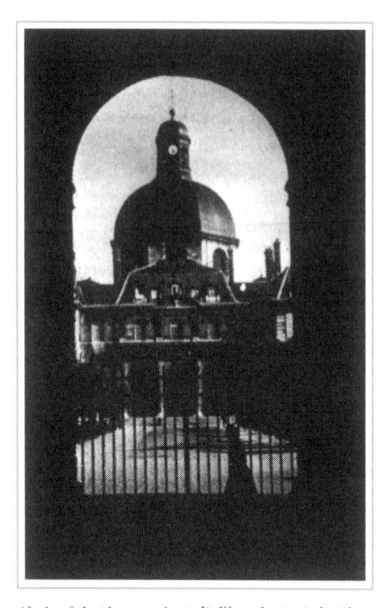

サルペトリエールの象徴である八角形の
ドーム．正面より．

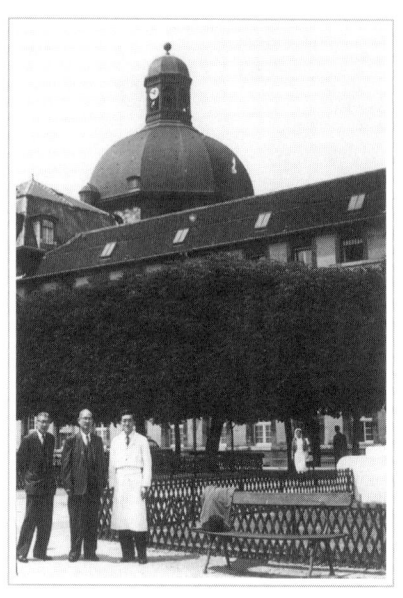

同裏側より．矢内原東大総長（中央）が病院を
訪問された際の写真．右は筆者．背景はマロニ
エの並木と病室．外廊は古びているが中はきわ
めて明るく改装されている．

く，それ等の人々の心の慰めとして日々の祈りがそこであげられている．この
ドームはパリの中の島に立つノートルダムのてっぺんからも眺められ，現在も
私の網膜にやきつけられている．

　その外，構内には有名なマノンレスコウとゆかりのあるマノンの庭や，1792
年の革命当時大虐殺の行われた中庭等があり，ドームと共にパリ名物の一つと
なっている．門を入ってすぐ左手の美しい芝の中にはバイヤルジェーの小さな
像が立っている．大脳皮質の線条に名をのこしたこの人もかつてサルペトリ
エールの医師であった．

　現在のサルペトリエール病院は，パリ市立で病床数4,260，この街で最も大
きく，殆んど各科を備えているが，最も比重が大きいのはシヤルコー以来の伝
統たる神経科であり，三部局を有している．主任はアラジュアーヌ教授，その
外にガルサン，ギョーム，ウイエール，ベルトラン教授等が活躍している．

しかしピネルの当時と異なり，精神病患者はパリの南端に近い，サン・タンヌ病院に収容されていてここには居ない．

　さて，私のサルペトリエールでの生活は，午前はガルサン教授について臨床神経学を，午後はベルトラン教授について病理学を学ぶ，というのがその目的であった．ガルサン教授を選んだのは，2年間その門に学ばれた吉倉範光博士のおすすめであった．私が氏の外来を初めて訪れたのは，11月の中旬，寒さの厳しい日の朝であった．廻診に出て行く階段の途中で初めての挨拶をかわした．若い頃，ラーデマーカーの許に学んだというその人は短軀肥満，見るからに闘志にあふれた人で，眼光の鋭さが印象的であった．然し，人ざわりは極めて軟かく，こちらの緊張をとくかのように抱きかかえる様に握手してくれ，直ちに廻診の列に加え，珍しい症状があるとすぐ大声で私に呼びかけて「見給へ見給へ」というように温情あふるるものであった．この温かさは終始変らなかったばかりでなく，我々留学生のみでなく，医局員，看護婦には勿論の事，患者に対してもまことに親切で，診察も患者と握手してからはじめるという調子だった．エクスターン，インターン達の検査や診断の誤り等も，常に微笑の中に指摘するといった具合で，その人柄はフランス当代一といわれる症候学上の知識と共に，誰でもの賞賛の的であった．それにいささかも気取る事なく，廻診の日の朝等，インターンやエクスターンが現われなくとも，又看護婦が居なくとも一向にお構いなしで，一人でずんずん診て廻る．一方，遅れて来たインターンやエクスターンにしても別におくする風もなく教授と握手を交し，卒直に自分の意見を述べたてる．議論が予後の事や手術の適応を決める段等になると，教授がそれとなく皆を廊下に導き，ずっと離れた方に行って声をひそめて論じ合う．術語と慣用語との間に差がないのであるから，当然の事ではあろうが，患者の気持に深い心づかいを示している様に見受けられ，奥ゆかしい事に思った．外来は，横10米，縦20米位の大きな部屋が教授診察室で，これは臨床講義の時の講堂にも用いられる．部屋の一方の黒板の前に置かれたベッドで診察が行われ，それに面してエクスターン，インターン，見学者が椅子を連ねて居並ぶ事になる．エクスターン，インターン等の選抜を経て，教授外来に廻って来るのは，平均6〜7例，多い日で10例位である．担当のエクスターン，或いはインターンが既往症，現症を読み上げるのを聞いた後，診察をはじめる．

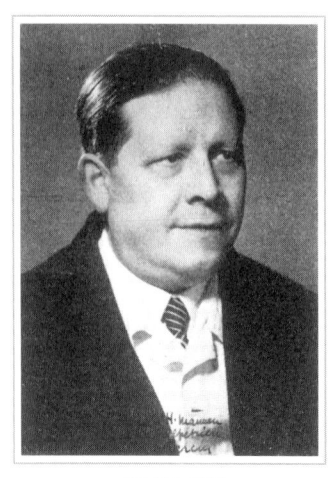

ガルサン教授

武器はハンマーと針だけ，聴診器を用いない．聴診を要する時は患者の胸一杯に白布を拡げ，直接耳をつけて聴く．症候の中でも脳幹のそれに詳しい教授は，一つ手がかりを得ると次々にたぐり寄せる様に症状を出して行く．症例も又まことに豊富であり，多彩を極める．日本ではその存否が大いに論じられている多発性硬化症等，多い日には 2～3 例もやって来る．珍しい症例を見る毎に，この例は自分が曾て若い時にみたものとこの点が似ているが，この点で異なるとか，あの例はギラン教授が 20 年程前に記載しているものによく似ている，という様に自己及び，自己の周囲の豊富な経験に重点をおくのが印象的であった．ちなみに，ガルサン教授は，ギラン教授の女婿である．又臨床医にとって，患者の部屋に入って来る時，出て行く時がきわめて大事であり，その時診断のつく事がしばしばであるとさとし，自分でも常にその瞬間をらんらんたる眼で見守っていたのが今でも忘れられない．又，一つ一つの検査を行う時の態度が慎重であり，ババンスキーの反射を調べる際に冷えた足での結果は，しばしばあてにならぬとして，大きなバケツに温湯を持って来させて調べる事が多かった．いわゆる，正統派というべきであろうか．

　臨床講義は行われる年と行われぬ年があると聞いていたが，私の滞留中は毎週水曜日午後約 2 時間にわたり続けられた．これにはパリ中の神経学に関心を持つ医者が入れ替りききに来て居た．これは患者供覧が主であって，講義は従である．ある時は，小脳症状の各相，或る時は震顫の各種という様に，中々系統立ったものであった．そして説明の途次に，黒板に気軽に書く脳の横断のシェーマはこの人が脳解剖についても，並々ならぬ造詣を持っている事を示す鋭さを持っていた．この臨床講義は，平素臨床から遠ざかっている私如き者にも大変興味深く，若し臨床神経学を何年か専攻した人が見たならば，教科書に列挙してある神経疾患の殆んどすべての症例を集めていると言い得る「生きた

博物館」の名にふさわしいその病室での観察と共に，まことに得難い体験となる事であろう．

　その他，月1度か2度，剖検例をめぐるコンフェランスがある．病理学者として立ち合うのは，曾つてベルリンでシコパッツと共に研究したというグリュネール氏である．例数は時によって違うが平均10例，先ずガルサン教授が患者の病歴を読み，診断の根拠を述べる．次いでグリュネール氏が，脳と脊髄の外から見た所見を述べた後，脳刃でスパスパと切って行く．診断が正しかった場合は破顔一笑，大きくうなづくが，当っていなくても一向に悲観した色等見受けず，医局員と大いに論じ合う．

　入院して不幸死に至った患者のすべてが剖検にのぼり，生前の観察と仔細に比較して今後に資する事の出来るここの人々がまことに羨ましかった．彼等にとっては日常茶飯事の事であろうとも．

　私が午後通い続けたシャルコー研究室は，マロニエの並木よりも低い平屋建てのこじんまりしたもので，教授室と標本製作室と，研究室の三室から成っており，研究員も極く少なかった．ベルトラン教授は，神経病理学ではフランスを代表する一人で，ギラン教授と共に数々の重要な論文を発表している人である．この人に学んだのは日本人として私が最初ではない．というのは昭和15年頃東大医学部昭和8年卒の宮下謙二氏がここに2年留学され，ベルトラン教授と共著で，「神経病理学的に見た血管周囲炎について」と題してすぐれた論文を幾つか発表されているからである．

　私がベルトラン教授と初めてお会いした時，先ず聞かれたのは，「宮下君はどうしていますか」という事であった．惜しむらくは，氏は戦争中心臓病で亡くなられたと聞いていたので，その旨答えると，いかにも惜しいという表情で「私よりずっと若かったのに」と繰り返しつつ，宮下氏が論文の附図の為に書かれた沢山のスケッチを出して来られ，次々に私に見せ乍ら，さもいつくしむ様に眺め続けて居られた．留学中の困難にたえ，これだけの仕事をされた先輩のある事を誇らしく思うと共に，その早逝が実に痛ましく感じられた．ベルトラン教授の外は，その助手代りをつとめるギランの娘の一人で他家に嫁し，すでに2人の男の子の母であるゴデ夫人，更に神経細胞の核に現われる性差を色々な核染色で見ていたジラール君位のもので，その外にはRevue neurologi-

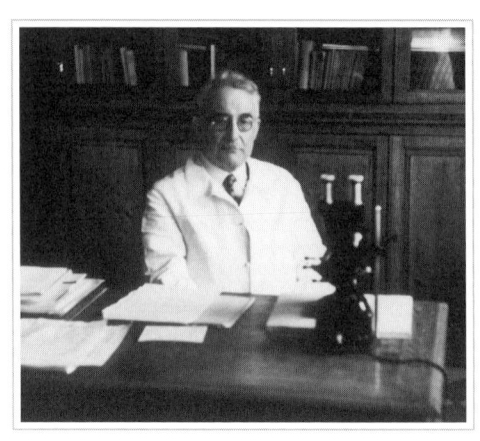

ベルトラン教授

queの秘書役たるモラーレ夫人，ジヤン・レルミットの息子フランソワ・レルミット君等が時々現われるだけであった．標本製作には経験10年及び5年というマドモワゼル2人と掃除の老婆がこれに当っていた．

　はじめの3ヵ月はベルトラン教授が既に発表している論文の中で，私に興味のある症例いくつかを選び，その論文を書くに用いた標本を出して貰って，先ず自分でこれ等の標本に目を通して所見を取り，その上で発表論文を読み返すというやり方をとった．これは日本を出る時から考えていた事であり，こうする事により教授が，標本から如何なるものを変化として取りあげ，それをどう表現し，論じ，結論したかを，実物について検討する事が出来ると思ったからである．こうして10例程を調べたが，細かい事に拘泥せず，大きな変化をぐっと浮き彫りにし，それを実に簡潔に表現しているという事を感じた．時には言い廻しが足りないのではないかと思う事があったが，標本を見返したりしている中，成程これで必要にして十分なのだなとうなづかされるのが常であった．

　2月中旬になって教授より，アストロチトームの血管変化を調べてみたら，という話があった．各種のアストロチトームと悪性のグリオブラストームとの間には，多数の移行型があるが，それらの多数例について血管の変化を詳しく調べる様にというのである．

　第2次世界大戦後，この研究室に集った脳腫瘍約3000例の整然と整理された顕微鏡標本並びにリストを見た時には，これこそ伝統というものの目に見え

ぬ姿だと強く感じた．

　この中，自分に必要な 400 例程に就いて観察を続ける中，ヨーロッパでも珍しい零下 20 度，何度か雪を見た冬も過ぎ，窓外のマロニエの並木も咲いては散り，暑つからぬ夏も過ぎて，たちまちの中に帰国の時が近附いてしまった．何しろ脳腫瘍の標本等初めて見る事とて，一枚一枚スケッチを重ねてゆく呑気なやり方ではじめたが，スケッチが豊富になり，文献を読み集めたりしている中に，この問題が中々重要な意味を持ったものであるという事が分って来て張合いのあるものとなった．帰る間際には一応結論を教授に報ずる事が出来てホッとした．ところで，その附図であるが，私が顕微鏡写真をと言うのを，ベルトラン教授は写真よりは君のスケッチがよいと言い張られる．宮下氏が残された附図から，日本人は芸術にたけていると決め込んでおられる様な口吻なのがこそばゆかった．宮下氏は図だけでなく，内容も実にしっかりした論文を書かれた．私の場合は図はまだしも，内容はおそまつではないかといわれては先輩に申訳けない様な気がして，まとめる場合緊張を感ずる．

　シャルコー研究室の設備であるが，これは何等我々の研究室と変る事がない．ただ一つ感じた事は，小川教授も「欧洲そぞろ歩き」の中で特記して居られる様に，実に清潔な事である．これはシャルコー研究室だけの事でなく，ヨーロッパのどこの研究室でも同じ事であるが，研究室といえばよごれているものであると決めてかかり，むしろ，汚れている事にてらいをすら感ずる我々の仕事場とは格段の差がある．勤続 30 年の掃除婦が日々窓ガラスを磨き，我々がこぼした薬品やインクを直ちに掃きに来るのには，はじめの中は一寸有難迷惑の様にも思えた．然しこれが本当であって，我々は考えを入れかえるべき事を深く感じた．またこの掃除婦といい，標本作りの 2 人のマドモワゼルといい，実に影日向なくよく働く事も私にとって驚きの一つであった．勤務時間とあれば，厳冬のパリでは，まだ夜も明けきらぬ 8 時には出勤しわき目もふらず動き廻っている．教授が居ようが居まいが全く無関係．他方，夕方 5 時ともなればさっと勤務を切りあげる．その点もはっきりしている．日本ではパリというと流行の中心，歓楽の街と思われ勝ちであるが，その陰にこうして黙々と働く人々のあることを決して忘れるべきでない．むしろそういう人々がすべてなのである．同じサルペトリエールの医師，ブールギニヨン君が私に「パリは我々にとっ

て戦の場ですよ」と言ったのが強く印象に残っている．

　パリで会った人の中，特に印象に残るのは，アンドレ・トーマ氏である．すでに 80 歳を越し，すでにいくつもの名著を世に出し，アカデミーの会員であるが，いまだに研究をつづけている．現在は乳幼児の神経学的研究に傾倒して居られる．小川教授に托された別刷と写真を持ってシャンゼリゼーのすぐ近くの最上階のアパルトマンに氏を訪ねたのは，革命記念日も遠からぬ 7 月の初めであった．小川教授との記念写真を大変喜ばれ，別刷はそれが独文であるのをちらと一べつすると，私はドイツ語はよく読めないので，と口ごもりつつ受けられた．その論文の主題「遠線条体線維について」は小川教授が 3 年前に氏を訪ねられた時，氏と論じ合った事なのだった．先生の外来を見せていただきたいと云うと，土曜日の 10 時にボーデロック産院に来なさいとの事だった．

　モンパルナスから遠くないその指定の場所に出掛けて行って待つ．10 米四方位の大きな診察室に 2 人の女医が居て乳幼児を診察して居る．トーマ先生はまだ来ていない．部屋の隅に畳 2 畳程の衝立で仕切られた場所があり，私はそれを物置場だ位にしか思って居なかった．そして教職にはなくとも，アカデミー会員であり斯界の大長老であるトーマ先生が来ればこの女医さん達は先生に席を譲るものだと思っていた．10 時一寸過ぎ，白衣に身を包み鞄を片手に先生が現われた．コトコトと女医と私の所に近附いて握手を交し，ついで看護婦達とも握手を交すと，私にこちらに来なさいと手招きして衝立の中に入って行かれる．意外な事にここが先生の診察室であった．

　更に意外な事は，女医の方には数人の看護婦がつき乍ら，先生の方には 1 人も居らない．ただ，患者を呼び込んでくれるのが居るだけである．先生は外へ出て行って可成大判の粗製の紙とカルテをコトコトと時計の秒針の様に規則正しい歩調でとって来られる．母親が幼児と共に呼び込まれると先生は母親に椅子をあてがわれるが，自分は立ったままである．自分のへそ位迄の高さの机の上に，先程持って来た粗製の大判の紙を拡げ，その上に真ぱだかにした赤ん坊をのせる．そして赤ん坊の手を取り足を取り，のばして見たり，ちぢめて見たり，逆さにしたり，振って見たり，相当思い切った扱いをする．日本でだったら若い母親はオロオロしてしまう位の扱いであるが，フランスの母親は一向に驚く風がない．赤ん坊はその間に小便をはじき出す子が多い．一部は先生にも

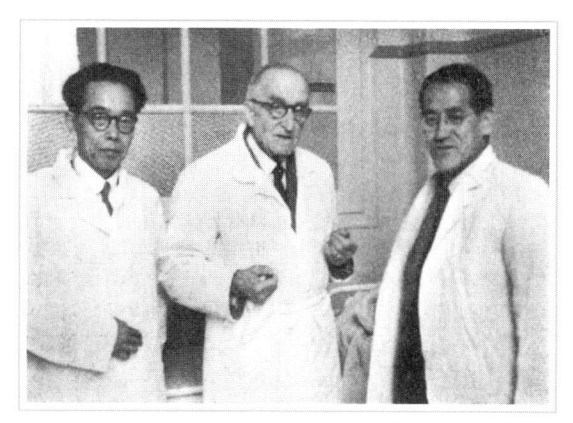

左より小川教授，アンドレ・トーマ氏（87歳），吉倉範光博士

かかる．粗製の大きな紙はこの小便用なのであった．黙々として診察する事1人15分位．患者を帰すと自分で小便の紙を片附け，カルテを書きはじめられる．それがわづか15分でよくもこれだけ色々な事を見るものだと思う位，分量が多い．私が見ている中で一番書いた時は，カルテ3頁に及んだ．80歳を越えていても，筆跡は乱れる事がない．1例で，半身不全麻痺を見附けられ，私に丁寧に説明して下さった．検査の術式もすべて自ら組立てられたものと聞く．近年，乳幼児を対象に，神経学的検索を続けられ，すでに Etude neurologique des nourrissons et des nouveaux-nés を著された事は知って居たが，今日もなおししとしてその材料を増すべく努力して居られるのを目のあたりに見て感激した．本当に学問というものは頭の中で考えるだけのものでなく，自らの体を使って素材を積み重ねて行く事のうらづけがなければならぬという事を強く感じた．そしてこの老学者の黙々とした努力の中に何か事を起した場合，年令や地位は問題でないという事を身を以て示して居られる様な気がして襟を正す思いであった．診察を終え，私が病院を辞する時，玄関で別れの握手を交わし，門の所迄来て振り返ると，先生はまだ戸口に立って居られ，私が振る手に答えて下さった．

　パリ神経学会の例会は毎月第1木曜日にパリで画商の軒を並べているので有名なリュー・ド・セーヌのはずれに近く，絵具屋ルフランの中庭にある古めか

しい小講堂で開かれる．これはあく迄いわばサロン的雰囲気に満たされたものでフランス人お得意のおしゃべりの場といえよう．演壇に人が立つとしばらくはひっそりするが，やがてその内容が自分には興味のないものだと分ると，あちらでコソコソ，こちらでコソコソおしゃべりがはじまる．一方演者はこんな事はお構いなしにジェスチアを交え演じまくる．こんなに雑音があって，聞いている人があるのかと人事乍ら一寸心配になるが，演説が終ると質問が出る事が多いので，成程聞く人は聞いているのだと感心する．一度或る月の会に，マルセーユのガストウ教授が来て一席辯じた事があった．ガストウ教授は，脳波では誰一人として知らぬ人はないくらい名のうれた人であり，日本にもかつて来た事がある．氏が壇上に立つと最初は皆傾聴していたが，やがては何時もと同じ賑やかさとなった．壇上の手振り足振りのガストウ教授といい対照である．演説が終ると質問する人もなく，氏はさっと出口から出て行ってしまった．ガストウ氏の説は必ずしもパリでは受け容れられていないと聞く．この会の示した無関心さはその一つの現われであろうか．日本の学会の一寸固苦しい様なあらたまった雰囲気とは事変って，初めは戸惑ったが，その中に馴れてしまい，これも又一つの行き方かなと思った．

　最後にフランスの医学制度に就いて私の知り得ただけを書き連ねて見よう．誤りがあれば御寛容願いたい．医師になる為には高校を出ると2ヵ年間理学部で我が国の教養学部に当るPCBの課程を終える．PCBはPhysique-Chimie-Biologieの略である．次いで6年制の医学部に入り，1ヵ年間解剖学，生理学等臨床に必要な基礎的知識を修め，その試験に及第すると2年目より午前中の病院見学がはじまる．ところで大学附属病院という特定のものはなく，パリ市内にある29の市立病院が実習の場所となる．然し一方の医学部は国立，他方の病院は市のもので，社会保障制度の上に立っており，経費の出場所も自ら異る．然し両者は人の面で密接につながっていて，医学部の臨床の教授は，市立病院の中に教室を持っていて，そこで学生を教育する．然し制度がこの様に2本建てであるので，これにつれて，医者になるにも二通りの道が分たれている．即ち医学部第2学年以後はパリ市の社会保障制度によるエクスターン（通いの意）及び，インターン（泊り込みの意）の制度が加わって来るからである．ここのところが複雑であるが，要するに6年間医学部にだけ席をおいて，2年目

からの病院見学に参加し，卒業論文さえ出せばまがりなりに医者になれるが患者を実際に診察する機会がないので実力の程はおぼつかない．この課程をとるのはささやかに開業を志す人が大部分である．しかしより多くをのぞむ人は毎年 1 回行われる平均競争率 5 倍のエクステルンの試験をめざす．これを一度で通る者はきわめて稀の由で，5 回まで受験出来る．合格すると月 2 万フラン（フランはほぼ 1 円）の支給をうけて半年単位で各科をまわり午前中市立病院で患者の診療に従事する．午後は医学部での講義に出席したり，図書館で勉強にすごす．エクステルンを 2 年やると今度はインテルンの受験資格を得る．これも又競争率激烈で毎年 10 倍前後の由で医学部をめざしたものの何分の 1 かがこの門をくぐり得るにすぎない．これも 5 回まで受験できる．インテルンは病院に寝泊りするのが原則で月 4 万フランの支給を受け 4 ヵ年が義務年限である．エクステルン，インテルンの課程を経過する間に自分の専門が固定し，卒業論文を書くために一定の教授につくようになる．インテルンを終えれば堂々たる資格で，開業しても患者の信用は厚い．パリの病院のインテルンを終えたものは地方の病院の長として出てゆくものが多いときいた．そのまま引続き病院にのこれば，外来医長の資格が与えられ，更に受験によって病院助手，病院医師の地位を得る．病院医師は臨床医として最高の地位である．これ等の人々には更に試験により教授資格者の地位が与えられ，教授に空席があれば候補者としてたち，教授会の審査を得てその席にまでのぼる．基礎医学にすすむものは医学部の課程だけで研究室に入るものもあるが，多くはエクステルン，インテルンを終え，十分の資格を得てからすすむものが多いようである．

　以上のべたところでも分るように病院に午後までも居るのはインテルンだけであり，病院助手も医師もすべて午後は自宅で患者を見るか，図書館通い又は基礎医学教室に出入する．収入の面では医学部の職員として又病院医師としてのものは少く，大部分は自宅患者より得るものが多い由である．

　病院の外来医長が月収 6 万，午後家で開業すれば収入はその倍，3 倍と考えねばなるまい．地方で開業すれば月収 2 ～ 30 万は容易な事であると聞いた．世襲するものの多いことはフランスでも同じで，家に資産がある故かエクステルンでも自動車を持ったものが多い．私の友人で神経生理学を志す男が居るが，それが現在神経科外来医長で午後生理学教室へ行って研究するが，これからの

収入はなく，それが最近結婚の相手を見付けたが，結婚した上は最低月 10 万は要る由で，差額 4 万を得る為に研究の暇をさいて自宅患者を診なければならないとこぼしていた．学問と生活をどう調和させるかについての悩みはいづこも同じであると思ったことであるが，物価の違い，生活程度の差を考慮にいれても，その額は我々とは全く縁が遠い様である．

　以上の如く，フランスの医学教育では，医学部の 2 年から病院見学をする事でも分る様に，臨床があく迄中心であり，社会保障制度の完備したことから，ごく初期から収入を得る道が開かれており，又患者自身にしてもその制度のおかげで周囲に負担をかけることなく，完全看護の病院に安んじて一生でも入院している事が出来る．神経系疾患の様に，慢性の経過をとるものでは，特にその効果が大きい．これを対象とする学問もこれに応じて，息の永いものでなくてはならず，長い間の入院中，詳しい観察を続け，亡くなった後必ず剖検するという様な事もこうしたしっかりした社会機構が確立されていなければ出来るものではなく，単に症候学や，検査術式の末端を論ずるよりそうした医学の社会的の基盤に目を向ける要のある事をつくづく感じた．

カハール研究所を訪ねて

　パリの生活にもようやく馴れた頃，めぐって来た復活祭の休暇を利用してスペインへ旅立った．

　マドリッドのカハール研究所を訪ねてカハール自身の作った標本を見たいというのが主目的である．私はフランスへ旅立つ前，ゴルヂ法による人胎児脳の連続標本を作り検鏡しはじめていたが，その場合のみちしるべはカハールの名著 "Histologie du systeme nerveux de l'homme et des vertébrés" であった．著書がどれほどすばらしくとも，それは所詮文字にすぎない．自分の標本を見，彼の附図と比べて見る毎に，カハール自身の作った標本が見れたらどんなに参考になるだろうと思った．ヨーロッパに旅立つことが確定した時，まっ先に念頭に浮んだのはフランス以外に見るとしたら先ずマドリッドのカハール研究所だということだった．

　サルペトリエールに隣るオーステルリッツ駅を発ったのが 3 月 26 日夜．空の白む頃ははやスペイン国境に近いバスク地方につく．ここは日仏学院で「文

明史」を講義してくれた故カンドウ神父のふるさと．バスク帽をかぶり，バスクなまりという特有の発音で，科学技術に比重をおきすぎた近代文明の非人間性についてつねに警句を吐いていた毅然たる顔貌を思い出す．

　国境を越えて南下するにつれ，見るからに豊かなフランスの風物と比べ余りに荒々しい北部スペインのながめに目を見はる．"ヨーロッパの中のアフリカ"という表現が身に迫ってくる．川はみづから志す方にながれ護岸工事など全くなく，散見する耕作地も雑然としている．日本人ならこうはしておくまいと思う．

　マドリッドに着いたのが夜10時，雨で仲々寒い．

　翌朝，地図を片手に依然雨の町へ出る．目指すはカハール研究所．アトーチャ駅の近くとちらっと耳にはさんでいるものの所在ははっきりしていない．それにカハールの標本が果して保存されているかどうか，あってももうさめて居はしないだろうか等と按じつつ，パリと違って高層建築の多い街角をぬい起伏の多い石だたみを上り下りしてプラドー美術館わきのムリリョの銅像のたつムリリョ広場をかすめて植物園ぞいにアトーチャ駅前に出る．だらだら坂をのぼった高台の一角に学術機関が集っているのを見つけた．古びた石の門にはりつけられたいくつかの標示板の一番下に「カハール研究所」のそれを見出して，いよいよ来たと緊張を感じた．一寸した植込を抜けると右手に3階建の堂々たる建物があるのに気付いた．東大脳研究所をつねに標準に考えている目にはまさかこんな大きいのが「カハール研究所」とは思われなかったが，しかし念のためにと近寄って見る．脳研の優に3倍はあろうか．その側に玄関はなく見上げるとところどころガラスが割れて居り影もない．反対側にまわって見ると，そこは崖のふちで，そこからは雨雲にさえぎられて遠望はきかないが，マドリッドの町並が見下される．その崖もさっぱり整頓されて居らず，裸のままで，真下の家々も決して美しいとはいえぬ．ところがこの側が正面で木玄関をそなえている．鉄格子の扉は固くとざされて一部はさびつき，これにはまったガラスの処々が割れて玄関内の石だたみにとびちっている．まさに廃居の如き感じすらした．一歩下って建物の上の方を見ると，2階のあたりに「INSTITUTO CAJAL」とある．全く意外であった．予想以上に大きいこととその荒れ方と．ほうと思はず一人で発する顔に雨がかなり烈しく降って来た．念のため玄関の

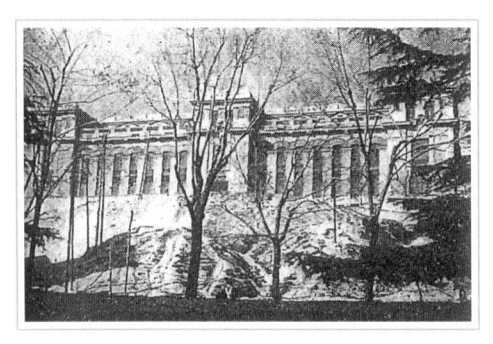

マドリッド・カハール研究所正面．こちら側の崖からは登って行けない

とびらをゆすって見たがびくともしない．周囲には全く人気がない．宗教国スペインゆえ，復活祭とあらば研究機開とて全休ではないだろうか，そうとすればせっかくここまで来た目的も果されずに了るのかと誠にさびしい気がした．しかし諦め切れず玄関から下りて建物ぞいに歩を移すと，地下室の窓の一部が地上から見え，そこに赤い花をつけた植木鉢が見えた．これはきっと小使室にちがいない．人は必ずいると見当をつけ，勇気をふるって，どこか入るところはと建物の戸らしいところを次々と押して見る．その内一つにベルのついているのに気付き，これを押すと同時に戸を静かに押して見るとあいた．身を入れて耳をすますが答えがない．ベルがなったのかなと一寸不安になっていると地下室の遠くで犬の声がきこえる．実験動物にちがいない．それにつづいて戸をあけたてする音が小さなこだまをつくりながら次第に近づいて来て，突然地下のうすくらがりの中から女性のしゃがれ声で「Que？」（ケー）とよびかけて来た．不意のことで一寸びっくりしながら身をかがめて下を見ると人のいるのが分る．とっさに思いつくままに「メディコハポネース」と耳学問のスペイン語で答えると，これが通じたらしく下りて来るように手まねきする．目のするどい小使の婆さんである．案内した部屋から白衣の若い男が出て来たので，これが研究者の一人と思い，名刺を出し，フランス語でカハール教授の標本を見たいむねを話すと，向うはきょとんとしている．そして何事か早口にスペイン語で話す．しからば英語かドイツ話はというと大きく手をふる．覚悟をきめて，同じラテン系の言葉故ゆっくり発音すれば要旨は通じようと，こちらのいいたいことだけフランス語で話す．ところで先方はスペイン語でしゃべりまくる．まさ

に珍問答であったが，カハール教授の標本というのが通じたらしく，大きくうなづいて先にたって階段をのぼり出したので，ついて行く．1階，2階とのぼる．内部は実にひろびろとし，中央に東西に廊下，南北に部屋が配置されているのであるが，廊下だけで東大脳研究所の幅に匹敵するといっても過言であるまい．案内された2階の1室，入口の上に「Museo de Cajal」とある．中は14～5畳程とこれに接する10畳程の室から出来ていて，第1室の左右の壁ぎわに1m位の高さの陳列棚がならべられ，左手にカハールの手になる標本のスケッチ，右手にはノーベル賞をはじめカハールのうけた栄誉，遺品，更にカハールにちなむ品々として彼の肖像をえがいた切手等々が並べられ，正面の窓ぎはにはカハールの礼服などが飾られている．第2室は標本棚，彼の蔵書，更に逸品として彼の実験机とその上にミクロトーム，顕微鏡，薬品ビン，試験管，シャーレ等々が，往時をしのばせて陳列されてある．壁面にはカハール一家の写真．息子2人，娘3人の子沢山なのにおどろく．そのかたわらに実験室でよれよれの服をき机にほほえをついて物思うともいこうとも見える親しみ深い写真が見られた．鍍銀がうまく行かなくて一息ついているところかなど勝手な想像をめぐらしつつ眺める．白衣の男は棚の前に立っては次々に早口にしゃべると居なくなって了ったのでゆっくりと見直す．しばらくすると人のよさそうな小使が現われて入口にがんばった．監視であろうか．最も打たれたのがスケッチと，粗末な実験観察器具である．スケッチは実に美しく，しかも多数で，彼の著書で見なれたものが次々に目にとまる．筆や鉛筆のあとが迫力をもって生々しくすら感じられる．私も渡欧前の数ヵ月をアツペの描画装置を用いてゴルヂ標本の追跡をやっていたので，これだけのものを仕上げた努力の程をいくらかでも追体験でき，細い細い側枝をおふ息吹すら感じられてふかく感動した．

　さてこうした現代の凡ゆる脳解剖書の中に引用される美事な図を描くに用いられた標本はどんなであろうか．白衣の男を再び呼んで許しをこうと，標本棚から2～3枚をぬいてくれた．カハール自身の顕微鏡でと思ったが，室が暗いのと由緒あり気にならべられてあるそれを動かすのに気がさして思いとどまり，案内されて南向の室に行く．窓辺の顕微鏡に向う．標本をかざすと，バルサムは褐色をおび乾ききっている．小動物の（恐らくネヅミ）間脳と延髄と脊髄らしい．時代を経て居り，これでも見えるのかなと半信半疑で載物台にのせ

てのぞいて見る．一瞬で不安はおどろきに変る．実に美しかった．不定の沈澱が殆んどなく，標本全体がほぼ一様に染まり，細いところまで実によく出ている．カハールの晩年に作ったものとしてもすでに20年以上は経ている．1906年のノーベル賞受賞以前のものとすればすでに50年以上の年月に頑として耐えていることになる．なんの誇張もつけ加えもなしにこのままを忠実にスケッチすればそれでよいのである．まことに襟を正す思いであった．スケッチがいかに美しくとも標本そのものの持つ説得力に及ばない感が深い．と同時に実物とカハールのスケッチを比べて見ると，あくまで現象に忠であろうという誠意にあふれ，人柄がそこににじみ出ていると思った．

　あかずにのぞいていると，フランス語を話す研究者が一人現われた．アルテータという所員で，地方の大学の病理の教授を兼任という．彼が所内を一通り案内してくれる．3階は本来は神経生理部門にあてられているが現在誰も居らず凡て空室という．2階は Museo de Cajal の他に教授室，図書室，ここには神経学に関する文献は殆んど網羅してあるといい，事実まことに充実していると感じた．日本のものは戦前の解剖学雑誌が少々あるだけで，ここでも隔絶された故国がいとおしかった．自他ともに勤勉をほこる日本人の仕事が殆んど埋もれて了っていることをひしひしと感じた．いくつかの研究室を廻っても堂々たる顕微鏡，写真器具などの用具をそなえて居り，内心まことに羨ましく感じた．研究のテーマは所長のデ・カストロ教授が植物神経系の組織学的研究をやって居るのをはじめ，主として形態学に主力が向けられている．所内を一巡して，またカハールの標本にかがみこむ．アルテータ氏ものぞき，私も君が来たので初めて見る，大そうきれいだと口にはいいつつ大して関心を示さぬ気配．そして自分の机にもどり自分の標本を持出し，これは自分の考えた染色法でそめた食道の神経節の鍍銀像だとか，血管に墨を注入した標本を得意顔で見せる．しかし，そんなものより私にはカハールの標本の方にもっともっと執着があった．所長にはお会い出来まいかと問う．9時頃来ればよろしいと言う．明日の9時かと，更に問い返すと，いや今晩のだとの答え．聞けば，デ・カストロ教授は，マドリッド大学の組織学教授を兼ね，ここには夕方から来て，夜半迄居るのが普通であるという．これには一寸驚く．所員はその他に3〜4人という．スペインでは学者の待遇はあまりよくないらしく，プロフェッサーでも1千ペ

セタ（邦貨約 1 万円）で，実に苦しい．その為に，研究者が少いとのことである．再来を約して帰りしなに，アルテータ氏が「時に日本の天皇は生物学者だそうだが，本当ですか」と聞くので，プロトツォアや粘菌類について詳しく，新種を幾つも見出し，且つ著書も 2～3 冊あると答えると，それは実によい．世界中の主君はすべて軍国的なのに日本の君主だけは例外だ．それにしても，時間もあり，研究費も不自由せず，まことに羨ましい，と言うので，思わず笑い出してしまう．戸口迄送って出て来た氏に，ここはスペイン動乱の時は，どうでしたかと聞くと，戦場になって，弾をあび，その弾こんが所々にありますよという．外に出て見上げると，なるほど所々にそれらしいものが見られた．

　研究所近くの大きな公園エルレティーロの若芽の木々の下を歩き乍ら，今見て来たばかりのカハールの素晴らしい標本が目の前にちらついて，興奮はつのるばかりであった．この偉大な先人の後を追うはまことに並大低の事でなく，彼はまことに高嶺の如くそびえ立った存在である事を改めてひしひしと胸に感じた．その夜，9 時頃，ネオン華やかな繁華街を抜けて，物静かな高台に再び登って行く．デ・カストロ教授の都屋には恍々と灯がともっていた．アルテータ氏の部屋に行き，血管注入に使う墨の事等を話して居ると，背の高い眼の鋭い，頭の少しく薄れた人が現われた．これがカハールの高弟，デ・カストロ氏であった．スペインなまりのフランス語を話す．先生の標本を見せていただきたいと切り出すと，私は現在末梢の植物神経等を調べていて，脳に就いてはやって居らない．しかし，大分前にやった脳に関する研究材料があるから，それをお目にかける．ただし，用意しておくから，4～5 日後に来てほしいという事であった．私の色素顆粒に関する論文の別刷を呈してその夜は辞した．

　ところで，先にデ・カストロ教授が夜半迄居るというのに驚いたが，スペインの宿では，昼食が 2 時，夕食が 10 時で，12 時過ぎても大通りは人がぞろぞろ笑いさざめいて歩いて居るのが普通である事を知り，別段驚くに当らぬ事を知った．

　次いで，トレド，アンダルシアのグラナダ・セビリヤ，コルドバと廻り，再びマドリッドに戻ったのが 4 月 5 日．早速又も夕刻にカハール研究所を訪ねた．ところが，1 時間以上待ったがデ・カストロ教授も来ない．ラボランティンが，電話して呉れたら，今夜は家人が急病で参れぬ，との事．然し，滞留は

許されぬ身．残念乍らデ・カストロ教授の標本を見る機会を逸してしまった．然し，カハール研究所の訪問は，私にとってまことに貴重であった．カハールの仕事の偉大さを実感した事はさて置き，この研究所の現在の少なくも見かけ上の荒れ方が色々な事を私に感じさせて呉れた．カハールがししとして研究を続けたのはこの場所でなく，ここはカハールが1906年にノーベル賞を受けた後にその偉業を賛えて建てられたものであり，カハールは自分にはあまり大き過ぎると言って心からは馴染まなかったらしいが，まことにその言の如く，堂々たる建物である．その中の設備も，少なくも我々の研究室よりは遙かによく整備されて居る．然し，各室に入って感じる一抹の沈滞した気分というか，カハールの偉大さにひしがれたというか，何となく，密度のない空気を感じた．アルテータ氏の示した最新式の双眼顕微鏡，新しい装置で写された顕微鏡写真よりもごつごつした古めかしい顕微鏡や，それを通して描かれたスケッチ，これの方が幾層倍もの力をもって私に迫って来たのは単なる懐古趣味のなせる仕業であろうか．やはり設備より何よりも先ず人，ということの実例の一つが，ここにあると思った．勿論それには程度の問題はあろうが，人1人の力というものが，満ちあふれた気はくに導かれる時，どんなに大きなものになり得るかを示していて呉れると思う．

　研究所を訪ねた後，常に疑問として残ったのは，カハールの人となり，及び学者としての系譜がどんなものであるかという事であった．

　帰国すると早速，研究室にあるカハールの伝記をひもといて見た．そして，更に波瀾万丈というべきその一生に読み耽った．まるで小説の様なその青少年期の生活はさておき，まことに意外だった事は，彼がゴルヂ法を友人から学び取ったのが36歳の時であった事である．検定医であった彼の父に解剖の手ほどきを受け，更にザラゴザ，バルセローナでの研究生活の間，解剖学者としては先達もあったことであろうが，脳組織学の研究者としては，彼が全く自らを築いて行った人であることを知った．しかも，実験動物に主としてネヅミを用いたのが，自らの金であがない得る安価な物として，これを選んだという恵まれぬ研究条件．更に初期の発表には，自分で版を作り，自らの金で出版を行った熱意には，襟を正さざるを得なかった．しかも当時のスペインはすでに一等国としての地位を失い，その言葉はヨーロッパでは学術語としてあまり用いら

れぬという逆境にあって，それに耐え抜き，世界に自らの研究の真価を知らしめた事は，丁度同じ様な立場にある現在の日本人にとって，大きな励ましとなるのではあるまいか．

北欧の旅

1956年8月1日夜，雨のパリ北停車場から「北方急行」に乗ってスカンジナヴィアに向う．

コーペンハーゲンで会いたいのは小川教授が訪ねられたことのあるクラッベ教授．80歳の高齢でしかもパーキンソニスムスに悩みながらししとして研究しているときいていたので，その風貌に接したいとかねてより考えていた．コンミューンホスピタルに訪ねたのは翌日の午後．ところが教授は1年前に引退され現在自宅で静養中とのこと．残念なことであった．

北欧といえば福祉国家というのが形容詞の如くついてまわるが，コーペンハーゲンには遊覧バスにも社会施設見学と銘うったのがある．幼稚園，学校，休養の家，養老院など人の一生に関係ある場所を次々に見せる．一寸のぞいた墓場も公園の如く花で飾られており，とおりすがりの旅人の身では何から何まで結構ずくめという他はなかった．いずれにせよ生活の基本が確立されていることをつくづく感ずる．

8月5日夕，スウェーデンにわたる．マルムー経由ルンドに泊る．この町はスウェーデンの数少ない大学の一つがあるところで，中世紀にさかえ12世紀には一時デンマークの首府になったこともあるという．近年工業及び大学町として繁栄途上にあるとか．学都とはいうものの夏休の最中のこととて学生の姿は殆んどない．町をかこむのは広漠たる畑と牧と森林である．

この町で目指すのは比較発生学研究所である．つたをからませた2階建の建物はこれといった表札もない．ベルを押したが返事もなく裏口に廻っても人気がない．折よく通りかかったのがステン・ラーゲルシュテットという組織学教室の講師で，この人が先ず研究所に隣る解剖組織教室を見せてくれた．専攻は肝臓とか．高等の学術国スウェーデンではじめて見る研究室なので大きな期待であとに従う．化学室，凍結乾燥法用の部屋，超遠心分離器室，四部屋続きの写真室，電子顕微鏡室，組織標本室，講堂，食堂，動物室の果て迄豪勢な機械

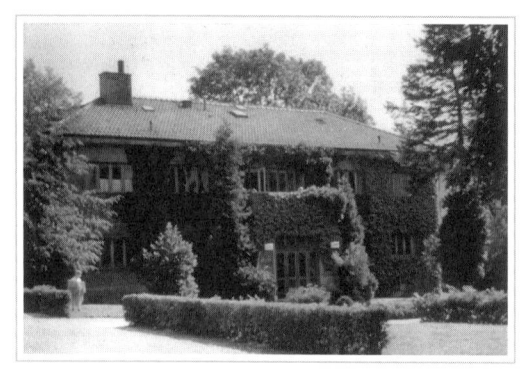

スウェーデン・ルンド大学比較発生学研究所

ばかり，文字通りズラリと並んでいて内心あっ気にとられた．貧弱な設備の日本から豪華なアメリカの研究室に入った留学生の驚きの一部がわかる様な気がした．予算がどこから出てどう処理されてここへ来るか等という予定していた質問など，もうどうでもよい．また聞いてもどうにもならないという気がして来た．彼の方では電子顕微鏡を指し乍ら照れくさそうにこれはすでに古く，シーメンスのを買いたいと思っている．日本にはどんなのがありますか等と聞かれると顕微鏡1台買うにも大骨折の故国の研究室を思い一寸やり切れない気持になる．次いで丁度居合わせた比較発生学研究所長グリムセット教授，氏を訪問中のスペインのサラマンカ大学の教授に紹介される．4人で揃って比較発生学研究所を見に行く．この研究所は1935年にブロマン，トルンブラッドによって創立されたもので，発生学をやる人はスウェーデンに限らず，他国からも標本を見にやってくる由で，コーペンハーゲンのクラッベ博士などもその一人ときく．2階と地下室から成り，2階はグリムセット教授の住居，毎日満員電車で通う必要もないわけである．1階は研究室及び標本作成室．地階こそこの研究所の心臓，沢山の連続標本と蠟細工と液浸標本．

　標本戸棚は金属製，両開きで一側に引出しが百ずつ．1つの引出しに標本が60枚ずつ入っている．そうした戸棚が14ずらりとならんでいる．ざっと数えて約17万枚になろうか．東大脳研にも現在ではほぼこれに匹敵する数の標本が保存されているから，数にはおどろくものではないが，材料の収集は方々の協力により．労せずして集まってくる由で，探険隊などにたのんでおくだけで

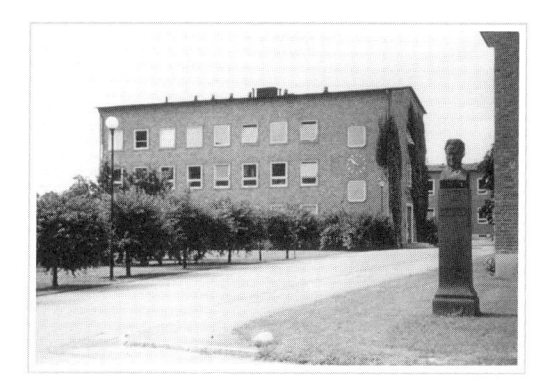

スウェーデン・ストックホルム・カロリンスカ研究所・神経生理学研究所

材料を豊富に送ってくれるという組織的なやり方が羨ましい．標本の密度も大で，人だけでも卵から始まり 370 mm の胎児に至るまで殆んど 0.5 mm おきにつくられている．動物の種類も豊富である．標本の出来具合いはと標本戸棚にかこまれた机で顕微鏡をのぞきこむ私の耳に研究室からミクロトームのゲージをあげる規則正しい音がきこえて来る．今日も又標本の数が増しつつあると思うと我々も頑張らねばならぬと身がひきしまった．

　研究所を辞し，若い頃リンネが勉強したという静まりかえった植物園を歩きながら考えこんだ．この静かな環境で，ともかく外面上我々とは段違いの水準の生活を保証されながら，これも我々とは比較にならぬ器具資材を用い自然をみつめつつゆったりとしかも確実に歩みをすすめる連中と，あわただしい空気の中で，絶えず周囲のおもわくを気にしながら，押し合いへし合い，とぼしい予算を奪い合い，自然に対して心からの畏敬の念もなく，ただただあくせくと新しいもの新しいものと追いかけまわす我々と比較して，日本の科学を世界水準にまで上げるということも真に容易ならぬことであることを痛感した．

　8 月 7 日夜ストックホルムに着く．翌 8 日，組織学研究所ヘックヴィスト教授の指定の 11 時半に市の北西にあるカロリンスカ研究所に行く．研究所というよりは医学関係の一大研究所の群というのが正しく，基礎医学の各部門がそれぞれ研究所の名を冠して広い広い敷地の中にむくむくと建てられている．教授は丈低く，がっちりと小肥りの思ったより年寄である．先に立って研究所内を案内してくれる．ここの第 1 代教授はレッチウス，ついでミュラー，ホルム

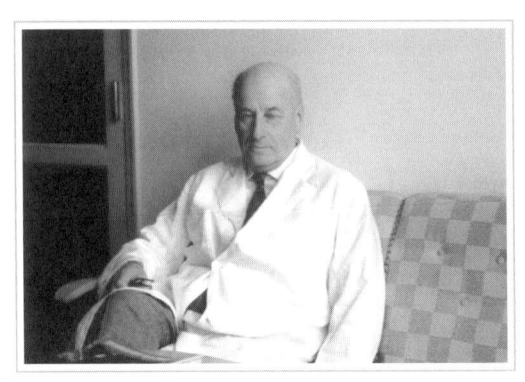

カロリンスカ研究所・組織学研究所・ヘックヴィスト教授

グレン，第4代目がこの人という．現在アイソトープを用いて諸臓器の物質代謝を見ている由で，先ずアイソトープ室，標本室，天秤室，消毒室，動物手術室，電子顕微鏡室，組織培養室，自動記録室，更に水族室と，夏休で人は居らず，研究活動は行われていないが，その規模の大きさは充分わかる．組織培養室では台をコツコツ叩いて，これは直接岩盤の上にすえられているという．あたかもこの国の科学技術の堅固さを誇るかのようであった．ついでスイス人ソールベルガーという解剖学の助手がその研究所を見せてくれる．この教室では2つのテーマ，すなわち生物のリズムの問題と，電子顕微鏡にとりくんでいる由．電子顕微鏡はずらりと4台をならべ，近い内に更に入荷するという．そのためのミクロトーム室，壮大な写真室，三部屋もある工作室，超遠心分離器室等々，その清潔さと共に設備の大きさは目を奪うばかり．なんとなく研究室というより工場という気がしてくる．ルンドの研究室よりはるかに規模が大きい．ルンドを見る前にカロリンスカ研究所を見ていたら，驚きはもっと大きかったと思う．

　翌日更に神経生理学研究所を見て，ストックホルムを去り，北上すること汽車で1時間余，ウプサラに至る．町の中央にはその古い歴史を誇るかのようにゴチックの教会がそびえたつ．町を出はずれると，広漠たる原野と原始林．ここも古い大学町．リンネの生れた土地として名高い．8月11日淋巴管の発見者として有名なオラウス・ルードベッグの像の建つ解剖学教室を訪ねる．ルン

ド，カロリンスカとは異り，規模も小さく且つ古びてぐっと親しみが持てる．

目指すレキセード教授が丁度休暇が明けて今朝から出て来たという．まことに好運であった．この人は脊髄の細胞構築や生理学的実験を加味した機能解剖で名をあげている人で，カロリンスカの神経生理学研究所に居て最近ウプサラの解剖学を担当することになった由．長身で丸顔，いかにもエネルギーにあふれた少壮の教授である．今再建途上でお目にかけるものがないと言い乍ら，教室を案内してくれる．標本製作室の見上げるような棚にこれから標本にするという猫の脊髄が一体ずつびんに入れられて整然と並んでいる．

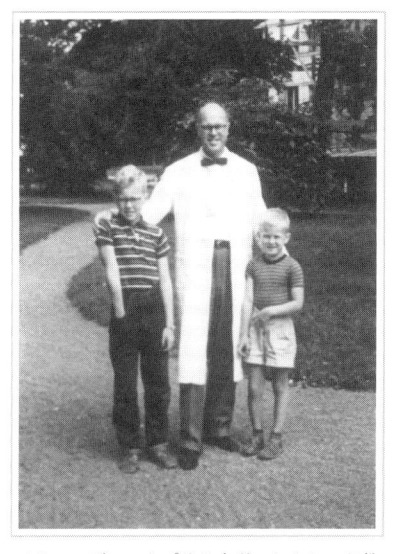

スウェーデン・ウプサラ大学・レキセード教授とその息子たち

とかくアドミニストラティブな仕事が多くて研究の時間がなく，それになかなか政府が金を出してくれなくて交渉するのに努力中ですと言う．これだけの設備を持ち乍らまだ足りないのかなあと内心いぶかる．一室が神経生理学研究にあてられ，専属の生理学者が居て共同実験をしているという．長身を実験台によりかからせ乍ら，生理学者はとかく構造を離れてしまい，先走ることが多い様に思う．これは自分として危険な事と考え，充分構造を知りつつ実験しなければならないと思うが，どうですか，とこちらの同意をうながしつつ，長講一番熱を帯びてくる．その間に男の子が入って来て研究室をかけまわる．聞けば男の子ばかり5人夏休で家においておくと，家内が大変なので，と苦笑する．ここの教室はたとえ規模は小さいとはいえ，教授自ら自分は従来の形態学だけでなく生理，電子顕微鏡，放射線，組織培養等すべてを総合してやって行きたいと意気込むだけあって，組織培養室，電子顕微鏡切片製作室，凍結乾燥室，電子顕微鏡室位はきちんと整備されている．神経解剖学をやっているのは，レキセード教授だけで助教授，助手は紫外線で照射しつつ生きた肝細胞を観察し

付録　ヨーロッパの脳研究施設を訪ねて　●　229　●

ているので手不足ではないかと聞いたら教授づきの標本製作技術員は，女性3人，男性1人の由で，なるほどそれだけ居れば充分と納得する．助教授は近い中イタリーに行くという．イタリーには組織培養の秀れた研究者が居て技術が優秀な由．欧州のせまいせいもあろうが，活撥に人の交流が出来る点が羨ましい．

　8月12日ウプサラを後にしてノールウェイに向う．両側は限りなく続く白樺交りの針葉樹林，その中に時々現われる燕麦畠と牧と湖．殆んど人を見ないといってよい．日本よりやや広い国土に東京都民より一寸多い位の人口しか住んでいないのであるからそれは当然の事であろう．時々とまる小邑にしても，こじんまりと住みなして豊かさがただよっている．都会にしても地方にしても短い滞在の間に見聞した人々の生活，住居等すべて基礎より固め上げていて，生活水準は日本は勿論のこと南欧のそれと比べてはるかに高いという印象で充されている．もっともそうなければ樺太などよりずっと北にあるきびしい自然と闘って生活できまい．しかしながらこうした現在に達するまでの道は平坦なものではなかったらしい．

　スウェーデンの歴史をよんで見ると，過去において幾多の戦乱を経験して疲弊のどん底に沈み，一時は内政迄が他国の力によって左右されるという屈じょくの歴史を有し乍ら，ここ数世紀戦争を経験せず，かえって豊富に産する鉄鋼並びに優秀な機械工業をもとでに，大いにかせぎまくり，富を築いた．それがため現在の福祉国家として花咲いているのであろう．

　そうした生活の上に完備した研究室が築かれ，科学が根を下すのであろう．根が深く太くなるには両者の間に調和がたもたれることが必要と思う．各所で見た大規模な研究設備はたしかに私にとって驚異の連続ではあったが，それを直ちに我が国のそれと比べて慨嘆してもはじまらない．あれだけのものを日本につくるのも結構であろうが我々自身の生活とてらし合わせ一寸不釣合いという感が深い．国土と人口の不調和という根本的ななやみの当分消えそうもない日本では，政治が今よりもずっとうまくはこばれ，国費が健全にところを得て使われたとしても，早急に事情は好転するものではなかろう．それにつけても私には小川教授が教室でよく話される映画「羅生門」のことが思い出された．小川教授によれば，あの映画は俳優も少なく，撮影は殆んど野外であり，セッ

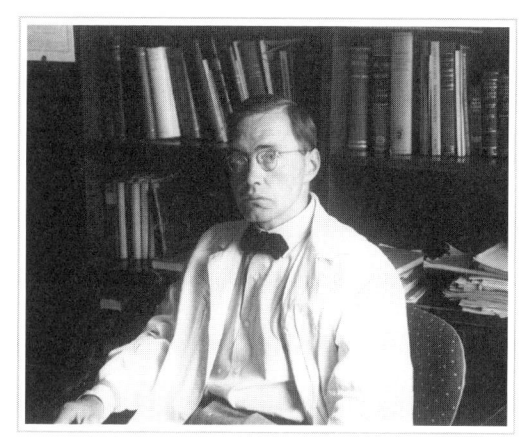

ノールウェイ・オスロー大学・ブロダール教授

トも羅生門をつくる位で大げさなものは殆んどない．しかし企画と筋のはこびがよいために，グランプリを獲得し，世界の好評を博した．我々の研究の進め方もこうでなければならぬという．科学が分化し，それぞれの領域で特殊設備を必要とする今日すべての部門に通用することではないかも知れないが，研究に従事する際の気概として我々の心せねばならぬことである．我々の研究対象とする自然そのものは北欧でも日本でも変りはない．自然の神秘に畏敬の念を感じ，つつましくその一端をでもかいまみようと努力することこそ学問の第一義であろう．

　スカンジナヴィア半島の脊稜山脈を越え，ノールウェイに入る．私のヨーロッパの旅の北限トロントハイムを経てオスローに着いたのが8月16日，ここにはヤンゼン，ブロダールの2学者がいる．この人々は小脳と脳幹部との関係について1940年頃より活撥な研究活動をなし，現在神経解剖学の世界の一中心となっている．この2人に会うことが，私の北欧の旅での大きな目的の一つである．緊張を感じながら，約束の丁度10時にオペラの真向いにある医学部2階にのぼって行く．ベルの横に名簿がかけてあり，筆頭に Prof. J. Jansen，ついで Brodal, Walberg 等，すでに論文でなじみの名が見られる．黒いどっしりした扉が内側へしずかにあいて，私より小柄のやせ身の白衣の男がドクター・マンネンと問いかけてこちらがうなずくのを待たず，私がブロダールで

すと名のった．少しくせっかちながら気軽な応待である．眉間につねに縦じわがより神経質な人柄を思わせる．大きな 20 畳程もあろうかと思われる教授室に招じ入れられる．私がフランス語，氏は英語でのうけ答えである．

　日本で自分の書（Neuroanatomy in relation to clinical medicine）を訳す計画があるというのを知っているかというので知らないと答える．初耳であった．自分は目下改訂を用意して居るのでその翻訳のためのテキストに旧版を用いたとすれば不適当である．それに日本の文献を見ると紙質がよくないし，印刷も余りよいとは思われず自分には不安であるとずけずけいう．もし出版されても売れるだろうかとの問に沢山売れると思わないと答える．

　自ら先に立って教室内を案内してくれる．どの部屋も広々としてしかも清潔をきわめる．ここでは主任ヤンゼン教授，それにトルゲルセンと自分が専任の教授で，3 人で講義をうけもち，一番大切なアドミニストラティブなことはヤンゼン教授がやっていると言う．どういう動機で神経解剖学をやるようになったのかと問うて見る．学生のときは神経病医になろうと思い，モンラッド・クロン（神経診断学の好著あり）の外来に熱心に通ったが，のちに神経学をやるには解剖学が大切なことを思い，両方バランスにかけ，後者をとったという答．以前に歯科大学の教授でしたねときくとあれは生活のためで研究はずっとこちらでやっているとのこと．

　ここでも少数の研究者とこれを支える多くの年季の入った技術者たち．原稿の整理に追われるタイピスト嬢，オスロー教室の論文を特徴づけるシェーマ担当というどっしりした老嬢．パラフィン連続標本専門の愛敬のよいマドモアゼル等々．スウェーデンの研究室と異り，設備もやっていることもむしろずっと我々に近いので親しみが持てる．図書室でヤンゼン教授とその子息で，ここの研究員ジュニア・ヤンゼンに会う．ジュニアはパリのフェッサール教授の研究にひかれパリに行きたいという．動物飼育室で神経生理学者カーダ氏に会った．以前魚の脳をやっていた人であるが，今は哺乳類を用い条件づけをやっている．

　ワールベルク講師の部屋では待望の標本を見せてもらう．この教室の武器は，幼若動物の細胞変化は成熟したもののそれよりはるかにつよいという点を利用したグッデン変法と，それにグリース法，ナウタ法であり，私の見たいの

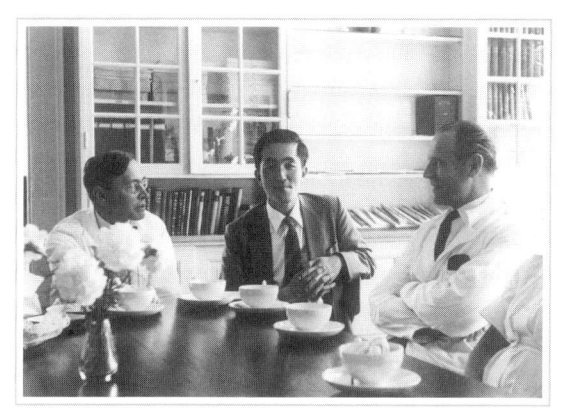

オスロー大学解剖学教室にて．中央筆者，右はヤンゼン教授，左はブロダール教授

は後者である．これらは軸索やその終末の変性を染め出すもので，最近しきりに用いられている．ワールベルク氏は終末変性をめやすにしてオリーブ核の線維結合をやっている人ですでにいくつか論文を出している．この人の名は日本語でいえば鯨山，それにふさわしく私などよりはるかに長身である．最近メットラーとグルンドフェストのところに留学して帰って来たばかりという．きれいにつくられた多数の猫脳幹の水平断連続標本の１枚をとり油浸にかける．健患両側のオリーブ核を見たが，確かに左右差のあることはみとめるが，論文に書いてある程はっきりしたものでなかった．むしろ油浸より一段拡大を落した方が私にはわかりがよかった．ついでブロダール教授にも標本を見せてもらう．こちらは脊髄網様体線維に関するもので，脊髄をいろいろな高さで切ったときの終末変性が，オリーブ核の吻側の高さの網様体中に密集するという．あちこち探しながらこの標本はそれほど適当でない．銀染色ではあるものはよく染り，あるものはうまく染らない．どうしてですかねとつぶやきつつ標本を幾枚か更える．その内見つかったと見え，紙と鉛筆を持って来て，シェーマを描いて，これが変性ですといいつつ私に顕微鏡をよこす．そのさすものが，特異な変化なのか一寸のみこみかねて，その近くに見える似たようなものをこれも変性ですかと問うと，のぞきこみながら，"I think so, but it's not quite sure"との答．あれはこれはと少し執着しすぎるかなと思いつつ質問をつづけると，"maybe"とか"perhaps"とかいうのが可成ある．その内向うが健側と患側を

比べるとわかるというのでやって見るが，私には見なれていない故かそれ程はっきりわからない．やがて教授は側索核の線維統合の研究に使ったものの方がわかり易いかもしれぬといいながら，別の標本を出して来て，又シェーマを描きつつ説明するが，標本の説得力はつよくない．イタリーのモルッチ教授のところから来ている研究者にも見せるが，彼は元来が生理学者故一寸のぞきこんで，唯きっきゅう如として成程というような顔をするだけ．この方法は染りさえよければ有益な方法だと強調する言葉のかげに，多くの染りのわるかった例のあることを察し，いずこの研究室でも同じことと共感を感ずると共に，発表論文でははっきりした変化があったと記してある場合にも標本自身に接する時は全く別の印象を受けることをはっきりと感じた．軸索終末という元来微細なものの変性を論ずるのであるから，無理もなかろうし，氏等は何年間かこれととりくんでいるのであるから，眼光紙背に徹しているということもあり，大綱は正しいことであろう．しかし論文をよむときはつねに言葉にまよわされることなく，絶えず，その大もとの標本は如何ということを念頭において味読すべきことを強く感じた．ヨーロッパ内では学者の交流もさかんで直接標本に接する機会もあろうが，我々の如く殆んど孤立している環境ではとくにこのことを強く意識する必要があると思う．論文によまれることこそ最も警戒すべきことであろう．

　お茶の時間となり，教授も技術員のマドモアゼルも一室に集って来て卓をかこむ．ブロダール教授自身で茶碗をはこんで来てくれる．ヤンゼン教授は地図を持って来て，フィヨールド見物の道すじなどこまやかに指示してくれ，寛いだ時間をすごす．ヤンゼン教授の古武士の如き風格が実に心よかった．

　ワールベルク氏が自動車でオリムピックスキージャンプ台としてオスローが誇るホルメンコーレンへ誘ってくれる．氏がアメリカへ行ったのはノールウェイ政府の奨学金ではないのかと聞くと，ヨーロッパ内に対してはあるが，アメリカ迄は遠いのでアメリカの金でないと無理，とのこと．アメリカの研究室の印象を問うと，神経解剖をやるにはアメリカの様な大国よりも小国の研究室の方が完備していると，暗にオスローのそれを誇る様子，自信たっぷりである．この国の教授の年俸は約2万5千クローネ（1クローネ約70円）というが，ノールウェイでは税金が高く，スカンジナヴィアで一番高い．為に生活が楽でない

と不平顔．神経解剖学や生理学を志す人は多いかと聞くと，地位が少ないので極めて少なく，研究が済むと皆臨床に帰ってしまう由，程度の差はあれいずこも同じと思う．

　8月27日アムステルダムはマウリッツ・カーダの脳研究所をたずねる．かつてはアーリエンス・カッペルスの存在によって神経解剖学の一つのメッカであった．Central lnstituut voor Hersenonderzoek（hersen 脳，onderzoek＝調査）と標札が出ている．所長はボック博士．メレンドルフのハンドブーフ（1928）の中の脊髄の項を書いた人である．

　奥さんと差し向いで仕事をしている．堂々たる体軀，シガーをふかし，縁無し眼鏡をかけている．風ぼうは一寸あざらしに似ている．カッペルスが集めたという多数の動物の脳の液浸標本の棚を背にしつつ，この研究所は昔カッペルスがやった様な比較解剖学的な事は今はやっておらず，性格がすっかり違って来て，生理学と共同する方向に進んで，自分は脊髄と大脳との関係や，シナプシスについて興味を持っている．そのうちで最近大脳皮質を研究して得た結果をお話しようと，立って戸棚から沢山のスライドと自分で作った模型を出して来た．すでに国際学会で発表したことだがと前置きして，大脳皮質の中でグリヤ細胞も神経細胞もない部分をえらび神経線維の単位体積に対する密度を測ってみると，人でも動物でも大体同じカーブを描く．ところで銀染色標本で交叉する線維の間の距離を測ってみるとこの場合にも分布曲線は色々な動物及び人で同じである．その様な部分について模型を作ってみると，錯綜する線維の間に幾つかの空間が出来ている事がわかった．この空間が何物かということについて色々考えた末，石けんのあぶくを思いついた．即ちあわがくっつき合う所では，稜線は一定の角度をなしている．脳の中の空間にもこうしたものが介在し，線維を互いに交叉させたり一定の方向性を持たせたりするのに役立っているのではないかと考えた．ところで固定標本ではだめであるが，位相顕微鏡で見るとかかるものの存在がはっきり証明出来る．その様な目で見ると，鍍銀標本の中にもその存在が認められるといって写真を見せた．次いでゴルジーとニッスルの同時染色の標本で，樹状突起にある小突起（ゲミュール）の間の数値を測ってみると単位長の1ないし4倍迄の整数倍の所に山が出来る．そしてこの数値はさきに測った交叉する線維の交叉と交叉の間の距離とよく一致す

る．そしてその場所こそシナプシスと思うと確信をこめて言い切った．大分雲をつかむ様な話であり，他方極めて細かい事を問題にしているとは思うが，着想が奇抜なのが興味深かったそのあぶくというのがいわゆる脳の基質（Grundsubstanz）ですかと問うと，まさにしかり，と大きくうなずく．そしてアストロノミー Astronomie と，アストロロジー Astrologie の別を知っているかというので，知らないというと，前者は後者より一層くわしく数量的である．自分は自分の専門領域でもそうしたものを目標にしている．かかる意味で自分のはヒストロノミー Histronomie でありヒストロギー Histologie ではないと結んだ．この人と話している間中感じた事は，非常に夢に富んで居り，いわゆる独創的なものを豊かに匂わせているということである．一見奇抜と思われる事も断固として主張する自信をひしひしと感じた．私の名が萬年という名だと説明すると，現在幾つですかという．34 だと答えると，それじゃまだ先が長い．実に statistique な名だとクックッと愉快そうに笑う．

　次いで所員のセガール氏が代って案内に立ち，脳波室，図書室，標本室等を見せた後，3 階の自室に連れて行く．オランダに産し，特異な巣を営む魚の生殖，営巣を細かに観察し，ついで脳を手術してその生態にどういう変化が起るかという事を見ている．終脳の色々の部分の破壊による影響は場所によって異る様であるとのことである．単に泳ぎ方の障害を観察するのと異り，生殖営巣等という秩序立った習性の変化を目じるしにしている点が面白いと思う．

　オスローのヤンゼン教授がアムステルダムはカッペルスの死後何もやっていないと，やや手厳しい批評を加えていたが，私にはそうとばかりは思えなかった．

　8 月 28 日午後，夕立雲のたれるライデンに下り立つ．きれいな運河沿いの町並みをあちこち迷い乍ら町はずれの解剖組織学教室を探し当てる．ベルを押して待つと重い扉がギイと開いて小使が顔を出した．フェルハルト教授はというと，イタリーへ休暇旅行中だというので一寸がっかりする．この人は第二次世界大戦迄インドネシアのバタビアの教授をしていて論文でも屢々接した人である．ハンブルグから出しておいた手紙が届いたらしく，若い研究員が出て来て，「ドクター・マンネンですか」と問いかけてくる．教授は不在だが研究室を案内すると先に立つ．図書室に通されそこでヴァン・ブーセコムという主席

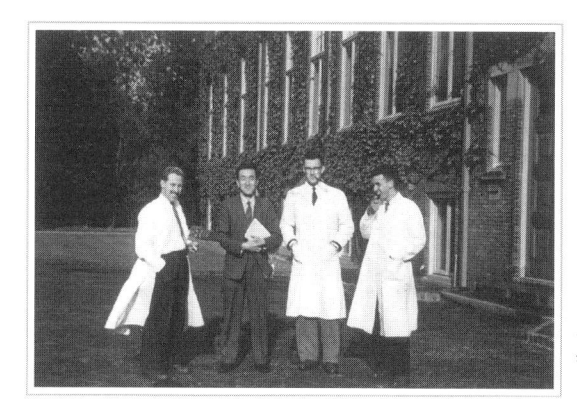

オランダ・ライデン大学解剖学教室前にて．左端はブーセコム氏，そのとなり筆者

の助手を中心に標本作りのマドモアゼルをも交えて教室全員が集って来て大変なごやかな雰囲気．一緒にお茶を飲む．教授がいなくてもこうした我々と同じ年輩の人達と話す方が収穫が多い様な気もする．場所が図書室なので，ヴィンクラーやブラウアーの本はオランダでは簡単に手に入るかと聞くと本国のここですら大変むずかしいとの事，これでは日本で入手出来ないのは当然だと思う．研究員の中に薛碧玉というインドネシアからやって来た中国系の人がいる．彼の部屋で脊髄半截による前側索上下行路の研究の話を聞き標本を見せてもらう．標本びんのレッテルの一つに「日本軍」云々と書いてあるのに目をとめていると，薛君がこれは戦争の時の名残りで，インドネシアから持って来たのだと首をすくめる．ここではすべてヘックヴィストの染色法を用い，グリース法やマルキー法は殆んど使わないという．言外にむしろこれをしりぞけていると言いたげであった．フェルハルト教授の好みであろう．この薛碧玉君の部屋の壁には布施先生の書いた有名なアトラスが2枚，額に入れてはってありなつかしかった．彼はモナコフ教室の業績集を読んでいるところなので感想を問うと，現在の色々な雑誌の論文よりもずっとすぐれていると云う．若い研究者がそういう風に感じるというのも，フェルハルト教授の指導の為であろうか．布施・土田・久留先生等の名をもここで耳にする．彼の研究によると脊髄視床路というものはなく，脊髄からの線維は大部分橋又は中脳に終ってノイローンをかえて視床に行くという．これはすでにモナコフも述べており，この点久留の

考えとは合わないと鼻っぱしが強い．最近オリーブ橋小脳萎縮の3例を経験したというので，橋被蓋網様核について質問すると，背側部には変化はないという．この核については私が1，2研究を発表しており，その結果と一致しているので興味が深かった．染色室には標本製作のマドモアゼルが5人，17～18から結婚迄可成り長く勤めるとの事．パラフィンが主で，7ミクロンの完全連続が基本という．室内は実に清潔整頓しており，我々の教室と比べると一寸赤面ものである．ブーセコム君の部屋では，彼が最近やっている脊髄前側索の線維分析についての標本を見せて貰った．すべて前述のヘックヴィストの方法でやっている．彼によればブロダール等の結論と大分異り，Nucl. cervicalis lateralis を例にとっても，この核から小脳に行く線維はなく，フレキシヒ束から線維を受け，一部オリーブ核，大部分は橋中脳迄上るという．ツィーエンもフレキシヒ束は C_1 と C_3 の間で数を減ずると述べていると強調する．このヘックヴィストの方法は，軸索の変性を目標にするものであるが，同君の標本では患側と健側とそれ程大きな差があるとも思えなかった．

写真現像引伸撮影室等に広い空間を幾つもとり，ゆったりと仕事をしている．電子顕微鏡室ものぞいたが，これは解剖学教室専用のものでなく，大学全体に1つしかなく順番が待ち遠しいという．壁に錐体路の電子顕微鏡像が大きく引伸してあり大変印象的であった．我々のはフィリップス社製作のものであるが，日本にも電子顕微鏡があるかというので，沢山作っており本年度はフランスが日本から1台買ったといい返すと一寸意外といった顔をする．又東京の大学は創立以来何年かというので約100年と答えると，ここは300年程だと言い言外に大いに誇るところがある．

いずれにせよ全員をあげて迎えてくれ，標本も何もざっくばらんに見せてくれた事は大いに嬉しかった．パリにいる時にオランダは対日感情が悪いという事を耳にはさんだ事があったが，少なくも私の経験したこの大学でのもてなしは，ヨーロッパでの最も快かった思い出の1つである．それにこの教室でやっている事柄が我々の教室のそれと可成りよく似ており，その点でも親しみのもてるものであった．洋の東西を分かつともやっている事は似たりよったり，我々も確乎たる自信をもって得た所見を強く主張し，しかも外国語で発表し大いに世界の同学の士の注意をひかねばならぬとつよく感じた事であった．

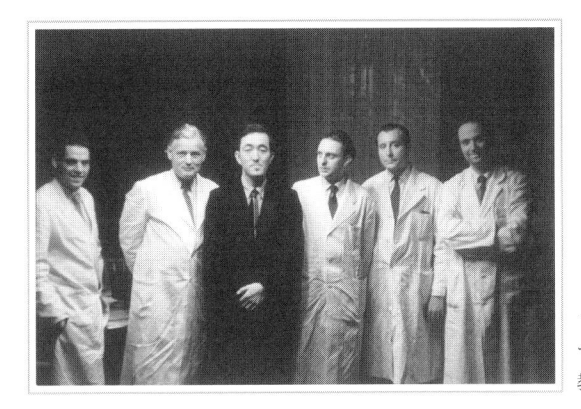

ドイツ・ボン州立脳研究所にて，左より2人目ペーテルス教授

　8月31日アントワープ郊外のピュルホフにあるブンジュ研究所をたずねた．街道からはずれた林と牧場の間にある．戦後外国文献が乏しかった頃この研究所から分厚な業績集が東大脳研に送られて来て，大変うれしかったので印象づけられていることとて，大いに期待して行ったのに，折悪しく有名なルードウ・ヴァン・ボゲール教授は休暇中で会えなかった．秘書が代りに案内してくれたが，ここは私立の病院の一部に研究室が附属した様なもので規模が極めて小さいのが意外であった．といっても東大の脳研よりはずっと広いが．病理組織研究室，生化学室，脳波室，手術室等を見たが格別注意すべきものは見当らなかった．然しここからは毎年々々分厚な業績集が出るのであり，又ヴァン・ボゲール教授はヨーロッパのみならず世界で大きく評価されているのであるから，規模の大小だけで真価を云々するのははばからねばならない．

ドイツにて

　9月30日，雨のパリを発ち，ドイツ，スイス，オーストリー等への旅に出る．ドイツで最初に訪れたのはボンにあるペーテルス教授の州立の脳研究所である．とは言ってもここは病理組織学研究が主で，神経解剖学に直接関係のあるのは大脳皮質の限局性障害で視床に起る限局変性を調べている位のもの．しかしこじんまりしたこの研究室ですら年に300例は集るという豊富な症例がうらやましい．

　ペーテルス教授に，私はドイツの研究室を訪れるのは初めてでありかねてよ

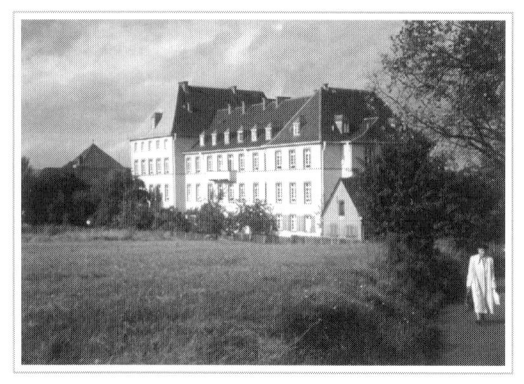

ドイツ・ギーセン・マックス・プランク研究所，2階が脳研究部門

りドイツの教授は非常に権威に満ち満ちていて近より難いと聞いていたが，あなたは極めて親切で，例外といってよいでしょうか，というと，呵々大笑した．

　10月3日コブレンツを発ち，ラインを遡行してマインツに向かう．マインツではライン沿いの最も爆撃跡の著しい一角にグーテンベルク博物館を訪い，印刷術発達のあとをたどる．10月4日フランクフルトより北上，ギーセンに入る．途中の野面には秋気濃く雑木林は紅葉に鉄路沿いには驚くべく大きなきのこも散見される．恐らくやまどりたけか．ギーセンはかつてはリービッヒが活躍した所，現在はマックス・プランク研究所の一翼がある大学町．ここも戦争中爆撃で大損害を受けている．約束の2時半にマックス・プランク研究所をたずねる．可成り大きな建物の2階がこの研究所にあてられている．先ずヴィルケ教授が所内を見せてくれる．専門は病理であるが，電子顕微鏡を扱っている由で，人間の血液のフィブリン像及び人の腱の膠原線維の28万倍の拡大写真をステレオスコープで見せてくれ，大変自慢そうである．この外にワールブルグの装置で病的組織の酸素消費を見ているといい，日本にもありますかという．方々で使っているというと，ほうという様な表情をする．標本室ではベルリンのブッフ脳研究所から持って来た沢山の脳外傷の標本，シュパッツ教授自慢の頭蓋内面の石膏像の集大成，更に色々な動物の液浸標本を見せた．動物の脳を集めるのに動物園と連絡があるかと聞くと，全然なく自分達は買うのだと言う．フランクフルトに大きな動物園があるではありませんかと再び問うと，あれは他のクリニックが連絡をつけていて我々とは関係ないとの答．案外縄張

りがあるらしい．

　標本製作室にはマドモアゼル6人，東大脳研の1階全体に相当する位の大きな部屋で懸命に標本を作っている．殆んどすべてパラフィンで切るとの事．ミクロトームもグッデン式の大きなものが3台並んでいる．とも角この位の標本製作室があったらと思う．オスミューム酸は34マルク（約3,400円）とか，それでも高い高いという．

　ここで比較解剖学をやっているのはステファン君という若い動物学者．標本集めに昨年アフリカに行って来たという．ここに来てから4年半とか．その前に1年程ノイシュタットのフォークト教授の所にいたといい，クルズスのためそこで描いたという脳切片のスケッチを見せたが，可成り大ざっぱなものであった．各種の動物の嗅脳の計測をやっているが，ただ表から測るのではなく全部連続切片とし，大きく拡大してスケッチし，それについて細部をメーターで測るのだという．

　次いでハラーフォルデン教授に会う．眉間に縦皺のよった気むずかしい顔の可成り小柄な人である．小川教授からとっつきの悪い人だと聞いていたが，なるほど笑うと損だという様な顔をしている．私は昨年11月からパリでベルトラン教授の所で仕事をしていると名乗ると，そうかそうかとうなずいて案外簡単に笑顔を見せた．そして自ら立って自分の部屋に招じ別刷を4〜5冊出してくれた．この人は，小脳病変に詳しいので私の研究した顆粒層の発育不全を主徴とした猫の小脳萎縮症の事を話すとそれは自分の弟子のギュンター・ウーレも最近人で見ているとぎろりと目をむき一段声を高くする．私が今何を研究しておられるかと問うと，ここだけフランス語で Encéphalite concentrique と言い乍ら標本を2例出して自ら顕微鏡にかけ見せてくれる．多発性硬化症の一種だというが実に印象的なものであった．標本棚にはってある写真を，これは曾てのベルリンのブッフの研究所で，今は東独の癌研究所になっているとまことに感慨深そうに話してくれた．短い会見であったがとっつきこそ悪いが一徹な善意の人という印象を深めた．

　最後にシュパッツ教授に会う．髪は波打ってオールバック．70過ぎた人と思えぬ元気さで50歳位に感ぜられる．丈はそれ程高くないが，胸の張りが実によく，声が相当に大きい．先ずベルトラン教授の消息から．最近少し健康を

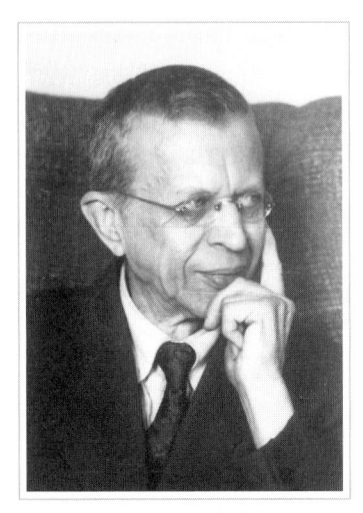

ハラーフォルデン教授　　　　　　　　シュパッツ教授

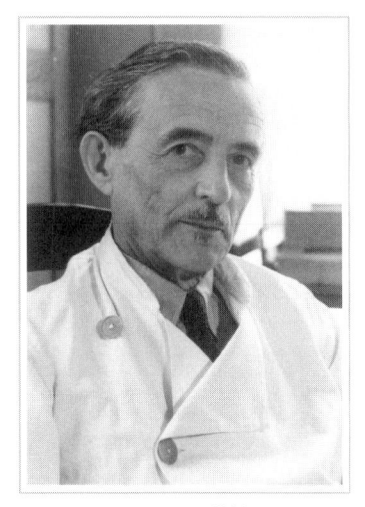

害して2ヵ月程休んだというと眉をひそめ，彼は我が友であるという．そういえばベルトラン教授も同じ事をいっていたし，親しい間柄なのであろうか．リポフスチンについての意見を交し合った後，この研究所でやったゴモリ法を用いての視床下部下垂体連絡について説明してくれる．興味があったのは古代の人間の死体がよくドイツで掘り出されるが，その頭部をレントゲン撮影すると"ganz schwarz"に見え，それから脳をとり出すことが出来たが，まるでチーズの如くであった．その標本を作って見るとこのように線維状のものがみとめられると写真を示す．その一部を化学分析して見るとコレステリンである由．乾燥した状態の脳ならエジプトでもミイラから得られ，エリオット・スミスもしらべているが，自分のは地中から得たものであり，これらのことから推して脳はきわめて抵抗のつよいものであると思うと述べた．

　丁度ギーセンでは外科の地方会が開かれ，宿屋が一杯で困っていた矢先，シュパッツ教授の好意で研究所のGastzimmerにとめて貰う．

　Gastzimmerとはいっても屋根裏にあって研究員の寝泊りする部屋らしく，机や標本戸棚，机の上には顕微鏡と山と積れたニッスル連続標本がのっている．ベッドに横たわると標本戸棚の上からは沢山の脳の大きな模型が見下している

といった具合．マックス・プランク研究所内に泊ることなどながく思い出となることと窓から見下すと闇の中に目の下にはギーセンの町の灯がきらめき，遙か地平迄点々と灯影が続いている．尤も高いのは昼間見えた古城にともる灯でもあろうか．

翌日シュパッツ教授の友人でかつて上海で大学教授をしており，現在ギーセンの解剖学の教授ワーゲンザイル氏をたずねる．氏は近く日本に来る予定なので，私から日本の事情を聞きたいという事でシュパッツ教授に依頼し，私を自宅へ招いたのである．外科学会で当地に来ていたチュービンゲンのネーゲリ教授と3人で昼食をとる．この

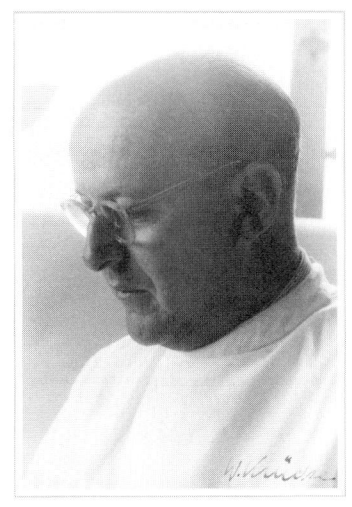

ドイツ・フランクフルト・エディンゲル研究所・クリュッケ教授

ネーゲリ氏はスイス生れで血液学で有名なオットー・ネーゲリ教授の甥との事．学会の模様を聞くと，ドイツでは学会が多過ぎる．時間と金が無駄だと言う．プログラムを見せて貰うと日本のに比べずっと演題も少ない様に思うが，氏は演題があまりに多過ぎるとはき出す様に言う．

10月6日リベット打ちの音が景気よくひびき渡る復興の気はくに満ちるフランクフルトの町並みを抜けてマイン河沿いのプラタナスの落葉する道をゲーテ大学に向かう．この大学の中にエディンゲル研究所があり，そこのクリュッケ教授に会うのが今日の予定である．病理研究室の建物の3階に神経学研究所（エディンゲル研究所）があると書いてある．ここだけはあらかじめ連絡をとってなかったので不安であったが，こころよく会ってくれる．堂々たる風ぼう．ゆっくりした口調，それでいて人ざわりがよい．

研究所といっても，図書室と標本室と標本製作室と教授室位が主なので，決して大きくない．エディンゲルの集めたというおびただしい液浸標本がある．ここのみでなくどこに行っても標本の整理はゆき届いており，我々も今後心掛をあらためる必要があると痛感する．

クリュッケ教授の大きな業績の一つは，従来神経炎といっても，調べる範囲

付録　ヨーロッパの脳研究施設を訪ねて　●　243　●

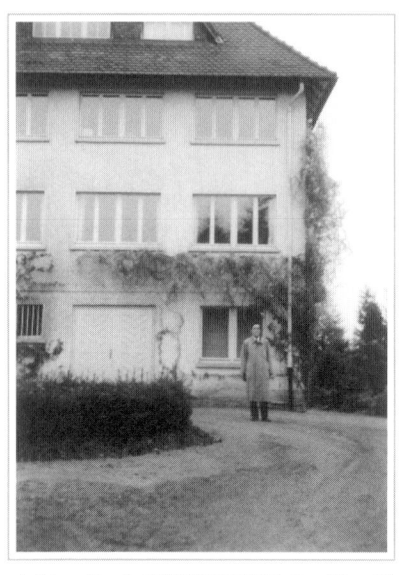

ノイシュタットの脳研究所の建物の一部．3階の右の窓2つが教授研究室

がせまくて本当の事がわからなかったのを脊髄と末梢神経をつなげたまま，パラフィン包埋で切って大きな標本を作り，ワイゲルト，ホルツァー，ボーディアン，ハイデンハイン染色等を用いて系統的に調べてみた事である．それによると萎縮性の神経炎は末梢のしかも末端に起りやすく，炎症性の変化は中枢に近く起りやすい．脱髄の起る場所の局所的関係等もきわめてはっきり指摘する事が出来る．デジェリーヌ・ソッタの間質性肥厚性神経炎の2例もこの方法で調べている．要するに用いている方法は決して新しいものではないが，こうして脊髄と末梢神経とを切りはなさずにしらべるという様な事は，口で言うは易く，行うはまことに難しであり，そこを乗りこえると実に有益な結果が出るという事をこの人の仕事で印象づけられた．正攻法の力強さというべきである．

　フランクフルトからハイデルベルク，ヴュルツブルグついでお伽の国のようなローテンブルグ，ネルドリンゲン等の古い町々，更に静かな大学都市テュービンゲンを経て10月11日夜，シュヴァルツヴァルトのノイシュタットに着く．まことに小さな駅で日本で言えば信州の山間の小駅の様な感じである．ここにオスカー・フォークト教授の脳研究所があり，岡山大学精神科から難波氏が来ておられる．私がノイシュタットにやって来たのは，氏がフォークト教授の所につくと，レンズ核についてのリポフスチンを調べる様にいわれ，仕事をはじめたが，間もなくZentralblattで私の論文を認めたフォークト教授から別刷を取り寄せる様命ぜられ，パリにいる私に依頼があったのにはじまるのである．そしてフォークト先生より私がドイツに来たら必らずよるよう伝言があった．

　肌寒い小さなホテルの一室でたずねて来てくれた難波氏とはじめてお会いす

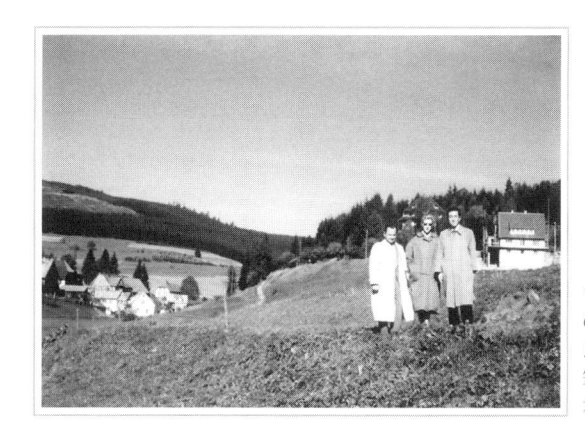

ドイツ・ノイシュタット（シュヴァルツヴァルト）．右手の森の中に脳研究所があるが，見えていない．前景人物右端が筆者．他は研究員ソルシャー君と婚約者（研究所技術員）．

る．フォークト教授は萬年はいつ来るかとお待ちかねとのこと．山の中のこととて訪問客が嬉しいのであろう．氏のお話では教授は既に86歳，ドイツ人の弟子は多くなく現在ドイツで活動しているのは，フライブルグのハスラー教授位のもので，我々に名の知られているドイツの多くの神経学者とは仲が悪く孤独な存在らしい．若い時クルップの診察をした事から仲々資金があるらしく，新しい機械等沢山持ち，自分は死ぬ迄仕事をするから誰も邪魔をするなといいつつ，研究所の中に住み込み，朝9時から夕方6時迄仕事をし，日曜も午前中仕事をするという．若い弟子達はニッスル法とワイゲルト法だけでするこの人の研究に愛想をつかし去って行く人が多い由．ドイツの研究者の俸給について質問する．若い助手で邦貨7〜8万に相当する額との事，生活物資が日本よりも高いにしても恵まれているという外はない．

　翌朝は快晴，ところが屋根という屋根には真白な霜，海抜800mだけの事はある．難波氏に案内されて研究所へ．教会を中心とし，小さな谷一つを埋めた愛すべき小村である．まわりを囲む丘は針葉樹林におおわれ，シュヴァルツヴァルトの名の如く黒きが迄に緑である．

　村はずれの小川を渡り，小さな牧の中のなだらかな道を登ると針葉樹林の中に Institut für Hirnforschung, Prof. Dr. O. Vogt. の標札が出ている．木立の中をくの字に曲り登ると白い建物が目の前に現われる．小じんまりしてはいるが窓の数だけでも東大脳研の倍以上はあろうか．3階のフォークト教授の部屋に上っ

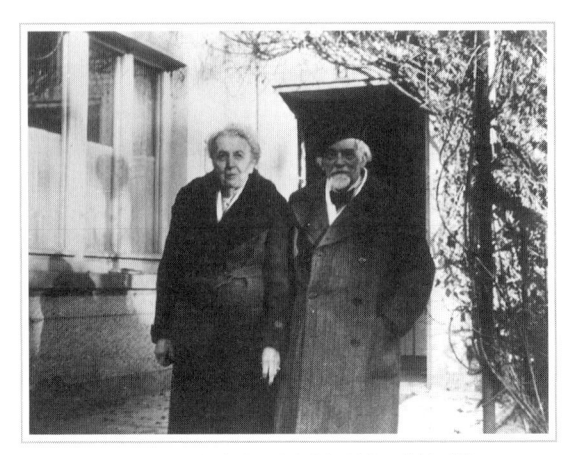

フォークト教授夫妻（東大神経科秋元元教授所蔵）

て行く．階段の途中で老婦人に会う．これがセシル・フォークト夫人であった．フランス人でフォークト教授がパリに留学している時に結ばれたとか．あごの下の皮膚がたるんでまるで牛ののどの様，82歳との事だが元気な人で，さあさあ入りなさいと奥へ向かって「オスカー」と呼ぶ．教授の部屋は大きな部屋の中に標本戸棚がつい立の様に幾重にも並び立っていて，その奥の方から返事があった．戸棚を廻って入って行くと，頭頂部がはげ上がり，側頭部に残った毛も白髪と化し，あごには白ぜんをたくわえ，白衣を着て蝶ネクタイ，補聴器をつけた老爺が出て来た．筋のきちんとついたかなり細目の縞ズボンをはき，昔気質をうかがわせる．これが音に聞えたフォークト先生である．らんらんたる鋭い眼で人を見すえる．少し前かがみで一寸よちよちした感じで歩く．握手した手は羊皮紙の様に乾燥している．よく来た．お坐り，と私を孫の様に扱う．いかめしい顔ぼうに似合わず，あたりは実に暖い．

あいさつが済むと難波氏の案内で所内を見る．先ず写真室からであるが，その中の一室は屋根裏にあって，脳切片の大きな全休像を撮る為の装置が置いてある．レントゲン装置ほど大きく，今迄のどの研究所でも見なかったもの．顕微鏡写真用に2部屋，現像室，コピー室と写真には実に大きな努力をはらっている．そのための技術員は男女1人ずつ，いずれも写真学校を出たエキスパートである．

ここでは脳の固定がすむと脳を同じ厚さのブロックに切る装置で前頭断し，ついでパラフィン包埋する．その経過中減圧装置を用い，クロロフォルムを飛びやすくし，パラフィンの浸み込みを助けている．切片製作にはグッデン式の大ミクロトームを用い，20ミクロンの完全連続切片とし，1枚ずつ紙の上に並べて行く．原則として24枚目ないしは49枚目毎に，ニッスルとワイゲルト染色をほどこす．ニッスルは20年位経ってもさめず，保存切片も何年経っても染色性を失わないという．大パラフィン切片を，卵白グリセリンをぬったガラスに貼るには工夫が要る．机ごと37度に暖め，その上で製作するが，切片をガラスにのせて，それに温水をそそぎ，その上から大きな羊皮紙を拡げて切片をこわさない様に注意し乍ら上から強くこすって完全に皺をのばし，37度で乾燥させるのである．

　教授室へ行くと自分で立って戸棚の一つから写真の幻燈板の入った引出しを抜いて来る．谷の見渡せる窓辺の机に並んで，さてとゆっくりしたフランス語で説明にかかる．我々の後にはセシル夫人が坐って見ている．先ず大脳皮質運動領の巨大錐体細胞には核が底の方にあるのと中心にあるのとが区別される．前者ではリポフスチンが皮質の表面の方に近く，後者では底の方にたまるという．私の見た範囲ではそうした規則性はない様に思うというと，いやそれは違った細胞を見ているのだと頑強に主張される．老人の一徹さがおかしい．次いで黒質の赤色部にある細胞に四型があり，それが年令により形態の移り行く事を見せた．そこで私が橋の上部から中脳にかけては細胞内顆粒の分布から見て大変興味があり，顆粒を含まぬエディンゲル・ウェストファール核，メラニンを含む黒質，細胞核のそばに顆粒の密集する動眼神経核，細胞体に顆粒を満載する上中心核，及び縫線背核がせまいところにかたまっていると説明すると，うんうんとうなずき乍ら聞いている．尤も年寄りの常として本当に聞いているかどうかわからぬが．次に大脳皮質の第四層の細胞にプソイドカルクがたまる特異像を見せる．かくの如く脳の中には部位による特性があり，それぞれの細胞には各々異った生活の表現があるのだという．そしてそれらの場所が病気になった時に，どの様に変化するかという事につき，フォークト先生得意のパトクリ―Pathokliseについて説明する．例にひくのがアンモン角とサントル・メディアン（ルイ）．スライドを手に持ち窓の方に高くあげて，私に指し示すと

セシル夫人が，そうやってはあなたにはいいが，他の人には見えにくい，こうしなさいと，白い紙を机の上に敷き，それをバックにスライドをのぞけばよいと世話をやく．説明に熱が入ると，先生はそんなことを忘れて，又々窓に向けると，駄目々々ここでと夫人が手を取って下へおろす．先生はやんぬるかなという様な顔をして，言われた通りにする．まことにユーモラスな光景である．標本を持つ手は，可成りふくれ，青黒い静脈がうねっている．眼鏡をかけたりはずしたり，鼻めがねになったり，あるいは虫めがねを用いたり．しかし眼光はあく迄鋭くみずみずしくうるんで若々しい．

　細胞体内のニッスル顆粒が核小体から作られると言い，その根拠になる写真を示す．更にこうした研究にはスライドに写っている細胞の実物がすぐ顕微鏡にかけられる様にしなければいけないと言い，今迄ここで発表した論文の細胞像の標本が見たいといえば，2分で出せるという．事実，標本の整備されている点は感服に値する．精神分裂病の時にマイネルト核に屢々変化がくるという所で，セシル夫人の促しで昼食になる．ほうっておいたら先生は何時迄も止めないのであろう．別れぎわに午後は3時半に来なさいという．

　昼食は難波氏と若い研究員と連れ立って村の小さなレストランへ．食後難波氏と2人で村はずれの斜面に登り，草の上に憩う．秋の虫が細い音を立て，松等も見えて日本に実によく似ている．こんな村に世界有数の研究所があるという事が不思議に思われてくる．殆んど雑用に煩わされる事なく，仕事一途に打込める事であろう．然し難波氏の話ではここでも若い研究員の不足が深刻な問題である由．

　午後の講義はパトクリーゼの続きで黒内障性痴呆のシュピールマイヤー・フォークト型例とテイ・ザックス型3例がこの研究所にある由で，その小脳のスライドを見せる．話は舞踏病に続き，その細胞変化について長々と説明され，この様に一つの疾患では実に様相が複雑多岐であることを示す．その説明としてトリプトファンがキヌレニンになり，更にオキシキヌレニンになり，更に次々に変化して行く式を見せて，それぞれの過程に酵素が働いている事を指し示し，若しそれぞれの過程が突然変異等のプロセスではばまれれば満足な発達が出来なくなり，こうした病変が起るのであろうという．小脳以外の病変に就いて質問すると，この研究室では1つの核をつっこんで勉強するのでこれらの例につ

いても小脳の変化は報告してあるが，オリーブ核とかその他の核については詳しく調べていない．それにしても金も少なく人も少ないのだとすでに夕暮れが迫り，濃い紫色になった谷の方をじっと見つめ乍ら，そうつぶやかれた．奥さんも合槌を打ち，あなたに時間があれば調べられるとよい，といい，2人口を揃えて日本に帰って又出直して来ないかと真顔で言う．

　フランスでも若い研究員が少なくアルジェリーに召集される医者も少なくないと言うと，先生はブロックハウスもアフリカ戦線で死んだと憮然とされる．この人の膨大な論文には少々閉口し乍ら読んだのを覚えているが，すでにこの世にないと聞くとさびしい．ブロックハウスは先生夫妻に一番可愛がられていたらしい．兎も角ここには150例の脳の連続切片があり，やる事はいくらもあるのに人も少なく金もないと嘆くのを聞くと，我々より遙かに恵まれた研究設備を持ち乍ら何たる事かとこちらの方がよ程憮然とせざるを得ない．

　翌日は日曜日．私は日曜も仕事をするが若い者はレクリエーションをして来なさいという先生の言葉で今日の話を終る．既にとっぷりと日が暮れ，月の光が霧の中にただよい，教会の鐘の音が響き渡る谷の冷気の中に送り出され宿に戻る．

　翌日はシュヴァルツヴァルトの中の最高峰，既に初雪を見た1,500 mのフェルドベルクに登って行く．頂上からヨーロッパアルプスの全容を眺め，快哉を叫んだ．

　月曜日は曇，霧の木立を研究所に登って行く．午前中はフランス語の分かる研究員3人と私を前に講義がはじまる．夫人は前掛け姿で横に控える．難波氏の話では何かまとまった事を話す時は，技術員も含めて皆を集める由．今日はフランス語の分かる者だけ集められたらしい．今日は分裂病の事からだったなと，1952年のローマの学会で発表された分裂病の病的変化についての要旨を話してくれる．分裂病では前頭葉，側頭葉に変化が強く，ショック療法を行わないで死んだ例について，前頭葉の三層あたりに強い島状の細胞の脱落を指摘する．"Schwundzelle"というのが大事らしい．次いで視床では前核と内側核に変化があると，色々な細胞像や数量的変化についてスライドを見せてくれる．この様な変化が分裂病の型によって異る事も指摘された．ところでショック療法の影響がどの様に出るかという1つの例として，355回のショックを受けた

患者の脳を調べたが，その結果は矢張り同じ場所に変化があり，マイネルト核（フォークト先生は Nucl. basalis という）の細胞核のクロマチンが増加し，細胞の機能がたかまっている事を示すという．続いて老人性痴呆についての話にうつる．サントル・メディアンがまわりの細胞とはっきりしたコントラストをなして消失する例や，大脳皮質のある層に限局的な細胞脱落等の来る例をあげて，脳ではすべての細胞が同じ様に老化して行くのではなくて，或るものは老化しやすく，或るものは死ににくいという素因があるのではあるまいか．それには血管も関係があろうし，又もっと広く生物学的な突然変異の問題もあるであろうし，問題はまだこれからだと結ばれ，大分長い説明であったなと立上がられた．別れしなに君はこれから日本人の脳を組織学的に詳しく調べ，又傑出人の脳もよく調べなさい．脳は死後出来るだけ早く，4～6 時間でフォルマリンにつけなさい，と細かい事迄注意された．君の才能を充分脳研究の為に利用しなさい．そして是非又来なさいと繰り返し言われる．先生と夫人の乾いた手を代る代るかたく握手，別れを惜しんだ．

　東洋の一角から来た名もない一人の書生に多くの時間をさき，自分の一生の研究の歩みを説明してくれた老大家の親切さは私にとってまことに感動そのものであった．若い時からの一貫した現象の見方，そこには大きな発展もなく，或はパラノイヤとも悪口をいわれるかたくなさはあっても，まことに一生を貫く大河の様な仕事の流れ．そこにはくっきりとした人間像が浮んでいる．右顧左べんすることなく常に先へ先へと進む事しか考えない先生の精神の若々しさは，童児を思わせるその風ぼうに実によく現われている．愛嬢 2 人はともに嫁してアメリカ大陸にあり，慰めるものとてないこの山中で，仕事に凡てを投入しよちよちはしているが，一歩毎にしっかりと大地を踏みしめる足どりで，先生はまだまだ研究を続けることであろう．又私はそれを望む．初冬の木立の中にしずまる研究所の中でのフォークト先生夫妻とのめぐり合いは国籍のちがいすら忘れた，さながら自分の祖父母に接する様な 2 日間であり，私の一生で最も深く心に刻まれる思い出の一つとなる事であろう．

　難波氏に送っていただき，霧深い小駅を発ちフライブルグに向かう．

　フライブルグでは目指すハスラー教授が旅行中と聞いて大いにがっかりする．医学部同級でビュヒナー教授の許で学ぶ島峰君も旅に出たと聞いてやむな

くバーゼルに向かう．

スイスにて

　10月16日夕，バーゼルに入る．夜映画館で「沈黙の世界」を見る．自然の美しさにあらためて眼をみはると共に，まことにオリジナルな仕事であると感ずる．時間をいとわずオリジナルな仕事をしたいと必ゝ思う．

　翌朝，ペスタロッチ通りにある解剖学教室を訪ねる．霧が晴れそめ黄葉が美しい．途中ヴェザリウス通りというのを通る．入口には右手にヒス，左手にヴェザリウスの像が刻まれている．

　3階のルードヴィヒ教授の部屋をノックする．やせた背の高い老人で一方の肩がつり上がり，少しく首が傾いて見える．物静かな人である．まず私が最近出した脳の解剖書を見せましょうと持ってくる．クリングラーとの共著で，線維分析を主とした脳の肉眼的解剖書で，この図譜に用いた標本を見ることこそここを訪ねた主目的．その旨のべると，気軽に先に立って標本室に案内してくれる．かなり大きい棚を占めて整然とならべられている．作り方を問うと，脳を4〜5週間フォルマリン固定後零下8〜10度に，1週間放置する．ついで常水にもどすだけの簡単なことだが，こうすると線維と線維の間の水が凍って約10％体積が増し線維の間をひきはなし，分析が容易となるのだという．ところで，標本は液にひたされているのに液中に宙ぶらりんになって見えるので，そのわけを問うと，脳にカットグートを通し25％の蔗糖液につけてあるだけだが，カットグートが透明になって，どの方向から見ても見えないと得意顔．少し脳の表面がいたんでいるのは昨年パリの国際解剖学会に出したためで，これだけのものをつくるのに20年かかりましたと感慨深そうである．よくこれだけ根気よくやったものと眺め入る．小川教授もこの標本には感心しておられる．時計国スイスだからこそかくもこまかい仕事が出来たのであろうと言っておられたというと，強く否定し，日本人ならもっとよくやるでしょう．日本人だけでなく東洋の人は手先がおどろくべく器用で，とくに辛抱づよく，論文を読んでもそのことがよくわかる．我々ならすぐあきて了うであろうことを実に忍耐づよくやっていますねという．ききようによっては皮肉ともとれよう．更に内耳に金属を注入しその構造を示した標本を見せ，これは我々が大分前に

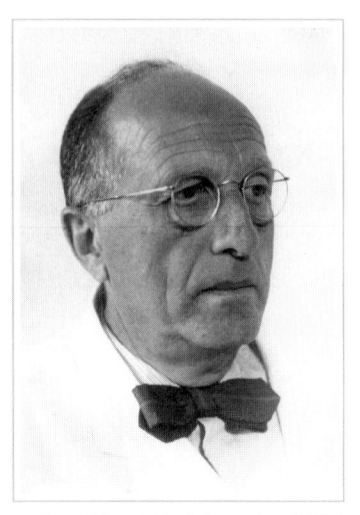

スイス・ベルン大学・グリュンタール教授

やったものなのだが，昨年のパリの国際学会でアメリカ人がこれと同じものを持って来て自分たちが一番先にやったと言った．アメリカ人は英語で書かれたものしか読まず，独仏語のものは見ないで，何でも自分が発見したといい，他方ソ連人も同じで，何から何まで自国民がやったと言う．政治的にも同じことで，まことに困ったことですと肩をすくめる．永世中立国の人が言うと実感がこもる．

　脳の入手については，年平均1,500体程ある病理解剖例の多くのものは病理教室では面倒がって頭をあけないので大部分を我々のところでもらうという．臨床神経学に伝統のあるスイスでも脳病理はそれ程さかんではないのかと一寸不思議な感じがした．

　標本室を出しなに，そこに飾られた一体の人骨骼をしめし，これはヴェザリウスが解剖し1543年にブラッセルからここにくれたもので，解剖された死体で骨骼として保存されているものとしては恐らく世界で一番古いものでしょうとの説明．ここへ来る途中にヴェザリウス通りというのがありましたがときくと，あれはもとの解剖学教室のあった所で，今は生理学教室になっている．ヴェザリウスが彼の解剖書をバーゼルで発行したのを紀念したものですとの答であった．

　再び部屋に戻って，スイスでは若い人でこの道に志す人が多いですかと問うと，いやいやスイス人というのは実に例外的に実際面（pratique）にたけた人間で，理論的（théorique）なところがない．解剖の教授は多くはドイツ人がつとめて来ていると，ヒス，シュテール，メンレンドルフ，フォークト（発生学）等の名を挙げた．ついで，立って別刷をくれたが，その1つは自分の息子の家内の学位論文だと説明する．彼女は今は2人の子供の母親であり，家に退き満足して生活しているとのことに，机の上にある男の子の写真を指して，これが

そのお孫さんですか，というといやこれは自分の娘の長男で今8つ，とのことに，将来医者にするのですかと再び問うと，破顔一笑，いやまだわからない．でも今蝶を熱心に集めておりデッサンもうまくとても明敏な子です，と言い，観察すること（observer）と描くこと（dessiner）は生物学者としての重要な素質（qualité）です，とつけ加えた．孫自慢は万国共通とほほえましくなる．

別れの握手をしながら1960年にニューヨークで国際解剖学会があります．若し出来るならば私は大西洋，あなたは太平洋を渡って再会したいものだと，大変暖い言葉．物静かな中に鋭さを秘め，何の奇もてらわず，物事を知る事そのことに喜びを感じているという如き生活態度がにじみ出ていて，私にとってはまことに好ましい邂逅であった．

10月18日ベルンの郊外ワルダウにグリュンタール教授をとう．地図を片手にボリンゲン・シュトラーセに入ったものの，行けども行けども畑中の道．あるのは農家ばかりで，病院など見つからぬ．その中両側が牧場となり，右手はるかの山麓では射撃の音がする．民兵の演習であろうか．雨はしきりに降り続け，レインコートはずっしりと雨を吸う．道の果ての木立の中にワルダウ・ユニベルジテートクリニークの標札を見付けたのが約束の午後3時一寸前，玄関で問うと待ち構えた様にグリュンタール教授が出て来た．病院の玄関を出てキャベツ畑に沿う並木をしばらく行くと大きな納屋があり，そのかげに建てられた山小屋風の2階建の建物が氏の研究室．まことに小じんまりしている．中に入らぬ前から，硝子戸越しに2人のマドモアゼルが働いているのが見える．規模設備共我々のものと全く変りなく，大変親しみがもてる．その隣りの解剖室には，今朝死んだという白蝋の様な老婆の遺骸が横たえられ，その窓ぎわに鯨の胎児が幾つか並べられている．これは最近手に入ったもので，イタリーのトリエステから来たと嬉しそうに示す．我々の如き海産国とは事違い，山国のスイスで鯨を研究するとなると苦心も多い事と察した．「沈黙の世界」の中にイルカの大群が映っているが，あのフィルムは見られたかと聞くと，目を輝かせて，あれはトルジョップスだと思う，と確信を持って答える．この人がイルカの楕円核が人間の小細胞性の赤核に当るという意見を小川教授とほぼ同じ頃に独立して発表している事は小川教授の「欧州そぞろ歩き」の中に記されている（脳と神経7巻3号）．そして日本では材料がふんだんに入ってまことに羨

ましいと繰り返す．2階は教授室と標本室と研究室の3室とから成っている．総てが白木造りでさながら山小屋といった風情．教授室で自分の研究室の別刷を持って来て説明する．この人の名は視床下部の比較解剖学で知ったのであるが，矢張りその辺を中心とした研究が多い．次いで戸棚の上にある大きなエコノモ・コスキナスの大脳皮質の写真図譜を持って来る．この本は100部位しか世に出ておらず，これは戦後エコノモ夫人からゆずり受けたもので，エコノモ自身の所有になり，テキストの中に彼自身の書き込みがあると言って大変誇らしげである．この本を見せ乍ら，思い出したのか，戸棚の中から傑出人の人脳の研究資料を出して来た．有名な哲学者の脳をあらゆる方向から写真にとり，次いで石膏にとり，そのあとエコノモの分類により大脳表面を沢山のブロックに分け，これをセロイジン切片にして10枚に1枚ずつニッスル法で染め，あとの9枚は番号を打ってからうすいプラステックの膜に順序よくすっかり封じ込んで保存してある．マドモアゼルが一人かかり切りで丸1年を要した仕事だという．追加染色したければそのプラステックをち切って薬品を通し，何時でも染色出来る状態になるという．用意周到でその徹底さに感心する．説明する中に熱がこもって来て，顔を紅潮させている．それにしても鼻の下にひどい汗をかく人だ．

　標本室ではリコンストラクションの石膏像，比較解剖に使った諸動物の写真，リスト等を見せたが，石膏等もすべて自分が作ったものだという．これだけの物をやりとげるには，本当にじっくりと腰をすえ時間をいとわぬ努力が必要であり，その整理のよさと共に深く打たれた．壁にちょっと変わった花の画がかけてあるので，質問するとこれはチューリップの奇形で私は植物の方も一寸調べている．あれはとうもろこしの奇形だと別のを指す．

　こじんまりした山小屋のような研究室にたった1人の研究者であふれる活気．研究というものが設備の規模だけで云々できない例の一つが，ここにもころがっていた．

　10月22日チューリッヒにモナコフ研究室の流れを引く，カントンホスピタルの神経科を訪ねる．ここは古く日本の留学生がきびすを接してやって来た所であるが，現在は布施先生のアトラスが部屋にかけてあるのが往時の思い出となる位のもの．モナコフ教授時代の標本は立派な標本室におさめられている

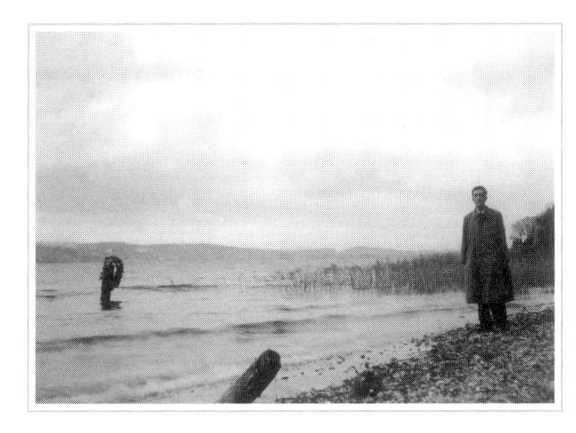

ドイツ・ミュンヘン郊外，シュタルンベルガーゼのほとりにあるルードヴィッヒ二世とグッデンの水死場所．左方水中に見えるのが喪章をつけた花輪．右は筆者

が，現在は神経解剖をやる人はない由で，殆んど利用されずにいるという．どこもかしこも清潔で広々としているが，何か空々しく早々とここを辞す．

ミュンヘンからウイーンへ

　ミュンヘンの脳研究所を訪うたのが雪晴れの 10 月 27 日．ここも内村教授はじめ多くの日本の神経学の先輩が留学した所であり，電子顕微鏡や生化科による脱髄疾患の分析，螢光物質による血清学的研究，更には遺伝学的研究等，多方面にわたり活発な研究を行っている．この研究所については既に多くの方々が語っているのでここでは多くを述べない．

　同級の津山君がミュンヘンの整形外科教室に来ておられるので，1 日の午後を割いてシュタルンベルガーゼをとう．この湖のほとりで脳解剖に不滅の名を残したグッデンがルードヴィッヒ二世と共にこの湖に身を沈めたのである．ルードヴィッヒ二世は芸術を深く愛し，多くの城を建て，又沢山の芸術家を育成した事でも名を知られ，ワグナー等にも金をつぎ込んだといわれる．その為産を傾け，禁治産としてこの湖のほとりに移り住わされ，昼寝て夜散歩したり，嫌人症におちいったりして，精神病医のグッデンが治療を担当していた．1886 年 6 月の或る日，グッデンのお供で湖畔を散歩中，突然身を湖に投げ，これを助けようとしてグッデンも水中に沈んでしまったのである．この事を森鷗外がかの有名な「うたかたの記」の中で小説化したのである．王が身を投げたとい

うその場所には，水中に木標がたてられ，黒リボンをつけられた花輪が取りつけられている．王の死は有名であるが，グッデンの死はあまり知られていない様に思う．

10月30日，シュバルツシュパニエン・シュトラーセ17番地に，ウイーン大学神経学研究所を訪れる．

所長はホッフという人であるが，実権はザイテルベルガー氏が1人で切り盛りしていて，病理学を専攻している．研究室を一わたり見せて貰う．冷凍乾燥装置室，ベッグマン装置等もそなわり，装置は堂々たるものであるが，経済的関係で若い研究者が殆んど入って来ず，又希望する者があっても，ジッツがないとの事．若い研究者の不足はどこでも深刻と見えた．美しいボーディアン切片を網膜にやきつけてここを辞した．チューリッヒのモナコフ研究室と共に，ウイーンのオーベルシュタイネル教室は曾って日本人の最も多く留学したところであるが，そのいずれも現在はそれ程活況を呈していないのは残念なことである．

ウイーンでハンガリー事件及びスエズ封鎖の両事件にぶつかる．自動車で数時間行程のブダペストでは流血の惨事が行われていると思うと緊張を感じた．そして帰路は希望峰を迂回せねばならぬ事を知ったのもこの町であった．思い出ふかいことである．

むすび

以上がヨーロッパの主なる脳研究施設を見ての私の生の印象である．今にして見聞の浅く，みずからの貧しさを悔いてはいるが，形態学を志ざす若い世代

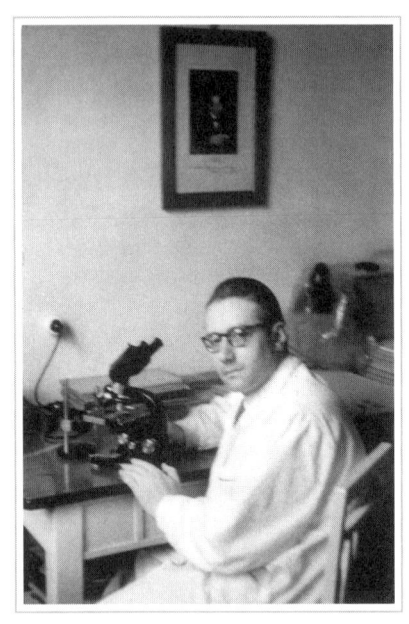

オーストリー・ウイーン脳研究所・ザイテルベルガー博士．壁にかかるはオーベルシュタイネルの像

の卒直な感想として読んでいただけたら幸いである．

　文献でのみ知っていた諸学者がどんな場所で，どんな顔をして仕事をしているかを見てからは，つねにこの人々の存在を同時代人として身近に感じつつ，彼等を納得せしめる内容を綴らねばならぬと強く意識した．どこに行っても，老若の別なくきちんと整理された山のような材料に埋まり，あくまで対象そのものにくいついて仕事にはげんで居り，満々たる自信と覇気にあふれている．これらの人々を納得させるような仕事をするには彼等を上まわる材料と熱意と忍耐が必要である．日本には独創的な仕事が少ないとよくいわれる．しかし我々が対象そのものにくい下って，そこに課題をさぐり，従来定説となっているものを一々現実について吟味する努力をつづける内に独創的なものが育れて行くのであろう．他国の書をよみ文献を追いつぎはぎの綜説を書くことが学問であるとする態度は斥けねばならない．むしろ百の仮説よりも細心綿密にしらべられた一例報告の集績こそ医学の進歩にどれだけ大きな貢献をするか計り知れぬと思う．

　それにしても明治初年にはヨーロッパでは神経学の基礎が築かれていたのであり，それを日本が受入れ初めた時の彼我の距離は今日のそれなどとは比べものにならぬ位大きかったに相違ない．何もなかった日本から渡航して行った先輩たちのおどろきは，恐らく今日我々が欧米の整備された研究室を見て感ずるおどろきとは異質のものですらあったと思う．語学の修得ひとつを考えても容易ならぬ困難があったことであろう．

　しかし先輩たちはそれに耐え抜きわずか90年の間に，世界の大勢に追いつき，一部ではこれを抜く業績をすら生んでくれた．

　それを思う時我々自身も各地で見聞した研究設備の壮大，研究の盛況，さては研究者の満々たる覇気に感じ入ってばかりおれるものではない．学ぶべき点は素直にうけ入れつつ，まなこを遠くにむけて，先人の努力に従いたいと思うばかりである．

あとがき

　わが国における脳解剖学の発展史上，極めて大きな足跡を残された萬年甫先生は，2011年12月27日にご逝去されました．先生の突然のご訃報は，長い間にわたって先生にお教え頂いてきた私たちにとりまして，大きな哀しみを投げかけるものでした．先生は，単に脳解剖学を教えて下さったというだけでなく，ものの形を見るとはどういうことであるかを，私たちに徹底して教えて下さった方でしたし，自分の人生をどう生きるべきかを常に語って下さる，かけがえのない師でもありました．

　萬年先生は，亡くなられる直前まで，何冊かの本の執筆を続けておられました．そのうちの一冊は，編者がご執筆をお勧めしたもので，初学者向けに，脳解剖のことを解説頂くという内容のものです．先生がお亡くなりになられた後，その本の原稿は，ほとんど完成していましたが，常に完璧をめざされる先生は，お書きになられた原稿に，何度も手を入れられ，切り貼りをなさっておられました．そのようなわけですから，先生にとって未だこの残された原稿は最終的に完成したものではなかったと思われます．しかし，先生が脳解剖学を通じて何を語りたいと思っておられたのかは，残された原稿からひしひしと伝わってまいります．そこでご遺族のご承諾の下，お残しになられた原稿を整理して，当初の計画どおり出版させて頂くことにいたしました．

　ご遺稿の編者としましては，先生の意図された内容と違うことのないよう，十分に注意いたしたつもりですが，至らぬところがございましたなら，お許し願いたく存じます．

　本書の実現に当たりましては，田沼祥子さんのご尽力によるところが大でございます．特に，萬年先生と編者との対談は，田沼さんのご企画

によるもので，録音からの原稿起こしも，田沼さんにお願いしたものです．また，本書の出版に当たっては，中山書店の平田直社長，ならびに編集部の柄澤薫子さんに，大変お世話になりました．書物として実現して頂いたことを感謝いたします．
亡き先生にご満足頂けることを願って．
合掌．

2013 年 7 月

編者　岩田　誠

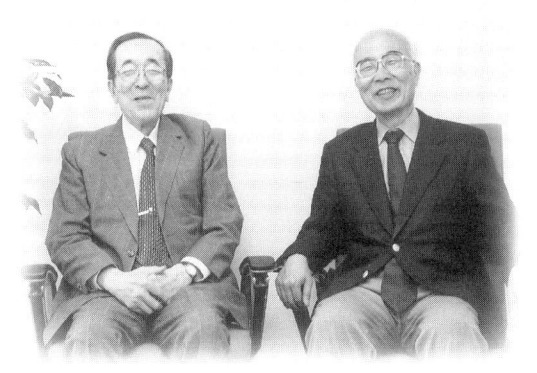

萬年先生（左）と編者．2008 年撮影

索 引

―― 事項索引 ――

あ

アストロノミー　236
アストロロギー　236
アセチルコリン　86
アルコール固定　114
アンモン角　65, 160
イオンチャネル　87, 89
一次求心線維　187
一次溝　60
一次脳胞　26
咽頭弓　34
インパルス　161, 183, 186
ヴィック・ダジール線条　68
ウィーン大学神経学研究所　256
ヴェザリウス通り　251
ヴェルニッケ領域　69, 122
ウォーラー変性　140
運動域　36
運動神経細胞　34
運動性皮質　66
運動前野　66
運動ニューロン　75
エディンゲル研究所　243
塩基性アニリン染料　136
エンケファリン　86
延髄　25, 27
延髄オリーブ核　113, 162
延髄錐体　75
延髄被蓋　42

横側頭回　69
黄胆汁　97
横紋筋　38
オキシトシン　56
オスミック酸　125
オスロー大学解剖学教室　233
オリーブ核　43

か

回　60
外眼筋　39
介在ニューロン　182
外側溝　60
外側膝状体　68
外側皮質脊髄路　77
外側副オリーブ核　43
外側毛帯　115
外側網様核　45
外側野　55
外転神経　99
下位脳　34, 36, 39
海馬　57, 65, 66, 110
灰白結節　115
灰白質　34, 56
灰白層　60, 64
海馬溝　60
海馬采　66
海馬足　66
海馬体　64
海馬台　66

海馬白板　66
海馬傍回　64
蓋板　47
開放核　160, 164
下角　57
下丘　43
蝸牛神経　42, 43
蝸牛神経核　43
下縦束　72
下小脳脚　47
下垂体門脈系　55
滑車神経　99, 111
活動電位　88, 89
活動電流　89
カハール研究所　157, 218
ガラス管微小電極　184
カリウム電位　88
顆粒型皮質　68
カルミン　134
カロリンスカ研究所　227
感覚域　36
感覚神経節　26
眼窩溝　60
環境神経系　36
間脳　27, 35, 47, 55, 56
顔面筋　39, 42
顔面神経　99
気体脳室撮影法　201
基板　36
脚内核　51
逆行変性　141
嗅覚領　69
嗅溝　60
球状核　47
弓状線維　72
嗅神経　99

求心性一次ニューロン　194
嗅脳　63
嗅脳溝　61
橋　25, 27
境界溝　36
橋核　43
橋被蓋　42
局所電流　89
巨大錐体細胞　66
筋紡錘　186
筋紡錘中央部　186
グッデン変性法　150
クモ膜　28
クモ膜下腔　29
クモ膜小柱　29
グリア細胞　81
グルタミン酸　86
黒い反応　134
クローム酸　125
傾斜可能載物台　173
ケース-ベヒテレフ線条　69
楔状束　39
ゲナリ線条　69
ケリカー・布施の核　150
原形質交連　165
原形質突起　125
言語領　69
原線条体　61
原皮質　60
腱紡錘　186
鉤　64
後角　36, 57
後核　56
交感神経系　109
交感神経脊髄内中枢　36
後脚　73

索　引　261

後交連　51
後ゴルジ期　135
後根　36, 38
後索　38
鉤状束　72
後頭葉　57
後脳　27
興奮性シナプス　91, 92
硬膜　28
硬膜静脈洞　33
膠様質　115
交連神経路　73
交連ニューロン　182
黒質　43
黒胆汁　97
古線条体　61
骨格筋　38
骨相学　116
骨膜層　33
コナリウム　113
古皮質　60
ゴルジ・コックスの変法　156
ゴルジ染色　83, 135
ゴルジ装置　136
混合性神経　40
コンピューター断層撮影法　202

さ

鰓弓　34
最終共通路　75
細胞説　123
細胞体の等高線作成法　175
細胞内網状装置　136
サルペトリエール病院　206
サレルノ医学校　101
三角介在線維束　150

三角部　69
三叉神経　99
三次ニューロン　194
視蓋脊髄路　78
視覚領　68
磁気共鳴画像法　203
軸索　38, 82, 125, 181, 189
軸索小丘　90
軸索伝導　89
視交叉上核　55
視索上核　56
四酸化オスミウム　125
視床　27, 47, 111
歯状回　66
視床外側核群　52
視床下核　51
歯状核　47
視床下溝　47, 51
視床下部　27, 51, 55
視床下部下垂体路　55
視床間橋　34
視床脚　74
視床後核群　52
視床後部　52
視床上部　47
視床髄条　51
視床前核　52
視床内側核群　52
視床網様核　51
視神経　99
膝　74
室間孔　114
失語症　120
室頂核　47
室傍核　56
自動ミクロトーム　131

シナプス　85
シナプス間隙　86
シナプス小胞　86
視放線　68
シャルコー研究室　211
重クローム酸カリ　125
終動脈　112
終脳　27, 35, 56, 63, 66
終板　56
終板傍回　61, 64
柔膜　28
終末ボタン　189, 193
主オリーブ核　43
樹状突起　82, 125, 160, 178
樹状突起の正常分布図　166
純運動性線維　42
純感覚性神経　40
上衣　30
上位脳　34, 47, 55, 56
松果体　51, 113
小鉗子　73
上丘　43
上矢状静脈洞　29
上縦束　72
上小脳脚　47
小節　47
小帯回　64
情動回路　56
小脳　25, 27, 43, 47, 115
小脳核　47
小脳前核　45
小脳テント　33, 35
小脳鎌　33
植物神経系　36
植物性器官　36
自律神経系　36

自律神経節　26
シルヴィウス水道　99
神経学　111
神経管　25
神経原線維　147
神経溝　25
神経細胞　81
神経単位　84
神経堤　26
神経伝達物質　86
神経メラニン　43
新生児の頭蓋　22
新線条体　61
人脳図譜　151
新皮質　60
水銀塩　125
髄鞘発生　144
錐体　43, 113
錐体外路　75
錐体交叉　39, 113
錐体前索路　77
錐体側索路　39, 77
錐体路　43, 66, 75
錘内筋細胞　186
髄脳　27
髄膜層　33
スエズ封鎖　256
静止膜電位　88
青斑核　43
生物用ミクロトーム　128
生命神経系　36
赤核　43
赤核脊髄路　78
脊索　34
脊髄　25, 36
脊髄視床路　39

脊髄小脳路　39
脊髄白質　38
舌咽神経　100
舌下神経　100
舌下神経核　163
舌筋　39, 42
節後ニューロン　38
節状配列　34
節前細胞　42
節前ニューロン　38
切片越え追跡　178, 181
セロイディン　128
セロトニン　86
前角　36
前核　55, 57
前脚　73
前交連　56, 63, 73
前ゴルジ期　135
前根　36, 38
前索　38
前四丘体オリーブ核　150
前視床脚　73
前障　35, 71
栓状核　47
線条体　35, 60, 61, 70, 110, 111
線条体淡蒼球錐体外路系　77
前庭神経　42
前頭眼野　68
前頭橋路　73
前頭後頭束　72
前頭葉　56
前脳　26
前皮質脊髄路　77
泉門　21
僧院医学　100
臓性運動域　36

臓性感覚域　36
臓性神経系　36
槽穿刺　30
側角　36
側索　38
足底筋　192
側頭溝　60
側頭平面　69
側頭葉　57
側脳室　28, 57
側副溝　63
咀嚼筋　39, 42

た

大鉗子　73
第三脳室　28
帯状回　64
帯状回峡　64
帯状溝　60, 63
帯状束　72
体性運動域　36
体性運動路　75
体性感覚域　36
体性感覚野　68
体性神経系　36
体節　34
大泉門　21
大脳　25, 35, 56
大脳外側裂　113
大脳核　56, 70
大脳鎌　33
大脳基底核　70
大脳脚　43
大脳髄質　56, 71
大脳の機能局在　120
大脳白質　71, 110

大脳皮質　27, 56, 110
大辺縁葉　63
第四脳室　28
ダヴィデの脳琴　73
手綱　51
手綱核　51
単一神経細胞の実体モデル　180
単一ニューロンの三次元的再構築　184
淡蒼球　35, 61, 71
中隔部　60
中間質　36
中小脳脚　47
中心灰白質　39, 45
中心管　28
中心溝　60, 115
中心後回　115
中心前回　66, 115
中心被蓋路　78
中心部　57
中心傍小葉　66
中枢神経系　25
中脳　25, 26, 27
中脳水道　113
中脳被蓋　42, 43
虫部　47
聴覚領　69
腸管壁　39
鳥距溝　60, 68
鳥距皮質　114
聴神経　99
超神経元性　191
長線維束　72
聴平衡器　39
聴放線　69
長母指屈筋　192
通過ボタン　193

テュルク束　142
島　115
動眼神経　99
島限　63
等高線描画装置　176
投射伝導路　73
頭頂下溝　63
頭頂後頭溝　60
頭頂葉　57
動物誌　96
動物神経系　36
動物性器官　36
透明中隔　61, 64
透明中隔腔　64
島葉　56, 60
鍍銀法　134, 147
特殊横紋筋　39, 42
特殊感覚器　39
特殊ミクロトーム　133
ドパミン　86
トリパンブラウ　139

な

内耳神経　42
内臓神経系　36
内側膝状体　69
内側縦束　79
内側腓腹筋　188, 192
内側腓腹筋由来Ⅰa線維　190
内側副オリーブ核　43
内側毛帯　115
内側野　55, 56
内包　61
内包膝　73
ナウタ法　181
梨壺の五人　21

奈豆岐　20
軟膜　28
二次溝　60
二次ニューロン　194
二次脳胞　27
二重メス　127, 128
日周リズム　51
ニッスル染色　137, 155
乳頭体核　56
乳頭体視床路　115
ニューロン　84, 147, 155
ニューロン説　84, 145, 160
ニューロンの立体写真撮影法　179
ニューロンの立体モデル　177
ネコ脳の樹状突起分布図　167
ノイシュタット脳研究所　244
ノイローネン　147
脳　17, 97
脳幹　25, 39, 42, 43, 109
脳幹脊髄錐体外路系　78
脳幹網様体　174
脳脚　110
脳弓　60, 66
脳弓交連　73
脳血液関門　139
脳硬膜　33
脳室　27
脳室撮影法　201
脳室周囲層　55
脳室説　101
脳室穿刺　30
脳神経　39
脳脊髄液　28, 29, 30, 32, 114
脳底動脈輪　111
脳底部　109
脳動脈撮影法　202

脳における言語の座　117
脳の世紀　17
脳胞　26
脳膜　28
脳梁　56, 57, 62, 73, 111
脳梁膝　57
脳梁体　57
脳梁吻　57
脳梁膨大　57
ノルアドレナリン　86

は

バイアルジェ線条　68
背側視床　47, 52
背内側核　55
白質　56
白線　114
薄束　39
バゾプレッシン　56
パラフィン　128
パリ神経学会　215
ハンガリー事件　256
半球　47
半月神経節　113
半卵円中心　71
被蓋　42
被蓋網様核　45
被殻　35, 71
非交連ニューロン　182
皮質核路　66, 77
皮質橋核路　43
皮質錐体外路系　77
皮質脊髄路　66, 74, 77
尾状核　27, 35, 70
ヒストロギー　236
ヒストロノミー　236

筆尖　98
肥満　56
ヒラメ筋　192
ピリジン銀法　148
微量物質注入標識法　185
ビールショウスキー法　148
ファブリカ　10, 105, 107
フォルマリン　126
不確帯　51
副交感神経節前線維　39
副神経　100
副神経脊髄根　111
腹側視床　51
腹内側核　55
フレキシヒ束　144
ブロカ領域　69, 122
プログラム細胞死　81
ブンジュ研究所　238
平滑筋　38
平衡覚　42
閉鎖核　160, 164
ヘマトキシリン　137
ペルオキシダーゼ　185
ヘロフィロス圧縮機　98
辺縁系　64
辺縁葉　63
弁蓋　60, 63
弁蓋部　69
扁桃体　35, 61, 71
片麻痺　111
片葉　47
片葉小節小葉　47
縫線灰白質　34
放線冠　75
縫線部　39, 45
ボン州立脳研究所　239

ま

マイネルト基底核　71
マックス・プランク研究所　240
末梢神経系　25
マルキ染色　144
マルキ変性　141
味覚器　42
味覚領　68
ミクロトーム　129
脈絡叢　30, 32
脈絡組織　29
ミュラー液　125
無顆粒型皮質　66
無髄線維　123
無名質　71
迷走神経　100
メチレンブラウ　138
メチレンブラウ染色　140
メラトニン　51
網状説　84, 145
網様体　34, 39
網様体脊髄路　78
モナコフ研究室　254
モンロー孔　99

や

有髄線維　123
有線領　68
腰筋　192
腰椎穿刺　30, 114
抑制性シナプス　92
翼板　36, 47

ら

ライデン大学解剖学教室　237

落射照明　172
落射照明装置　173
ランヴィエの絞輪　145
卵円中心　72, 113
梁下野　61, 64
菱形窩　43
両側分布性ニューロン　182
菱脳　26
菱脳唇　43
ルンド大学比較発生学研究所　226
連合神経路　72
レンズ核　27, 35, 71, 75, 111, 115
レンズ核下部　73
レンズ核後部　73
連続切片　131
連続標本　6, 155
漏斗核　55
鹿茸　20

わ

ワイゲルト髄鞘染色　137
ワイゲルト・パール・カルミン染色　138, 155

欧・数字

Astrologie　236
Astronomie　236
axonal conduction　89
Ca^{2+} イオンチャネル　91
calamus scriptorium　98
Cl^- イオンチャネル　92
CT スキャナー　202
dura mater　99
Excitatory synapse　92
Histologie　236
Histronomie　236
Inhibitory synapse　92
K^+ イオンチャネル　89
MRI　203
Myelogenese　144
Na^+ イオンチャネル　89
nervus　147
Nervus sympathicus　109
Neuronen　147
Paraffin　128
Parum affinis　128
pia mater　99
pituita　97
pituitary body　97
Protoplasmatischer Fortsatz　82
torcular Herophili　98
transneuronal　191
X 線　197

Ⅰa 群線維　186, 191
Ⅰb 群線維　186, 192
Ⅱ群線維　186, 192

人名索引

あ

アヴィセンナ　101
浅見一羊　13
足立文太郎　16
アパティ　147
アリストテレス　96
アルクマイオン　96
アレキサンダー・モンロー 2 世　114
石塚典生　168
ヴァレンティン　127
ヴァロリオ　110
ヴァン・ゲフーフテン　165
ヴィック・ダジール　114
ヴィユサンス　113
ウィンクラー　151
ヴェサリウス　10, 104, 105
上野正　173
ヴェルニッケ　121
ウォーラー　140
エウスタキオ　109
エガス・モニス　202
エティエンヌ・ド・ラ・リヴィエール　105
エドウィン・クレブス　128
エドウィン・スミス　95
エラシストラトス　98
エールリッヒ　138
エーレンベルク　82, 123
エーレンリッター　113
太田清藏　168
大槻玄澤　23
小川鼎三　4, 7, 153, 155

か

カッセリオ　111
カハール　156, 188
ガル　116
ガレノス　98
グッデン　133, 150
クルハイム　186
ケラート　186
ケリカー　136, 200
ゲルラッハ　84
コトゥーニョ　114
ゴルジ　83, 134, 156
コルチ　134

さ

坂井建雄　109
ジェナリ　114
シェリントン　85
島崎三郎　108
島津浩　186
シャルル・エティエンヌ　104
シャンツェ　130
シュヴァン　123
シュティリング　131
シュライデン　123
シュルツェ　126, 147
シルヴィウス　104
スカルパ　115
杉田玄白　23
ゼンメリンク　100, 113

た

ダイテルス　11, 82, 125
ダンディ　201
ツァイス　130
塚本哲也　197
デカルト　113
デュヴァル　128
テュルク　142
ドゥジャルダン　125
ドジール　140
トーマス・ウィリス　110

な

中村貢治　172
ニッスル　136
根本進　13

は

バイヤルジェ　115
ハウンズフィールド　202
バーカー　147
ハノーヴァー　125
原一之　168
ビシャ　36
ピッコロミニ　110
ヒッツィヒ　121
ヒポクラテス　97
ビールショウスキー　147
ファロッピオ　111
ブイヨ　119
フィルヒョウ　142
フェルジナンド・ブルム　126
フォレル　133
布施現之助　138, 148
プラトン　97
フランシスクス・ド・ル・ボエ（シルヴィウス）　113
フリッチュ　121
プルキニエ　123
ブルダッハ　123
プールフール・デュ・プティ　113
フレキシヒ　142
ブレステッド　95
ブロカ　63, 119
ブロードマン　66
ペイペッツ　56
ベッツ　66, 132
ヘロフィロス　98
細川宏　156
本郷利憲　186

ま

マイノット　131
マルキ　144
マルピギー　110, 122
丸安隆和　171
萬年徹　168
源順　20
ミュラー　125
メッケル　113
モナコウ　149, 151
モンディーノ・デ・ルッツィ　102

や

山田致知　16
米山寅太郎　21

ら

ライル　115
ラモニ・カハール　83, 85, 145
ランヴィエ　128, 145

リヴェ　129
ルイシュ　113
ルードヴィッヒ二世　255
レーウェンフック　82, 110
レオナルド・ダ・ヴィンチ　103
レマーク　123
レントゲン　197

ローランド　115
ロレント・ド・ノー　160, 181

わ

ワイゲルト　136
ワルダイエル　147

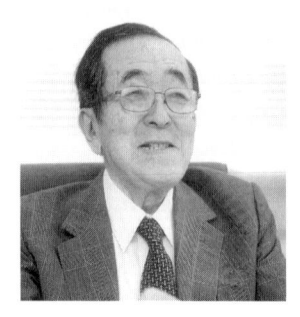

萬年　甫（まんねん　はじめ）

略歴

1923（大正 12）年千葉県津田沼に生まれる．1947 年東京大学医学部卒．1948 年東京大学医学部附属脳研究施設で研究を始める．1954 年東京大学大学院特別研究生の前期および後期課程を修了，東京大学助手．1955～1957 年フランス政府給費留学生として滞仏．1957 年東京大学講師．1959 年同大学助教授．1960 年東京医科歯科大学医学部助教授．1963 年同大学教授．1989 年同大学を定年退官し，名誉教授．昭和大学歯学部客員教授．東邦大学医学部客員教授．脳解剖学専攻．2011 年 12 月 27 日逝去．

受章歴

　1978 年 7 月　　パルム・アカデミック・シュヴァリエ勲章（仏）
　1983 年 6 月　　藤原賞
　1987 年 4 月　　紫綬褒章
　1993 年 11 月　　勲三等旭日中綬章

主な著書・訳書

『実習解剖学』（山田致知　共著／南江堂，1985）
『脳の探求者ラモニ・カハール—スペインの輝ける星』（中公新書，1991）
『神経学の源流 増補版—Ⅰババンスキー／Ⅱカハール／Ⅲブロカ』
（萬年 甫 訳編，Ⅲは岩田 誠 共訳編／東京大学出版会，1992）
『脳解剖学』（原 一之 共著／南江堂，1994）
『動物の脳採集記—キリンの首をかつぐ話』（中公新書，1997）
『脳を固める・切る・染める—先人の智恵』（メディカルレビュー社，2010）

編者　岩田　誠

1942年東京生まれ．東京大学医学部卒．仏サルペトリエール病院，米モンテフィオーレ病院に留学．1994年東京女子医科大学神経内科主任教授，2004年同医学部長．2008年同大学名誉教授．メディカルクリニック柿の木坂院長．

東大医学部卒業後3〜4年目に東京医科歯科大学医学部第三解剖学教室・萬年甫教授のもとで助手をつとめ，「萬年式」神経解剖学を学ぶ．

中山賞，仏日医学会賞，毎日出版文化賞，時実利彦記念賞特別賞を受賞．日本神経学会名誉会員．日本自律神経学会理事長．米国神経学会外国人会員．仏国立医学アカデミー外国人会員．

頭のなかをのぞく　神経解剖学入門
あたま　　　　　　　　　　　しんけいかいぼうがくにゅうもん

2013年8月31日　初版第1刷発行
〔検印省略〕

著　者　萬年　甫
　　　　まんねん　はじめ

編　者　岩田　誠
　　　　いわた　まこと

発行者　平田　直

発行所　株式会社　中山書店
　　　　〒113-8666　東京都文京区白山1-25-14
　　　　TEL 03-3813-1100（代表）
　　　　振替 00130-5-196565
　　　　http://www.nakayamashoten.co.jp/

装　丁　花本浩一（麒麟三隻館）

カバー画像提供　amana images

印刷・製本　株式会社　真興社

Published by Nakayama Shoten Co., Ltd. Printed in Japan
ISBN 978-4-521-73771-3　　　　　　　　　　　©Hajime MANNEN 2013

落丁・乱丁の場合はお取り替えいたします

- 本書の複製権・上映権・譲渡権・公衆送信権（送信可能化権を含む）は株式会社中山書店が保有します．
- |JCOPY|〈（社）出版者著作権管理機構　委託出版物〉
  本書の無断複写は著作権法上での例外を除き禁じられています．複写される場合は，そのつど事前に，（社）出版者著作権管理機構（電話 03-3513-6969，FAX03-3513-6979，e-mail：info@jcopy.or.jp）の許諾を得てください．
- 本書をスキャン・デジタルデータ化するなどの複製を無許諾で行う行為は，著作権法上での限られた例外（「私的使用のための複製」など）を除き著作権法違反となります．なお，大学・病院・企業などにおいて，内部的に業務上使用する目的で上記の行為を行うことは，私的使用には該当せず違法です．また私的使用のためであっても，代行業者等の第三者に依頼して使用する本人以外の者が上記の行為を行うことは違法です．